"博学而笃志，切问而近思"
《论语》

"正其谊不谋其利，明其道不计其功"
《春秋繁露》

复旦大学上海医学院人文医学核心课程系列教材

总主编 桂永浩

医学与历史

Medicine and History

高晞 主编

复旦大學出版社

复旦大学上海医学院人文医学核心课程系列教材
本书编委会

顾　问　张大庆（北京大学医学部）

　　　　刘士永（上海交通大学人文学院）

主　编　高　晞（复旦大学历史学系）

编　者　（按姓氏笔画排序）

　　　　严　娜（上海中医药大学科技人文研究院）

　　　　苏静静（北京大学医学部）

　　　　陈　琦（北京大学医学部）

　　　　郑　洪（浙江中医药大学基础医学院）

　　　　胡颖翀（上海中医文献馆）

　　　　高　晞（复旦大学历史学系）

　　　　彭贵珍（江西中医药大学马克思主义学院）

F 总序
Foreword

2019 年是新中国成立 70 周年，新中国的卫生健康事业和医学教育事业也走过了 70 年的光辉历程，即将开启新的历史起点。在这新的发展时期，医学教育也应有新的内容和要求：站在适应中国特色卫生健康事业发展的高度，以更开阔的视野，紧紧围绕世界一流大学建设目标，培养满足"新时代"需要的卓越医学人才。

习近平总书记在全国高校思想政治工作会议上强调，要把思想政治工作贯穿教育教学的全过程。理想信念教育和价值观引领是培养有社会责任感的优秀医学人才的核心任务，而医学本身是一门充满了人文精神的科学。为此，复旦大学上海医学院以立德树人为根本，将人文医学教育和思想政治教育有机融合，发挥课程思政的育人功能，合力打造体现"全复旦、全进程、大医学"为特色的人文医学核心课程群，围绕健康中国国家战略，融合学校优质学科资源，贯穿整个医学教育全程，医教协同培养不仅会看病而且守初心、铸信念、重责任、强人文、有大爱的卓越医学人才。然而目前我校人文医学课程建设中教材建设相对落后，缺乏系统性，对全面提升人文医学的教育水平形成了一定的制约。因此，上海医学院决定进一步发挥复旦综合性大学的学科优势，编写一套人文医学核心课程系列教材，确保医学和人文内容的融合，并推动人文医学课程和临床医疗实践的结合，形成特色鲜明的"课程建设、实践基地、理论教材"三位一体的复旦上医人文医学教育新体系。

本套教材以"新时代"人才培养的教学需求为目标，利用复旦大学优质思政、人文、社科的学科资源，临床医学和基础医学的厚实专业基础，将人文思政教育与医学专业教育充分的融合编撰而成。包括《医学导论》《医学与历史》《医学伦理学》《医事法学》《医学心理学》《医学哲学》《医学人类学》《医患沟通临床实践》《医学社会学》等。内容涉及医学起源与发展史、传统医学与现代医学交互；介绍医学在实践中的政治、社会与文化属性，医学人类学在医学发展中的作用；医学生的职业素养和医患沟通的正确模式与技巧；心理评估与心理治疗的基本技能，以及运用心身关联理念诊治疾病的能力；医学进步所带来伦理道德与法律问题；医学哲学的思维融入实践问题以及如何用于分析和解决实践问题的能力培养。

　　本套书由从事基础医学、临床医学、公共卫生、生物学、历史学、法学、哲学、社会学等学科的研究和教学的专家参与编写，旨在充分体现人文医学精神和职业素养融合的培养目标，使之成为一套系统的、适合医学生及住院医师学习的完整的人文医学教材。但初次编写这样一套教材，难免有很多不足，希望同道和学习者在阅读后提出宝贵意见，以便日后进一步完善。

桂永浩

F 序
Foreword

"用一般文化作画布,在那上面画出医学的全景来",这样一部医学史最可以引导我们了解这世界新医学的整个的意义。

——胡适序《人与医学》,1935 年

《人与医学》(Man and Medicine)是 20 世纪最著名医学史家、普林斯顿大学医史研究所的西格里斯(H.S.Sigerist,1891—1957)教授的代表作之一,1931 年在美国出版,1935年,作为协和医学院医学史教科书,中文版在北京出版。中文译文是由北京协和医学院的几位教授通力合作翻译完成的,应当时协和医学院代理院长顾临的邀请,胡适为该书润色并写了序。 这是中国西医院校的第一部医学史教科书。同年,国立上海医学院院长颜福庆要求本学院将此书作为学生必读教材。

医学史是近代医学科学发展的产物,它是随着医学进步而产生的一门新型学科,它与近现代医学教育紧密地结合在一起,成为西方医学院学生的基本学科之一。 医学史教学随着近代西方医学知识在中国的传播,较早地进入中国新医学教育体系(包括中医学院)。 北京协和医学院和国立上海医学院是近代中国两所标志性的西医学院,建校初期,"医学史"便成为医学生学习的内容之一。1928 年国立上海医学院聘请中国著名医学史家王吉民为该校医学史讲师,开启了中国医学院校医学史教学之先河,并成为该校的传统课程,延续至今。 北京医科大学(现北京大学医学部)则长期坚持医学史教学,更是创建了中国第一个医学史研究中心。

本教材以西医院校的医学生为主要读者对象,同时面向综合性大学中对医学史、科学技术史及人文医学感兴趣的学生。本教材写作主旨: 一是回溯历史,使学生了解医学知识与科学技术的发生、发明与进步的历史,科学思想和方法的演变、在医学发展的历史进程中产生过影响的代表人物和关键性科学事件;展现人类认识疾病、对付疾病的科学历程;并分析医药卫生与宗教、政治、经济和社会的互动关系。 二是通过提纲挈领的历史叙事,使学生在充分了解医学知识发展的基本史实基础上,思考医学史之于现代医学发展的意义、传统医学对现代医学的贡献,及其在现代社会存在的意义与价值。

本教材有以下几个特色: 一是在全球史的视野下,探寻东西方医学对人类文明进步的贡献;二是增配原文和历史图片展示,精选历史上的医学经典和近代以来医学科学发明的论文或手稿、医学家和医院等历史性图片,使学生能真切地体认医学与历史的重要性;三是每一章节设计若干思考问题;四是每一章节附参考内容,包括网络资源和相关医学电影、医学纪录片。

本教材由复旦大学历史学系高晞主编,感谢北京大学张大庆和上海交通大学刘士永的大力支持。 本书序、第一、二、四、九、十章由高晞撰写;第三章由上海中医药大学严娜撰写;第五章由上海交通大学刘士永与高晞撰写;第六章由江西中医药大学彭贵珍撰写;第七章由北京大学医学部张大庆、苏静静和高晞撰写;第八章由张大庆、陈琦与高晞撰写;第十章第三节"精准医学:我国医学发展的历史机遇"转引自詹启敏《精准医学:中国医学发展的历史机遇》(《中国科学报》,2015 年 12 月 22 日);第四节"现代医学的三大属性"转引自韩启德《医学是什么?》(《民主与科学》,2017年第 4 期)。 感谢中国科学院自然科学史研究所廖育群和北京大学陈明授权引用他们的研究成果,完成第二章"印度医学"内容的编写。 浙江中医药大学郑洪和上海中医文献研究所胡颖翀审读本书中医史的部分内容,特此致谢。 全书由高晞统稿与校对。

医学史是什么? 是医师的历史吗? 抑或是疾病的历史吗? 或许每个医学生都会问,当我们在追赶日新月异的医学新技术和新发明时,为什么要回头去观看已被淘汰的旧技术和不可理喻甚至荒唐的古代医疗方法? 要去了解医学的过去?

医学是历史的,它是一门古老的技艺和学问。追根溯源的目的是为了厘清从古代到现在,社会对待疾病的态度发生了怎样的变化? 比如古代的医师是如何解释疾病的? 这样的认知在科学时代是如何发生变化的? 在漫长的历史进程中,人类是如何探索生命本质和身体构造的? 今天,当我们在展望未来、设计科学蓝图时,首先要回答或反思的问题是,今天的医学知识和医疗观念与传统的技术和知识有什么样的关联?

医学是人类文明进步的产物,如果了解世界医学的发展历史,便可惊喜地发现医学的知识图景是绚丽多彩的,它是汇集了世界各民族的文化智慧、通过不同的族群以不同语言代际接续传承下来的。造福于人类的现代医学的知识体系是由多元文化经年累积交融而构成的,它是一个跨族种、跨区域、没有肤色之分的知识与精神世界。

医学是科学的,医学的历史表明,医学的发明与发现、科学家对生命奥秘的探索必须遵循科学规则、恪守科学精神，医学生应当拥有挑战权威的勇气、坚持质疑的态度和医学人文的情怀，才能创造出真正造福人类的医学科学技术。

高　晞

2020.1

C目录
Contents

第 一 章　导　论

一、医学史是什么

医学史,英文有 history of medicine 和 medical history 两种表述,两者意思相近,但后者还包含"个人的医学治疗记录(个人病历)"的意思,因此学界一般采用 history of medicine。医学史学科兴起于 16—17 世纪,正值西方医学向实验科学转变、大学医学教育发展的时代,但第一部以《医史》命名的专著是 1513 年在中国出版的,由明朝进士李濂编撰。1696 年,西方世界第一部医学史专著《医学史》(*The History of Physick*)在日内瓦出版,由瑞士医师勒克莱尔(D. LeClerc,1652—1728)以法文著写,全名为《医学史:关于这门艺术的兴起和进步、发现的叙述,以及这些发现都涉及最杰出的医师们的生活》(*The History of Physick*,*or*,*an Account of the Rise and Progress of the Art*,*and the Several Discoveries therein from Age to Age with Remarks on the Lives of the Most Eminent Physicians*)。尽管两部著作撰写的语言、出版的时间和地区都有相当大的差异,但是所叙述的核心内容却惊人的一致,勒克莱尔的著作以西方历代著名医师为线索,回溯了自古希腊至 17 世纪的西方医学发展历程,李濂则整理归纳《二十四史》中所收录的医师名录,按时间线索重新编排成书。可见,早期的医学史就是记述伟大医师的发现和成就的医学编年史,按勒克莱尔的解释,医学史就是关于医学这门学科兴起、进步和发现的历史。

作为一门学科,医学史的历史已有 500 余年了。这期间,医学史的定义与内涵随着医学的进步而发生变化。1935 年,胡适在向协和医学院的学生介绍医学史时说,它"领着我们去看人体结构知识(解剖学)和人体功能的知识(生理学)的发达史;去看人类对病人的态度的演变史;去看人类对于病的观念的演变史;去看病理学逐渐演变进步的历史;去看人们诊断疾病、治疗疾病、预防疾病的学问技术进步的历史。每一门学问,每一种技术,每一个重要理论,各有他发展的过程,那就是他的历史。这种种发展过程,合起来就成了医学史的全部"。此时,医学史关注的是医学理论、医疗技术、疾病认知和医学伦理等与医学知识体系建构相关的问题。

进入 21 世纪,医学史学者注重考察影响医学进步和导致疾病产生的社会、政治、经济、军事、自然环境乃至哲学和宗教信仰等诸种因素,比如思考疾病的隐喻和社会学定义、生物医学的研究成果是如何影响国家卫生管理制度、如何改变医师与患者的关系的?医学人类学的兴起与医学文化的多样性研究、由性别学角度研究女性医师的历史地位,以及采用大数据方法考察历史上的医学事件并分析医学发明的经济动因等,研究的视野拓展至人文科学和社会科学领域,医学史成为人文医学的重要组成部分。

二、为什么要学医史

学习与研究现代医学,为什么要回到历史现场?

1948 年,薛定谔(E. Schrödinger,1887—1961)在德国都柏林大学的公开课"自然与希腊人"上回答了现代科学研究"为什么要回到古代思想"的疑问,他说他想要证明现代科学世界图景的基本特征是"历史的产物(而不是逻辑上的必然)"。要理解现代医学复合性的知识结构,同样需要从"医学"的历史起源中寻求答案。现代西方医学起源于古希腊,并尊古希腊医师希波克拉底(Hippocrates,公元前 460—公元前 370)为医学之父,这已在医师和医学史学者间达成共识,但是希波克拉底却是通过医学史研究,在分析与批评"古代医学"的理论和实践基础上构建他的医学思想的。古希腊时期,并没有"医学"的术语,医学家和自然哲学家将之称为一种"治疗的艺术"(healing arts),医学的范畴局限在医师、病人和疾病 3 个方面,治疗疾病的主要手段为"自然力"。我们现在使用的英文"medicine"一词迟至 13 世纪才正式出现,该文来自古法文 médecine,法文是从拉丁文 medicina 借鉴而来,拉丁文的原词是 medicus,意指"医师"。13 世纪中叶,"医学"一词包含了治疗技术、医药、药物管理、疗法,以及医师诊所、外科学、门诊治疗等,其内涵远远超出古希腊医师的知识范畴,尤其是容纳了药物学的使用与管理的内容。至 14 世纪中叶,"医学"的词义涵盖了实践、理论、治疗学研究、减轻或预防人类疾病等内容,开始呈现出近代医学体系的基本特征。但"医学"一词的广泛使用要迟至 17 世纪中叶,即当西方医学全面步入实验科学为主的近代世界之前,科学家还习惯以"physick"表述医疗技术。

从本质上而言,医学是历史的,现代医学知识体系的建立及其特征要从历史的角度观察与分析。

首先,医学史可以让我们认识到,虽然不同地区、不同时期、不同文明圈的医学各有其特性,但是探索生命知识、治病救人、维护人类的健康是东西方医师共同紧守的基本准则。所谓"东海西海,心理攸同",相信无论是在古代还是当今世界,东西方的医学思想和伦理价值观都是有其一致性和共同性的。

其次,医学史的学习,可以让我们了解现在所秉持的医学观念是如何创建的,历史上不同阶段的医学观和生命观有什么区别。在约翰斯·霍普金斯大学(Johns Hopkins

University)医学院医学史的课堂上,老师会提出这样的问题:细菌学的出现如何改变维多利亚时代伦敦公共卫生官员的做法? 从何时起母亲选择男性助产士而不是女性来接生,为什么? 结核病如何改变南非金矿开采的政治经济? 现代遗传学和新型药物在哪些方面重新塑造了我们的自我意识? 类似"是什么"和"为什么"的问题思考与讨论,都将有助于医学生更好地理解现代医学发展的内涵与趋向。

第三,只有深刻地了解医学发生、发展与演变的艰难历程,梳理现代的医疗观念与传统的技术和知识间的关联,才有可能建立起对医学传统的敬畏和对历史人物的尊重,懂得科学精神之于医学进步的重要意义。

第四,医学史有助于拓展医学生的视野。薛定谔指出:"一群专家在某个狭窄领域所获得的孤立知识本身是没有任何价值的,只有当它与其余所有知识综合起来,并且在这种综合中真正有助于回答'我们是谁'这个问题时,它才具有价值。"医学史可以帮助学生既能从历史长河出发,探究现代医学思想的渊源、生命伦理学的演变,亦能站在地球的任何区域,考察疾病的地方性特征、比较各国卫生制度和医疗体制的优劣。透过历史的纵向和横向维度,理解现代医学发展的特征,尊重医学文化的多样性。

第五,培养医学生的人文关怀意识。无论是医学史上的各项发明、发现,抑或是历史上多次发生的危害人类生命、影响社会秩序的疾病大流行,以及目前日益严重的医患矛盾等问题,都离不开传统基础、自然哲学思想、文化氛围、宗教信仰和时代诉求,这些因素自然构成历史事件的人文环境。医学史教学的目的之一,就是让学生充分了解并掌握医学人文知识,解决新问题、应对新危机。

第六,医疗技术与医学知识曾被古希腊医师称为"治疗的艺术",通过阅读医学文献、观赏医学绘画和研习医学图谱等历史文化的训练,教会学生欣赏医学技术的艺术性,发现构成医学知识的美丽图景,从而激发学生积极参与人类健康事业的热情,共同创造文明进步的历史。

三、医学史的方法与理论

从学科史的角度考察,医学史学科是近代医学科学发展的产物。它采用史学的方法研究人类医学知识体系构成与演变的进程,医学史的研究方法受到近代科学发展影响,与史学理论建设密切相关。

1. 编年史:伟大医师的杰出贡献与医学科学进步史观 1804 年,《简明医学进展》(*Concise Treatise on the Progress of Medicine*)在英国出版。医学史引入进步史观的书写模式,能够被历史学家记录在册的历史人物、医学思想或医学事件、医学发明必定是进步的,医学史家遵从所谓科学的规则:厚今薄古,进步不仅意味着接纳新知识,也意味着摒弃陈说;医学史家专注历史上医学理论和技术的发现,比如维萨里(A. Vesalius, 1514—1564)的《人体之构造》(*De Humani Corporis Fabrica*)和哈维(W. Harvey,

1578—1657)的《心血运动论》(*The Motion of the Heart and Blood*)是医学叙事必须考虑的重大事件,伟大的发明者们被抬到很高的地位。这一思想方法影响到医学史教学的模式,目前西医院校教学以编年史式的世界医学通史为主。不过,长期以来,西方医学史著作很少涉及亚洲与中国的医学,中医院校则以中国医学通史为主讲内容,两者缺乏沟通与交流。东西方医学史教学都在讲述历史上伟大医师的成就和科学发明,以此激励医师勇于创新的科学精神。

某些医学专业如解剖学、内科学、外科学都有相应的编年史学科研究和专著。医学编年史书写的作者多以医师或同行业的专家为主,视野集中在医学内部的发展历程。

2. 医学文化史:观念、思想和知识体系　20 世纪以来,美国学者率先在医学院校建立医学史研究中心,在教学之外,开展医学史的研究,研究导向由"医学的历史"向"历史上的医学"转变,受历史学、人类学和社会学训练的学者加入此研究行列,拓展出新方法、新理论和研究路径。医学文化史研究有以下两种路径。

(1) 以历史学的方法,从思想文化角度整理探讨医学与哲学、医学与宗教信仰的关系,分析历史上医学理论的哲学基础、不同医学观念的文化特征,或者书写医学家开创性的医学思想。

(2) 采用文化学的方法研究历史上的医学现象,是 21 世纪医学史研究的重要理论。由此,发掘出医学史研究领域中诸多新课题与问题,比如"西方医学"在欧洲不同国家所表现出的区域性特征,西方医学在非欧洲地区传播时受到地方文化影响而产生的新型知识体系、形成各具特色的卫生管理体制等。2004 年,英国出版的《医学史的文化研究》(*Cultural Approaches to the History of Medicine*,Palgrave Macmillan)为代表之作,该书讨论了"通俗化"和"公众对科学的理解"之类的问题,分析了科普著作是如何被阅读和使用的,它们以何种方式影响了潜在读者的医学思想、疾病经历和应对策略,以及它们与其他医学知识来源相比的影响力。

3. 人文医学:以疾病为向导的医疗社会史　现代医学发展的技术化倾向日益严重,致使现代医学遭遇到越来越多的社会问题。医学史研究的人文导向,促使疾病史的研究考虑文化种族、宗教传统、家庭生活等社会文化因素,疾病的多元文化建构,医疗体制、医患关系、疾病观念等现实命题被纳入研究者的视野,形成医疗社会史研究的新趋向。关注病原体的转移、演化与社会变迁、文化偏好、生态环境,甚至是更细微的生活方式之间的关系,以揭示疾病与全球化之间的互动及影响。

目前,政治史、卫生经济史、人类学、性别学、口述史、环境史、人口学、知识史、图像(视觉)史、大数据精准等研究领域都对医学与卫生相关问题产生浓厚的兴趣,而这些方法与理论的引入,为医学史研究创造了前所未有的新局面,以疾病为导向的医疗社会史的研究成为人文医学研究的新方向。

四、医学史相关的资源

1. 医学和医药学史博物馆 有别于文字枯燥而冗长的叙事,医学类或医学史博物馆通过医学文献、手稿、图像、医疗器械、医学教具及动物和人体骨骼的收集与展示,通过旧诊所和老手术室的复制,以模拟的方式营造解剖实验室和医院的场景,以实景方式乃至三维多媒体形式记录和叙述人类医学的发展历史。这种集科学、艺术、文化甚至娱乐旨趣于一体的形式,有助于医学教育、医学科学知识的传播和公共卫生观念的普及。

医学和医学史博物馆分为专业和非专业两种,专业或专题性博物馆通常起教学辅助作用,使医学教育更加生动形象,如解剖学、寄生虫病、X线博物馆和牙医博物馆等;非专业性的博物馆往往通过寓教于乐的方式,提升民众对医学进步与发展的认知,产生科学知识普及的社会效应。

世界上一些历史悠久的医学院都建有医学史博物馆,比如,意大利帕多瓦大学解剖剧场博物馆(Anatomical Theatre at the University of Pavia),荷兰莱顿大学医学中心解剖博物馆(Anatomical Museum, Leiden University Medical Centre),英国格拉斯哥大学亨特博物馆(The Hunterian Museum and Art Gallery),曼彻斯特大学医学与卫生博物馆(The Museum of Medicine and Health of Manchester),阿根廷布宜诺斯艾利斯大学医学院病理学博物馆(Pathology Museum of the University of Buenos Aires),美国费城医学院马特博物馆(The Mütter Museum of the College of Physicians of Philadelphia),哈佛大学医学院沃伦解剖博物馆(The Warren Anatomical Museum at the Countway Library of Medicine)等,这些学校与机构博物馆的内容都是以医学院的创建与本地区医学发展历史相结合为主的。

以历史上有影响和有杰出贡献的医师个人名义建立的博物馆,比如:南丁格尔博物馆(Florence Nightingale Museum),弗莱明实验室(Alexander Fleming Lab Museum)等。

英国的科学史和医学史博物馆堪列世界首位,伦敦地区与医学相关的博物馆有科学博物馆(Science Museum),伦敦皇家医院博物馆(Royal London Hospital Museum),伦敦老手术室(Old Operating Theatre Museum and Her Garret),伍斯特医疗室(The Infirmary, Worcester),麻醉遗产中心(Anesthesia Heritage Centre),伦敦牙医学会博物馆(London Dental Association Museum),皇家药学会博物馆(Royal Pharmaceutical Society Museum),伦敦红十字会博物馆与档案馆(London Red Cross Museum and Archives),伦敦健康与医学博物馆(London Museum of Health & Medicine)等。

世界各国有代表意义的医学博物馆有德国柏林医史博物馆(Berliner Medizinhistorisches Museum der Charité),德国药学博物馆(The German Museum of Pharmacy: A Historiographic Time Capsule),意大利国立卫生与艺术博物馆(Museo

Storio Nazionale Dell' Arte Sanitari),丹麦哥本哈根医学博物馆(Medical Museion),俄罗斯军事医学博物馆(Russia Museum of Military Medicine),法国巴黎医学史博物馆(Musée d'Histoire de la Médecine)、弗拉戈纳尔解剖博物馆(Musée Fragonard),美国国立健康与医学博物馆(National Museum of Health and Medicine)和有问题的医疗仪器博物馆(Museum of Questionable Medical Devices, Saint Paul),日本东京目黑寄生虫病博物馆(Meguro Parasitological Museum),拉脱维亚医学史博物馆(Paul Stradins History of Medicine Museum),荷兰莱顿布尔哈夫博物馆(Museum Boerhaave)和伊朗国立医学科学博物馆(Iranian National Museum of Medical Science)

(1) 英国维康图书馆与博物馆(Wellcome Library)。世界最著名的医学专业博物馆。1936年,英国制药大亨维康(H. Wellcome, 1853—1936)创建维康基金会,致力于资助改进人类健康的医学事业。维康本人热衷收集医学书籍和手稿,他在此基础上建立医学图书馆,之后,基金会又收购了大量的医学档案、影像文物与文献,建造医学博物馆,供全世界学者进行学术研究。该会同时设立科研与教学计划,奖励并资助科学家与医学生的学习与研究。目前,英国维康图书馆已开放其网络资源(https://wellcomecollection. org/works),读者可以直接查阅医学历史上的各种图像资料、原始手稿和医学书籍。

(2) 日本杏雨书屋。1923年,由日本武田制药创办的医学图书馆和博物馆,专注收集日本和中国的医学文献。该馆收藏有中国唐代的《说文解字》残本、《黄帝内经》、南宋版和元版的各种本草类著作、金陵版的李时珍《本草纲目》。杏雨书屋是目前收藏汉文医学著作的代表性图书馆,馆内附设一个小型医药博物馆。

自20世纪30年代起,中华医学会医史学会筹划建造中国医学史博物馆,1938年第一所中国医史博物馆在上海建立。至此,国内有一定规模的中医药大学都建有中国医学史博物馆,但国内目前还没有一所西医史博物馆。

2. 医学史网络资源　除维康图书馆的网络资源,美国国家医学图书馆网站上的医学史栏目(History of Medicine, https://www. nlm. nih. gov/hmd/collections/index. html)堪称世界最权威的医学史数据库,其图像数据库收集数目庞大。值得一提的是该库所收集的中国近现代卫生宣传海报别具特色。

耶鲁大学医学院图书馆网站上有"伯驾林官医学图像集"(https://library. medicine. yale. edu/find/peter-parker),收集了1835—1840年美国医师伯驾在中国广州眼科医局诊治病人时所绘制的80幅病人图像。

此外,还有一个网上医学史档案图像库。

3. 开设医学史的大学与研究机构　1795年,巴黎最早设立医学史教席,随后一系列医学史经典著作相继问世。1919年起,海上名医谢利恒在上海中医专门学校讲授《中国医学源流论》,以新史学的方法讲述中国医学发展史,并公开刊发其教学讲义。1928年,国立中央大学医学院院长颜福庆聘请中国著名医史学家王吉民为医学史讲师,首开中国西医院校医学史课程,并将美国医学史家西格里斯的著作《人与医学》列为学生必读教材。1934 年,北平协和医学院设医学史课。1939 年,陈邦贤在江苏省立医政学院(今南京医科大学)讲授中国医学史与疾病史。1946 年,北京大学医学院建立"医史学科",并成立教研室。1952 年全国院系调整后,上海第一医学院设医学史教研室,并开医学史课程。目前,中国的中医药大学基本都有中国医学史课程,西医院校相对薄弱。近年来,随着高等医学院校对人文医学教育的重视,医学史教学逐渐受到学校的重视和学生的喜爱。

在欧美医学院校和部分综合性大学均开设有医学史教学课程和研究生项目。代表性的学校如下。

(1) 英国牛津大学医学史系(https://www. conted. ox. ac. uk/courses/history-of-medicine-online)。

(2) 英国剑桥大学医学史和科学哲学史系(https://www. hps. cam. ac. uk/medicine)。

(3) 美国约翰斯·霍普金斯大学医学院医学史中心和医学史系(https://hopkinshistoryofmedicine. org)。

(4) 美国耶鲁大学医学院医学史系(https://medicine. yale. edu/histme;d/)。

(5) 美国哥伦比亚大学医学中心和医学史专栏(https://columbiasurgery. org/news/2015/10/29/history-medicine-white-new-black-history-doctor-s-white-coat)。

(6) 英国伦敦大学医学史中心(https://www. ucl. ac. uk/histmed)。

(7) 英国伦敦大学国王学院科学技术与医学史中心(https://www. kcl. ac. uk/artshums/depts/history/research/chostm)。

(8) 英国爱丁堡大学历史古典与考古系中有医学科学与技术史小组(https://www. ed. ac. uk/history-classics-archaeology/history/research/research-groups/hsmt)。

(9) 英国格拉斯哥大学医学史中心(https://www. gla. ac. uk/schools/socialpolitical/research/economicsocialhistory/historymedicine/)。

(10) 英国埃克塞特大学医学史中心(http://humanities. exeter. ac. uk/history/research/centres/medicalhistory/)。

(11) 英国华威大学医学史系(https://warwick. ac. uk/fac/arts/history/chm)。

(12) 法国索邦大学科学技术史研究所(Histoire et philosophie des sciences HPS)(https://www. ihpst. cnrs. fr/en/node/168)。

(13) 法国高等研究实践学院(Ecole Pratique des Hautes Etudes)的柯依雷中心(Le Centre Alexandre-Koyré Histoire des sciences et des techniques)(http://koyre. ehess. fr)。

较早设医学史研究机构是在德国。1905 年,德国医学史家苏德霍夫(K. Sudhoff, 1853—1938)在德国莱比锡大学创建医学史研究所。1935 年,德国慕尼黑大学成立医学史研究所,该研究所是目前欧洲研究中国医学史的最主要学术机构。此外,德国马普科学史研究中心,汇集了世界科学史与医学史的研究者(http://vlp. mpiwg-berlin. mpg. de/index_html)。

1951 年,中央卫生研究院中国医药研究所设立医史研究室,1955 年中医研究院成立,医史研究室划归中医研究院。1956 年,受卫生部委托,医史研究室及北京医学院医史教研组开办第一届全国医史师资培训班,为中国医学史研究培养了第一批专业人才。1989 年,北京医科大学成立医史学研究中心,2000 年更名为"北京大学医史学研究中心"。2019 年北京大学成立科学技术与医学史系,将"以科学史作为学科基础,以科学文化作为学术平台,以文理医工多学科综合、交叉为方针,通过关注科学、医学和技术等人类活动的发展,来唤起人们了解科学文化历史根源的意识,提升当代人对科学技术发展和对当代社会与文化的理解。"

4. 医学史期刊　1825 年,德国医史学家赫克(J. Hecker,1795—1850)在柏林创办《医学文献编年史》(*Literarische Annalen der Gesammten Heilkund*e),是最早的医学史期刊。目前国际专业性的医学史期刊包括以下几种。

(1)《医学史通报》(*Bulletin of the History of Medicine*):由美国医学史学会和约翰斯·霍普金斯大学医学史中心联合主办。

(2)《医学史与相关科学史杂志》(*Journal of History of Medicine and Allied Sciences*):牛津大学出版社出版。

(3)《医学史》(*Medical History*):剑桥大学出版社出版。

(4)《医学社会史》(*Social History of Medicine*):牛津大学出版社出版。

(5)《东亚科学、技术与医学》(*East Asian Science, Technology, and Medicine*):德国图宾根东亚研究所。

(6)《公共卫生杂志》(*Journal of Public Health*):斯普林格出版社出版。

(7)《国际公共卫生》(*International Journal of Public Health*):斯普林格出版社出版。

(8)《医学史季刊》(*History of Medicine Journal*):伊朗沙希德贝赫什提大学医学伦理与法律中心,该期刊以发表波斯和阿拉伯传统医学研究为主。

(9)《日本医史杂志》。

(10)《中华医史杂志》。

(11)《自然科学史研究》。

5. 医学史学术组织　1890 年,由加拿大医学家和教育家奥斯勒(W. Osler,1849—1919)和韦尔奇(W. Welch,1850—1934)等 30 位医师兼医学史研究者在美国约翰斯·霍普金斯大学共同组建了世界上第一个医学史学术共同体——约翰斯·霍普金斯医史学会(Johns Hopkins Hospital Historical Club)。自此,医学史的研究与教学成为专业学科。

20世纪始,世界各国逐渐成立医学史学术组织。1901年,德国成立医学史学会。1902年,法国医史学会在巴黎成立。1907年意大利、1912年英国、1918年比利时、1921年瑞士、1924年波兰、1926年日本、1927年丹麦等相继成立医学史学会。1935年,中华医学会医史学会成立。

1914年,比利时医学史家罗耶(T. Royer,1875—1951)在安特卫普发起成立国际医学史学会的倡议,获得世界各地医学家和医学史家的赞同。1920年第一届国际医学史会议(The First Congress on the History of Healing)在安特卫普召开,决定成立国际医学史学会(International Society for the History of Medicine,ISHM),最终确定学会会址设在巴黎,每2年举行1次国际会议。此外,还有国际性和地区性的医学史学会,包括以下几种。

(1)世界医学史学会(Society for the Social History of Medicine,SSHM)。

(2)美国医学史学会(American Association for the History of Medicine,AAHM)。

(3)欧洲医学与健康史学会(The European Association for the Medicine and Health)。

(4)国际东亚科学技术与医学史学会(International Society for the History of East Asian Science,Technology,and Medicine,ISHEASTM)。

(5)中国科学技术史学会医学史专业委员会。

(6)中华医学会医史学会。

基本阅读书籍

[1] 罗伊·波特. 剑桥医学史[M]. 张大庆等,译. 长春:吉林人民出版社,2000.

[2] 伯纳姆. 什么是医学史[M]. 颜宜葳译. 北京:北京大学出版社,2010.

[3] 希波克拉底. 希波克拉底文集[M]. 赵洪钧译. 合肥:安徽科学技术出版社,1990.

[4] 阿维森纳. 医典[M]. 朱明译. 北京:人民卫生出版社,2010.

[5] 威廉·哈维. 心血运动论[M]. 田洺译. 北京:北京大学出版社,2007.

[6] 克洛德·贝尔纳. 实验医学研究导论[M]. 夏康农等,译. 北京:商务印书馆,1991.

[7] 陈邦贤. 中国医学史[M]. 北京:商务印书馆,1998.

[8] 贾雷德·戴蒙德. 枪炮、病菌与钢铁[M]. 谢延光译. 上海:上海译文出版社,2016.

[9] 苏珊·桑塔格. 疾病的隐喻[M]. 程巍译. 上海:上海译文出版社,2003.

[10] 陈方正. 继承与叛逆:现代科学为何会出现于西方[M]. 北京:生活·读书·新知三联书店,2009.

[11] 席文. 科学史方法论讲演录[M]. 任安波译. 北京:北京大学出版社,2011.

[12] William B. The history of medicine:a very short introductions [M]. 1st ed. Oxford:Oxford University Press,2008.

［13］ Mary L. Medicine and society in early modern europe［M］. 2nd ed. Cambridge：Cambridge University Press，2010.

［14］ Dorothy P. Health，civilization and the state：a history of public health from ancient to modern times［M］. New York：Routledge，2005.

［15］ Charles E R，Janet G. Framing disease，studies in cultural history［M］. New Jersey：Rutgers University，1992.

参考文献

［1］ 埃尔福·薛定谔. 自然与希腊人　科学与人文主义［M］. 张卜天译. 北京：商务印书馆，2015：3，86.

［2］ 西格里斯. 医学与人［M］. 顾谦吉译. 北京：商务印书馆，1935：2.

第 二 章　古典医学时期

古典医学(classical medicine)包含了两层意思：①指古代世界各文明国家或民族所进行的医疗活动和积累的医学知识；②与西方古典学研究(classic study)的范式相关，以古代经典医学文献为参考研究对象。西方古典学在人文学科中的重要地位得益于希腊文与拉丁文对人类文明史的重要影响。拉丁文曾是古代世界通用的学术语言，科学、宗教、外交与法律等方面的重要文献都是用拉丁文撰写的。在科学与医学领域，拉丁文在专业术语方面的影响更是延续至今。

古典医学给我们留下的历史文化遗产：一是人类关于生命起源、身体知识、人与自然关系的思考与探究。这是一部生命和身体的认识史，一部关于生命哲学的思想文化史。二是为维护健康、对付疾病而逐步形成并完善的医学思想和医疗体系。不同的文明圈和民族有着各自不同的医学原则和医疗体系，以及复杂多元的身体观和生命哲学观。各种医学思想交流、渗透、借鉴，重新组合产生新的知识体系和医学原则。这些医学文化活动构成古典文明的重要组成部分，促进人类文明的健康发展。

第一节 古代东方医学

人类在进入文明社会之前经历了长达 400 万年的历史，考古学家和人类学家的研究显示史前时代有两次重大转变，为今天人类文明的发展奠定了坚实基础。其一是灵长类动物逐渐转变成人类，具有思维能力；其二是人类从食物采集者转变为食物生产者——农业生产。美国史前史科学考古学家布雷德伍德(R. J. Braidwood, 1907—2003)指出："现在我们可能很难理解人类最早进行有效的食物生产所带来的影响，因为从生物学领域(包括食物、人口、疾病等)到文化领域(社会组织、政治、宗教、美学等)，人类的整个生活范围都已焕然一新。"食物生产导致的农业革命促使两河流域、埃及尼罗河流域、印度恒河流域和中国黄河、长江流域发展出大河流域文化，构成古代文明世界。

"文明"的确切含义是什么？人类学家归结出一些文明社会的特征，如城市成为社会的中心、由制度确立的国家政治权力、纳贡或交税、文字、社会以及阶级或等级、有巨大的建筑、有专门的艺术与科学技术。

一、两河流域医学

古代文明的先驱是两河流域的美索不达米亚文明。其文明中心是公元前3000年苏美尔人占据的巴比伦，以及闪族人控制的亚述地区。苏美尔人创造的楔形文字，即在黏土制成的板砖上书写文字，记录了世界上古老的医学、法律、疾病观和对生命的认知。古巴比伦人根据身体部位分析疾病，并按症状观察患者，记载了风湿病、心脏病、肿瘤、脓肿、皮肤病等，原始人群中已有性病记录。

擅长天象观察的苏美尔人特别重视星相和占星术，通过观测天体星辰变化与人体疾病的关系，形成"天人合一"的疾病观，相信一切自然现象都会影响人体的健康与疾病，认为天、地、水三者对人的生命健康至关重要。古巴比伦的医学主要由僧侣掌控，原始多神教的信仰影响着古巴比伦人对疾病的认识，相信疾病由魔鬼进入身体引发，僧侣的医疗手段是驱魔。

在身体的认知方面，苏美尔人认为肝是人体最重要的器官，是"灵魂的居处"；心主精神、耳主意志，人体就是一个"小宇宙"。

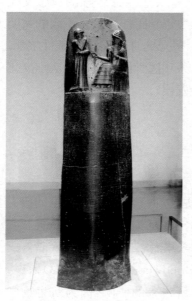

图2-1 《汉谟拉比法典》碑

《汉谟拉比法典》是巴比伦第六任国王汉谟拉比（公元前1792—公元前1750）颁布的法律。法典刻在一块巨大的玄武岩石碑上（图2-1），放置在公共场所以便让所有人能看见，尽管那时可能很少有人识字。1901年，石碑被考古人员发现，现藏于法国巴黎卢浮宫博物馆。《汉谟拉比法典》包括282条法律，由书吏用巴比伦的日常用语——阿卡德语的楔形文字刻写在石碑上，可以让城中所有识字的人看懂。《汉谟拉比法典》不算是存世最早的法典，但却是影响力最大的法典。它真实地反映了古巴比伦人维护社会秩序的原则与态度，是两河流域文明保存下来的最完备的法典，也是中国读者最为熟悉的楔形文字文献。

该法典中包括40余款医学条文，呈现苏美尔人赏罚分明的公平原则，法律明确规定一旦发生医疗事故，将根据受害者的身份——统治者或奴隶——进行量刑，制定了医疗事故处理与惩罚原则，其中有"若医师用手术刀施行手术，导致患者死亡，或作脓肿切除术时损伤眼睛，罚以断手之罪"之类的相关法规。

小资料

《汉谟拉比法典》有关医师的规则

"若医师用青铜刀给病人做大手术,并且治愈他,或者是用手术刀切开脓肿,并能保存病人的视力,寻常收费十银币;若病人是奴隶,他的主人酬劳医师两银币。"

"若医师用手术刀大手术,而将病人治死,或者用手术刀切开脓肿而毁坏了眼睛,则罚以断手之罪。"

"若医师治好了一个骨病或脏器的病,收费五银币;假使病人是奴隶,则收三银币,另由他的主人付两银币。"

(引自:卡斯蒂廖尼.医学史[M].程之范译.桂林:广西师范大学出版社,2003:40.)

二、古埃及医学

古埃及文明产生和发展的空间,指的是尼罗河第一瀑布至三角洲;时间为公元前5000年的塔萨文化到公元641年阿拉伯人征服埃及。古埃及有自己的文字系统,完善的行政体系和多神信仰的宗教系统,其统治者称为"法老",因此古埃及又被称为法老时代。埃及的古文字是象形文字,该文字在公元前4世纪被淘汰,逐渐成为死文字。直到1822年法国年轻学者商博良(J. F. Champollion,1790—1832)成功解读象形文字,才找到一把打开埃及文字秘密的钥匙。对古埃及的研究在学术界已经形成一门专门的学科,称为"埃及学"。

(一)医学纸草文

记录古埃及文化、历史与医学知识的是纸草文——一种书写在尼罗河三角洲的纸莎草上的文字。目前已发现并被翻译出来的有以下几种。

(1)康氏纸草文(*Kahun Medical Papyrus*):写于公元前1800年,是一部关于妇科、儿科与兽医的医学著作,未论及外科学。

(2)拉美西姆纸草文(*Ramesseum Papyrus*):写于公元前1700年,由17片独立的纸草文组成,在埃及的拉美西姆神庙发现,该手稿涉及眼科、妇科、儿科、肌肉和腱等内容。

(3)史密斯纸草文(*E. Smith Surgical Papyrus*):大约公元前1600年以古埃及文字描写,是埃及人根据埃及史上第一位留名的医师印何阗所留下的资料,编成的一部医学论文集,是世界上现存最古老的外科手术文件。其撰写方式十分有特色,包括"标题""检查""诊断""治疗"和"备注"标准化的详细记载。其方式类似今天的临床诊疗手册,详细描述了解剖学观察及48种医学问题的检查、诊断、治疗和预后。治疗方法包括用缝线闭合伤口、蜂蜜疗法(治疗与预防)、食用发霉面包预防感染,用生肉止血,以及头部和脊髓损伤的固定。这份文稿是史上第一次在文中指称"脑"这个器官,提及脑膜、脊髓及脑脊液等部位,记载降低颅内压的开颅手术,可谓是最早的神经外科医学文献。另外,对于脊椎伤害、下巴脱臼、各种骨折等的诊疗方式也有十分精确的记载,包括 90 个解剖学词汇以及 48 篇外伤相关文章。该文件于 1930 年翻译,揭示了古埃及医学的复杂性和实用性。译者布莱斯堤德(J. H. Breasted,1865—1935)推崇印何阗,认为其为真正的"医学之神"(图 2 - 2)。

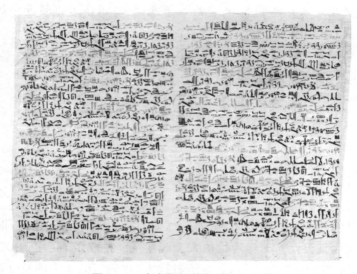

图 2 - 2　史密斯纸草文,第 6～7 页

来源:New York Academy of Medicine

(4) 埃伯纸草文(*G. Ebers Medical Papyrus*):是一部疾病治疗的专著,记录了 250 种疾病、1 000 余种药物和方剂。记录了埃及人原始的治疗手段,多以符咒的方法驱去诸病神,"各种符咒分载于我的头部、颈部、上臂、肌肉、下肢,以惩罚使疾病进入我肌肉的众神。"

(5) 赫尔斯特医学纸草文(*Hearst Medical Papyrus*):18 页医学处方,记录埃及医师的魔术医学手法。

(6) 伦敦医学纸草文(*London Medical Papyrus*):61 个处方,其中有 25 个是魔术医学,包括医-巫的内容,涉及皮肤病、眼病和放血术。1912 年被发现后收藏于英国伦敦大英博物馆。

(7) 柏林医学纸草文(*Berlin Medical Papyrus*):有 24 页。其中大部分内容与埃伯纸草文相似,有些历史学家研究认为古罗马医师盖仑(C. Galenus,129—199)在其著作中应用了其中的内容。

(8) 嘉斯伯格纸草文(*Carlsberg Papyrus*):600 多片手稿,是一部关于眼病与妇产科的医学文集。目前收藏在哥本哈根埃及中心。

(9) 彻斯特纸草文(*Chester Beatty Medical Papyrus*):记录头痛、肛门与直肠治疗

法,是第一部关于直肠的早期专论。此外还包括流行的咒语和口头禅。

(10)布鲁克林纸草文(*Brooklyn Papyrus*):是一部关于医学与蛇类学的手稿,部分内容是关于被有毒昆虫(尤其是蝎子)蜇咬的处理。

医学纸草文是世界医学文献宝库中最古老、最重要的组成部分,它记录了古代埃及的医疗方法和医疗成果,形象地展示了埃及医学的历史图景,是世界医学文献宝库中最古老、最重要的组成部分。

(二)健康、生理与疾病观

古埃及对于"健康"的概念十分笼统,生活在尼罗河边的埃及人自然地将气象、河水的变化与人体现象联系起来进行观察,形成了灵气与血液主导的原始体液病理观念。古埃及人认为人体由固体的土和液体的水组成,体温是火,呼吸是气。埃及人相信呼吸决定人的生死,来自空气中的"灵"赋予人活力,红色的血液是生命的象征与希望,埃及人认为当灵气与血液失去平衡时人体就会生病。分析纸草文可以发现,埃及人已有初步的生理知识,如认识到了心脏并将此作为脉管的中心。埃伯纸草文记录:"内科学的开端;了解心脏及其运动的知识;通过脉管将心脏与身体其他部分连接起来。"脉管不光与血液有关,而且也是空气、水、黏液、精液及其他分泌物的传递媒介。

在以神祇为主的宗教疗法和超自然反应的魔法中,医师、祭司和法师没有很明确的分工,每人有不同的面相。一般非外伤的疾病,通常被认为是邪灵作祟,因此经常寻求祭司协助除灵,昆虫咬伤则多半求助于魔法。巫医师对付每种疾病往往会有多种选择的药方。在药方上常见的术语有"逐出""驱走""恐吓"或"杀除",显示埃及医师的巫术特征。

(三)木乃伊

古埃及人重视死亡,为每个人——尤其是国王的来世作好物质准备,有专门的祭司设计一套宗教仪式和技术来保管尸体,经特殊处理的尸体被称为木乃伊。这些木乃伊大多收藏在英、美等国的国家博物馆内。

制作木乃伊需要先将尸体挖去内脏,在腹腔填以乳香、桂皮等香料,缝合后以干燥泡碱覆盖尸体,经35天取出,再裹上麻布,填以香料,涂上树脂,就做成了木乃伊。通过这些木乃伊的研究能一窥当时人们的日常生活。病理学家可以从这些木乃伊身体上了解古埃及人的体质和古代的疾病状况,至今已从木乃伊身体上发现天花、冠心病、血吸虫病、风湿性关节炎、脊椎结核、软骨病、胸膜炎和膀胱结石等疾病类型。外科学家则见识到了古代的医师外科切割和缝合包扎术。古代阿拉伯人认为木乃伊可以治病,将它视为药材。木乃伊曾经传入中国,明朝李时珍《本草纲目》中曾经记载相关传闻(图2-3)。

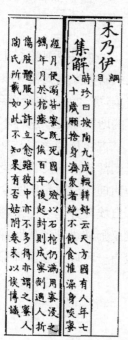

图2-3 《本草纲目》中的"木乃伊"条目

1.《本草纲目》卷52(人部):"时珍曰:按陶九成《辍耕录》云:天方国有人年七八十岁,愿舍身济众者,绝不饮食,惟澡身啖蜜,经月便溺皆蜜。既死,国人殓以石棺,仍满用蜜浸之,镌年月于棺,瘗之。俟百年后起封,则成蜜剂。遇人折伤肢体,服少许立愈。虽彼中亦不多得,亦谓之蜜人。陶氏所载如此,不知果有否?姑附卷末,以俟博识。"

2.《亡灵书》(图2-4):是埃及人关于死后世界的可靠地图。

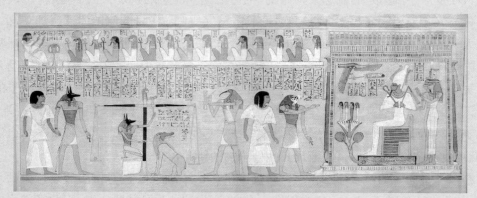

图2-4 埃及《亡灵书》

来源:https://zh.wikipedia.org/wiki/死者之书#/media/File:BD_Hunefer.jpg

虽然尼罗河流域土地富饶,但是古埃及人的平均寿命只有35岁。大英博物馆埃及仪式研究专家约翰·泰勒(J. Taylor,1958—　)认为:"如果古代的埃及人认为死亡并不安乐,那么他们也会感到死亡并不遥远。大多数人在40岁前便离世,因此描绘出死后世界的地图是处理这种不安的方式。"

古埃及的教育与文化对地中海地区的文化发生、发展影响很大,希腊人、犹太人、波斯人都曾来埃及学习受业,希腊名医希波克拉底曾来埃及游学,埃及的灵气说与原始体液病理学说对希腊医学产生了深远的影响。德国学者认为,欧洲和中东国家的医学大多源自埃及并延续下来,完整地保留了古埃及的医学形式。正如《世界医学史话》所言:"古代巫师演进到现代医师是一段奇妙的历程。这段历程并不一直是直接而明显的。但是,没有一种职业像医师那样,与过去有如此持久而密切的关系。"

三、古印度医学

大约在公元前4000年前,印巴次大陆的西北部繁荣着一种文明,因该地区的主要河流而称为"印度河文明"。公元前1500年前后,雅利安人入侵印度,建立种姓制度,雅利安人拥有自己的知识体系——"吠陀文化",它在早期印度文明中占据统治地位。

(一) 阿输吠陀与"八术"

"吠陀"(Veda)的本义是知识,专指以古梵语创作的、流行于自伊朗一带迁入印度的操印欧语系之各民族的颂神诗歌与宗教诗歌。"吠陀"的写作年代不详,一般认为在公元前1500—公元前1200年。4部吠陀本集分别为《梨俱吠陀》《夜柔吠陀》《娑摩吠陀》与《阿闼婆吠陀》。其中有些内容涉及医学知识,《梨俱吠陀》诸多"药草之歌""有关疾病的歌""有关流产的歌""有关衰弱的歌""为驱除害虫、消除其毒的歌"之类与医疗密切的咒术性赞歌。《阿闼婆吠陀》有"为治愈万病的咒文""为愈疾、使从诅咒中解放的咒文""为治愈骨折的咒文"和"为解毒的咒文"等。这2部吠陀著作反映了印度古典时代早期的治疗中起核心作用的咒术,显示了雅利安人吸收以咒术为中心的土著人的医疗经验,并将其同化为上层建筑的过程。

印度传统医学体系又称阿输吠陀(Āyurveda)。在梵文中,"阿输吠陀"源于Āyus(生命)与Veda(知识)的组合,其基本含义是"生命之学"——有关生命的知识,或是基于这种知识而形成的生活指导法则。生命吠陀是印度古典医学的主流体系。《遮罗迦本集》(Caraka Samhitā,公元2世纪)和《妙闻本集》(Suśruta-samhitā)是印度古代医学的2部经典著作,成型于印度思想的摇篮期,由不同时代的医师思想汇集而成,并在实践中不断修订、改编和完成的,阐释"阿输吠陀"所蕴含的知识和思想。

阿输吠陀分为"八术",既是生命吠陀医术的分类,也是其医术的代表符号。"八术"的梵文形式为"astāṅga"。《妙闻本集》开篇对此有详细说明:依次为论诸疮(salya-tantra)、论针刺首疾(śalākya-tantra)、论身患(kāya-cikitsā)、论鬼瘴(bhūta-vidyā)、童子方(kaumāra-bhrtya)、论恶揭陀药(agada-tantra)、长年方(rasayāna-tantra)、论足身力方(vājikarana-tantra)。其他的几部所论"八术"与《妙闻集》只在次序上略有差异。

"八术"详述如下:

论诸疮:即治疗身体内外的无关却能造成痛苦的任何东西,相当于"治疗、所有诸疮、伤破、疗破伤法、治疮。"指治疗身体内外的创伤等疾病。

论针刺首疾:原意作为外科手术的一个分支而使用锋利的医疗器械、针等;相当于"针刺首疾、针刺、被针刺法、治眼。""针刺首疾"之针,代表了一类外科器械,与古代中医"针刺"的"针",意义并不等同。

论身患:治疗身体,相当于"治身、身患、身疾"。指对咽喉以下身体部分疾病的治疗。

论鬼瘴:有鬼神、妖魔、精灵、邪魅等意思。以祈祷、咒语或供物来抚慰恶灵,使其远离的方法。相当于"治邪、鬼瘴、鬼神、鬼损、治鬼"。

童子方:治疗各种儿科疾病的方法,"治小儿、童子病、孩童、疗孩童"。以及母乳消毒法、治疗因恶质乳汁或羯罗诃所致诸病的方法。

论恶揭陀药：指一切毒药，音译"恶揭陀、阿伽陀"等，主要是解释如何中和因被蛇、昆虫、蜘蛛、蝎、鼠等咬、刺伤时出现中毒症状，以及诸神毒物或食物混合食用引起的中毒症状的解毒方法。

长年方：意为使人长生不老延年益寿之道。指返老还童、保持长寿、健脑、强壮、祛病之法。

论足身力方：有精子、种子等意思。即生精壮阳术、相当于"足身力、增力气、养身"。

印度的"八术"早在东晋时期就已通过佛经翻译传入中国，418 年，法显所译《大般泥洹经》中已有"八种术"的译法，此后，佛经中还"八种药"的译法，"譬如良医解八种药"。隋代又译为"八术"，唐代高僧义净在《南海寄归内法传》中称之为"八医"。

（二）代表性医学经典

印度内科医学奠基人遮罗迦（Caraka），是印度贵霜王朝的御医。他的《遮罗迦本集》是阿输吠陀经典内科学的代表作，以韵文和散文方式叙述。《遮罗迦本集》是以"诗颂"的体裁写成。《遮罗迦本集》分为 8 部、8 支、120 章。分别为：绪论部（Śloka-sthāna）、病理部（Nidāna-sthāna）、胚胎部（Vimāna-sthāna）、人体部（Śārira-sthāna）、强精部（Indriya-sthāna）、治疗部（Cikitsā-sthāna）、药术部（Kalpa-sthāna）和成就部（Siddhi-sthāna）。

《遮罗迦本集》提出营养、睡眠和节食是保健的三大要素。该著作还详细地记述了医家的伦理道德及医家之间的辩论方法。强调医师治病不能为已、不能利欲，应为人谋福利的医学伦理精神。医师"当倾注全神，致力于众病人的健康。再有，即便是为了生计，亦不得令病人厌恶"。

《妙闻本集》酿成于印度文明的摇篮期，传说根据印度伟大的外科医学家妙闻（Suśruta）著述辑录。事实上，妙闻的思想和外科实践构成该书的核心思想和技术，并历经后世诸多医家的修订补正，在公元 3—4 世纪才逐步完善而成。《妙闻本集》全书 6 卷，总计 186 章，是阿输吠陀的基础文献之一，为印度阿输吠陀教育的正统教科书。《妙闻本集》中记载了阿输吠陀起源、行医资格、外科手术法等多种内容。《妙闻本集》是印度外科学的代表，记录印度外科学八法（切除、切开、乱刺、穿刺、拔除、刺络、缝合、包扎），介绍了鼻成形术、白内障摘除术、疝气手术等多种外科手术，以及"疾病的说明"。

根据《妙闻本集》记录，印度医学由"人、病、药、医与时"4 个部分组成。"人，成于五元素之结合，是由肢体（头、胴、四肢）及体部（额、鼻、颐、指、耳等）、皮、肉、脉、腱、韧带、神经等的集合而构成之物。其次病，是指因体风素、胆汁素、黏液素、血液之某一，或二三，或全部之不调而引起的所有病性现象。其次药，论药物性质，味、效能及消化。医疗，论截除、切开等外科性手术及油脂药涂擦法；又时，论所有治疗的时季也。"

阿输吠陀医学有三大医圣：阇罗迦、妙闻和波拜他（Vāgbhaṭa）。波拜他著有《八支心要方本集》（Aṣṭānga-hṛdaya-saṃhitā），该著作的特征在于将《遮罗迦本集》和《妙闻本集》两者的医学思想折衷归一,因此在内容上与两部书多有相通。《八支心要方本集》出色地归纳、整理了上述两部书,使之通俗易读,因此成为流传广泛的医学著作,影响超出印度本土。9 世纪藏语译本出版,中国古代藏医的医学著作中就有明显受到《八支心要方本集》影响的痕迹。

此外,还有一部以临床知识和医方选集为主的著作——《医理精华》,该书完成于 7 世纪中叶。全书分为 31 章,前 4 章主要涉及印度医学的传统理论,可以独立成一部医典。第 2~3 章列举药物的性能,这两章与传统中医的本草学著作类似。第 5~30 章,以不同的病症为单位,论述疾病的病因、分类,以及治病的药方。整部医典涉及了内科、外科、儿科和妇科等多方面的疾病治疗。

(三)身体与生理学知识:三俱与七界

据日本学者的研究,印度医学的解剖学并不发达,对身体的构造没有清楚的了解。骨相学在《阿闼婆吠陀》时期就已相当发达,《遮罗迦本集》和《八支心要方本集》中均有"身体论",《遮罗迦本集》和《妙闻本集》中对"脉管"系统有一定的认识,《妙闻本集》的描述更为详细,《八支心要方本集》第 2 卷身体论介绍了古代印度的生命发生学理论。在阿输吠陀医学的观点中,生命由身体、感觉、精神和灵魂构成。

《妙闻本集》第 1 卷第 15 章关于液体原素、组织、排泄物的内容,体现了印度人的人体生理学思想,以及阿输吠陀理论体系的框架模式。

"液体原素"是指风、胆汁和痰三原素(梵文 tri-doṣa,英文 three bodily humours)。具体解释如下。

> 体风素(风):具有运动作用、刺激传达作用、摄食补给作用、分离作用、括约保持作用五种不同的特性,以保持身体。
>
> 胆汁素(胆):具有赋予乳糜赤色、消化食物的作用、赋予精力与健康色、产生智力以及体温五种不同的功能。通过火的作用,以资身体之保健。
>
> 黏液素(痰):具有关节联接作用、使身体滑泽的作用、愈创作用、使身体肥满的作用、赋予力与强韧性的作用 5 种不同的特性。依靠水的作用,以助身体之健康。

印度人相信上述 3 种要素也可反映出人的性格特征,"风衰减时,表现为运动不活泼、寡言、忧郁、意识朦胧。胆汁素衰减时,表现为体温低下,消化力变弱,因而皮肤丧失光泽。黏液素衰减时,表现为皮肤干枯,感到体内如火燃烧、有胃及其他(胸、颈、头)黏液素寓居之所的空虚之感、关节松弛、渴、衰弱、以致失眠。"认为人体的发育与衰老以及人体各要素的循环和我们所吃的食物有关。根据阿输吠陀医学的观点,地球中包括人体在内的万物都是由空间、气、火、水和土 5 种基本元素组成。人体的生长和发展取决于它所获的营养,例如食物。食物也由上述 5 种基本元素组成,经过"生物火"(Agni)的作用而补充身体中的对应元素。人体作为有机生物体,其组织都是由这 5 种基本元素组合和转变而成的。

三原素说在唐代的汉译佛经中已有介绍,敦煌出土文书中将此译为"三俱"。

"组织"是指乳糜到精液、依次不断变化的7种物质形态:味/乳糜、血液、肉、脂肪、骨、髓和精液。排泄物不仅指人们习以为常两便,还指汗、经水、胚(妊娠的特征)和乳。印度医学中关于人体的7种物质,汉译佛经《金光明最胜王经》和敦煌出土文书中译为"七界",内容略有不同,"一味界者……二血、三肉、四膏、五骨、六髓、七脑。"

(四) 病理思想

《遮罗迦本集》的"病理部",叙述了病因、病体的症状、症候、特征和诊断。《妙闻本集》中有"疾病的说明",指出疾病分为适宜内科治疗与外科治疗两类,又将造成精神与肉体之"苦"的疾病归于3种病因:依内、依外和依天。此3种之苦即7种病:生殖力、胎育力、病素力、外伤力、时力、超自然力、自然力引发之事。疾病之根源归终还是回归到"风""胆汁"和"痰"的不平衡与变化。这3种体液又被称为"三毒"(three poisons)或者"三病",造成7种疾病,即:风性、胆汁性、痰性、风与胆汁和合性、风与痰和合性、痰与胆汁和合性、三液聚合性。

印度医学的基础是3种体液的平衡,身体健康还是得病取决于整个身体系统是否处于平衡状态,包括体内各部分是否相互平衡。内在的和外来的因素都可能破坏自然的平衡,进而导致疾病。失衡可以由偏食、不良习惯和无视健康的生活规律而引起。同时,季节反常、不正确的运动、感觉器官的不当应用以及身心的不良作用也会打乱现有的正常平衡状态。治疗方法通常包括通过调节饮食而使身心系统恢复平衡,纠正不良生活习惯和行为,药物治疗以及采取预防性疗法。阿输吠陀经常教诲明智的医家只可治疗那些能够获得成功、增加自己财富的疾病,因而必须懂得鉴别疾病的可治与不可治。《妙闻本集》有专章讨论"可治、不可治鉴别法",将疾病分为"可治性疾病""轻减性疾病"和"不可治性疾病"3种概念。

(五) 外科术与眼科

《妙闻本集》是外科学的专著,对医师施行外科手术也有明确规定,分为术前准备、疗法选择与术后护理。该书以诗歌的形式阐述了外科手术的流程与规则。书中有"8种外科手术法",即:切除、切开、乱刺、穿刺、拔除、刺络、缝合和包扎,并详细地记录了8法的具体使用方法。通常的治疗措施包括药物治疗、特殊食物疗法、根据医嘱的适当运动。这3项措施通过2种方式实行:一是针对疾病的发病因素及各种症状,采取3项措施对抗疾病本身;二是采取这3项措施消除与发病过程中的病因和症状相似的影响。

印度最常采用的外科治疗方法是烧灼法。印度医者认为火比腐蚀剂更为重要,因为火烧之后,疾病不会复发,靠药物、腐蚀等方法无法治愈的疾病,可以火攻之。但是"适当烧灼之后,涂以蜜、酥制成的膏药。胆汁素之人、内出血的病人、下痢病人、因外伤而从体内拔除(异物)之人、弱者、幼儿、老人、怯者、苦于多发脓疡之人,禁用发汗者,不可施以烧灼法。"此外,印度医者常采取"水蛭吸法"治疗疾病。此法是依据"风、胆、痰"三病素原则,而使用的"出血法"。

印度外科医师在穿耳、接鼻、补唇、眼科手术治疗等方面手法精湛。

两种不同的外科工具如图2-5钝器(意为无刃的外科工具,计有6类101种,《妙闻本集》第1卷第7章"钝器用法章",对此有详细介绍);图2-6锐器(意为刀、矢、武器。相对于刃的钝器,锐器是有刃的器械,计有20种,《妙闻本集》第1卷第8章对此有详细介绍)所示。

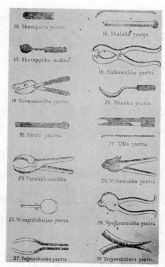 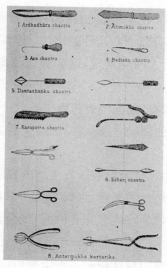

图2-5 钝器(Yantra)　　　　　图2-6 锐器(Sastra)

(引自:Kaviraj Kunja Lal Bhishagratna. *An English translation of the Sushruta Samhita in three volumes*[M]. Calcutta,1907.)

印度医学中对"眼科"这一器官非常重视,是其医学文化中的传统与特点。《妙闻本集》中有19个章节讨论眼科,涉及眼的解剖、生理与病理等知识,书中列出76种眼病的病因分类、病位分类和治则分类,列出三病因引起的眼病的名称、病位、预后、治则和症状。记录了眼病的手术疗法:乱刺法、切开法、切除法、刺络法和拔内障之法,以及非手术疗法,还有罨法用药、催嚏药、洗眼药、点眼药、软膏、丸形眼药、滋养药的方剂构成和加工方法。

印度眼科知识与治疗方法在中国眼科学中隐约可看到一定的影响,中医对此消化吸收,改造重建之后融入中国医学知识体系。《大般涅槃经》中有"金针拨白内障"的记载,此项手术对中医深有影响。学者认为印度的眼科生理学知识比中国医学简单,但在眼科疾病分类与治疗方面相对详细。

(六)内科疗法

《遮罗迦本集》中有头部净化、吐、下、油性灌肠和非油性灌肠的内容。日本学者认为这是阿输吠陀的根本性"5种疗法",这种疗法的基本共性在于净化身体的作用,因此在《遮罗迦本集》中有列有"600种净化剂"。此外,《遮罗迦本集》列出内科治疗的"六大疗法",包括:除去疗法、增加疗法、干燥疗法、油剂疗法、发汗疗法和静固疗法。该书指出:"由于病因的组合方式是多种多样的,因此疗法也是多种多样的。但正如风等病因不超过'3'这个数字,治疗方法亦超不过'6'这个数字。"中国学者认为"六大疗法"属于最高层次的总结了。

印度医学的内科治疗中还有放血术、保健疗法、涂药与湿布疗法。

(七)药物信息

印度的药物丰富,喜马拉雅和科罗曼德尔海岸的高山植物是印度的医物宝库。《遮罗迦本集》记载了1 000余种药物,《妙闻本集》中有1 270种药物,《八支心要方本集》有1 150种。据后人研究发现,这3部书收集的药物有重复,共计670种,三者依次为240种、370种和240种。

《遮罗迦本集》根据构成药物主要成分的12类植物药,编写了12章标题,叙述了印度代表性药物的调配之法。在其"药物汇类"中有37个"族",分别记述了具有相同功效的若干药物。

《妙闻本集》之"药物卷",叙述的内容以"毒物学"为主。在"药物、味、性、能、消化"中对药物进行理论性的阐述,强调"物质"本身是最重要的,由此决定了其治病的性能。此外,还有"论药物的特性""味的种类""吐剂的制法""下剂的制法"和"液体的用法"等(图2-7)。

腐蚀剂是在阿输吠陀中占据重要地位的特殊药物,《妙闻本集》有"腐蚀剂的制法与用法章"。腐蚀剂分为内服与外服两种,外用治疗癞病及各种皮肤病,内服治疗过量食用毒物引起之疾病、腹腔积液、消化停滞、消化不良、结石、恶性痈肿和寄生虫病等。

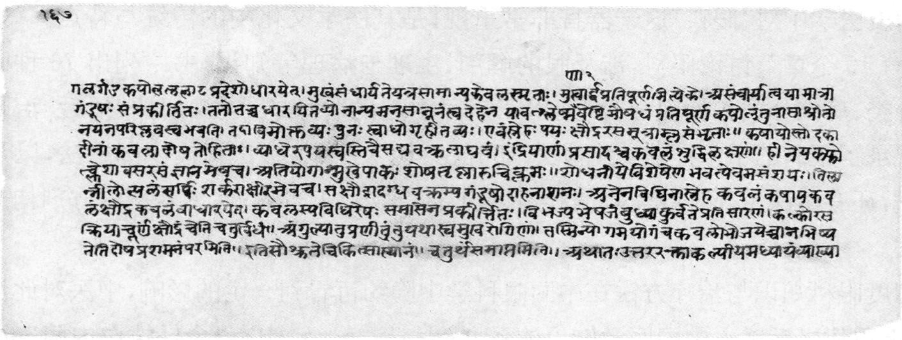

图2-7 《妙闻本集》

来源:英国维康图书馆图片,https://wellcomeimages. org/indexplus/obf _ images/b2/aa/42e2eb38a36747a86c4cbf10131a. jpg

《妙闻本集》指出:"不知每种食物之实质、味、性质、效能、消化状态的医师,则不能维持健康者的健康，医治疾病者的疾病。"该医集有"饮食物用法"，介绍食物药用的详细知识。

（八）医学生和医者

《妙闻本集》第 1 卷第 2 章为"学生入门"，论述了学医者必须具备的条件和拜师学艺的规矩。有等级要求、择良辰吉日入门、3 次将弟子引至火边，以火为证进行训示；规定衣着、行为、性格的规范，要求学生必须完成应尽的义务，否则"生活不正、学问无益、名誉不得。"第 3 章"学习传授章"，强调学习必须同时注重书本与实践，"人若依照法规学习之，并经实际修业，则其人于此世为赋予生命者。"《妙闻本集》第 1 卷第 10 章"出诊章"，论述了医者出诊必须具备的条件。

> 学习医书，并理解其意义，见习了手术、并经过亲自演习，熟记医书所载内容、并得到国王的许可的医师，剪短指甲与头发、着白色衣服，持遮阳之伞与手杖，穿鞋，外无傲慢之貌，内怀善心，语言充满爱善，无欺瞒之事，以人类为友，有好的助手相伴——如此这般的医师，始可往病家应诊。

《遮罗迦本集》在第 1 卷第 9 章"关于医疗的四柱"中论述到，"疾病，乃病素之不均衡；其均衡状态，称为正常（健康）。健康，即是幸福；疾病只是不幸。病素不均衡时，以医者为首的优秀四柱，以恢复病素平衡为目的而活动时，其活动称之为医疗。"

阿输吠陀归纳总结的医疗四柱是：医者、药物、看护和患者，此四柱构成阿输吠陀的基本框架，反映了印度医理思想。阿输吠陀广泛关注人类与自然、家庭、友人、职业、文明、理念、习惯、真理、神灵等与自我之间的关系协调，注重季节养生。所谓传统的印度医学，在思考"健康的维系与促进""疾病的解释与治疗"时，实际上是将肉体、精神与灵魂三者融为一体加以考虑的，包含了社会、人伦和宗教的问题，这些问题在阿输吠陀理论中都是与"健康"直接相关的问题。阿输吠陀与东方早期其他地区的古典文明一样，存在着巫术医学。

（九）佛教医学

值得一提的还有印度佛教医学，佛教医学的主体是大藏经中的论医佛经和涉医佛经，佛教经典中有诸多医学性记述，据统计多达 400 余部。世人往往将其与印度医学混为一谈。所谓佛教医学，"是在印度古代生命吠陀的基础上，以佛教教义为指导思想，并吸收了中国传统医学（包括藏医学）的理论和临床特点，所形成的一种非独立的医学体系。它分为印度佛教医学和中国佛教医学两部分"。印度佛教医学大致可分为基础理论、临床实践、医用咒语和养生保健 4 个部分，其特点为是：①医学理论有强烈的宗教色彩；②临床治疗的巫术性，咒语的使用非常普遍；③具体的药方（特别是大型的复方）所占的比重较少；④涉及医学范畴的广泛性，涵盖内、外、妇和五官科。

诞生于恒河流域的印度文明所创造的传统医药文化，对与古代东方国家尤其南亚各国的医学、包括中国医学的发展产生过巨大影响。7世纪出版的《医理精华》在印度古代医学文化向外传播史上意义重大,中古时期该书被译为藏语、于阗语、阿拉伯语和回鹘语4种文本。自唐宋以来,中国的本草著作中记录不少外来药物,多见于《医理精华》,藏文《大藏经》中也收有《医理精华》藏文本。目前,中国学者对印度的医学与历史了解得并不多,近几年对中国与印度医学文化间的交流专门的研究逐渐兴起,比如陈明的《印度梵文医典〈医理精华〉研究》《殊方异药:出土文书与西域医学》《敦煌出土胡语医典〈耆婆书〉研究》《中古医疗与外来文化》《丝路医明》《敦煌的医疗与社会》等著作。

第二节　古希腊医学

公元前5世纪至公元前4世纪被认为是古典希腊时期,也是古典医学的成型时期。希腊古典文明与东方文明的明显差异体现在其哲学思辨中。希腊哲学家、博物学家和僧侣医师以思辨与实验相结合,探讨人与自然的生命哲学;医师群体的出现逐步取代以魔术治病的巫师和宗教寺院的僧侣医师,成为医学社会的主流。希腊医师注重临床观察,逐渐摆脱原始的神秘主义医疗方式,确立以"四体液学说"理论解释人体的生理和病理现象,奠定了西方传统医学的基础。相传在希腊阿波罗神庙上有3句箴言,其中最著名的一句是"认识你自己"(γνῶθι σεαυτόν)。公元前5世纪的希腊哲学家将他们的关注点从物质世界转移到人和有关人的各种问题上,因为他们相信"人是万物的尺度。"据第欧根尼·拉尔修(Diogenes Laërtius)的记载,有人问希腊哲学家泰勒斯(Thales)"何事最难为?"他应道:"认识你自己。"公元前4世纪左右,希腊自然哲学家对人与生命的思考,由哲学层面转向探究生命的构成、分析人与自然关系的科学层面。古希腊的哲学与医学多有重合处,彼此间的相互影响在医学产生的初级阶段就已开始。

一、希腊医神

希腊的文明和历史始于神话,希腊医学亦是如此。神话中的诸多神具有致病或医病能力,最早的医神是阿波罗,之后被其子阿斯克勒庇俄斯(Asclepios)所取代。阿斯克勒庇俄斯家族掌管着希腊众神的健康卫生,现代卫生一词便是来自他女儿海吉雅(Hygeia)之名,在希腊神话中她就是健康之神。他的另一个女儿帕那刻亚(Panacea)则是治愈女神。阿斯克勒庇俄斯神庙遍布古代各地,包括希腊、小亚细亚、罗马及罗马的所属地,成为公元前5世纪前希腊主要的医疗场所。医神庙多选在风景怡人的地方,其治疗方式有斋戒、温泉浴、按摩、涂膏、放血、使用泻药和吐剂等。希腊世界中许多的医疗都与宗教的关系密切。庙宇中还有为梦疗(incubation),病人在神庙中睡一晚,医神会在病人的睡梦中出现并且开出疗方。从这些神庙中的许多铭文我们可以看到众多例子:"她睡在庙里

梦见神按摩她的肚,亲吻她,并且给她一
杯药。他命她喝下去,然后再呕吐。她遵
照如此的指示且把衣服弄脏了。当她早
上醒来之后,看到她的衣服上都是她吐出
来的脏东西,之后她就恢复健康了。"

希腊神话经典《荷马诗史》(《伊利亚
特》与《奥德赛》)中记述了古代的瘟疫、战
伤、眼、妊娠病、精神催眠法、止血与止痛
等各种医事内容。诗史中记载了140种
创伤和魔术疗法(图2-8)。

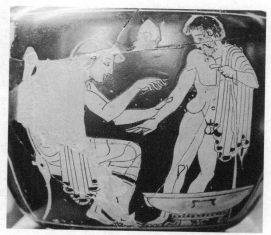

图2-8 希腊陶瓶上的希腊医师治疗战伤

小资料

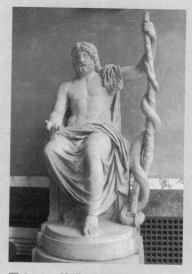

图2-9 希腊医神阿斯克勒庇俄斯
与蛇杖

蛇杖的故事

西医学的标识最常见的有两种形式:一种
是双蛇缠杖,上头立着双翼作为主题;另一种则
是以单蛇缠杖作为主题。蛇杖典故源于古代希
腊传说,蛇在古代被认为是智慧的化身。医神
阿斯克勒庇俄斯在医疗中发现蛇虽有毒,可以
置人于死地,但蛇又有神秘的疗伤能力,可以拯
救人。因此,他去各地行医时,必带上一根盘绕
着蛇的手杖。之后在希腊的医神庙中都竖立一
尊手持蛇杖的医神像,现在英国和希腊的博物
馆中依然可见此形象(图2-9)。

二、"医学之父":希波克拉底

希波克拉底,希腊医师,信奉医神,自中世纪起,他被西方医学界奉为"医学之父"(图
2-10)。

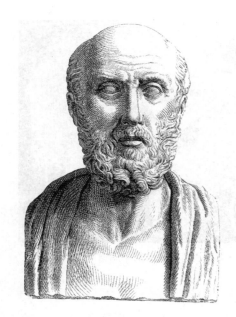

图 2-10   希波克拉底像

公元前 4 世纪,希波克拉底生活在远离希腊本土的科斯岛。青年时游走四方,曾到过埃及见识东方医学。希波克拉底积极汲取古代的医学知识,将其融会在日常的临床症治中。他在治疗中主张自然疗法,形成了自己的医学体系,在希腊名噪一时。古希腊历史学家修昔底德(Thucydides)在《伯罗奔尼撒战争史》中记录了战争初期雅典疫病流行的情况,希波克拉底被雅典人请去帮助雅典医师对付瘟疫。传说希波克拉底喜欢在树下给他的学生讲解临床经验,传授医学思想。终其一生,皆在病床边教授及钻研医学。

著名医学史家加里森(F. H. Garrison)曾经说过:"希氏,医师之楷模也,盖其处事,善于变通,敢于批判,泰然自若,求过失以正之,凡此皆格致之要也。"

希波克拉底及其追随者,在吸取东方医学和民间医学经验的基础上共同创建了希波克拉底医学学派(The Hippocratic School),该学派对古希腊医学的发展产生重大影响,其最大的贡献在于:①医师职业化,通过确立共同信奉的职业道德,建立医师同业行会,从而提升医师地位。在实践中,他强调临床观察和经验的重要性,相信自然治愈力。希波克拉底所写的医学论文极为客观,对每一病例的诊断都以客观观察为依据,以免将疾病同诊断或治疗与巫术混为一谈。希波克拉底的职业与专业精神使希腊医师与原始的巫师和僧侣医师分离;②创建理解自然并利用自然力的疗法对付疾病的医学体系。希波克拉底生活在希腊自然哲学高度发达的时期,虽在远离希腊本土的科斯岛上行医,但还是受到希腊自然哲学家思想影响,他接受希腊自然哲学家推崇的四元素,将其应用到医学中,发展完善形成"四体液"理论。从而在学术上使医学理论从自然哲学领域脱离,发展成为专业学科。

公元前 3 世纪,希腊亚历山大里亚时期的学者将希波克拉底及其学派的医学论述,汇编成《希波克拉底文集》。由不同时代多人的作品组成的《希波克拉底文集》,书写形式呈现出多样性,有从哲学层面探讨生命和身体认知的,有用于教学的医学教科书,此外还有古代医学分析和流行病案例分析的内容。尽管形式多样,涉及的内容也纷繁复杂,但全书有一条贯穿始终的主线,即以自然哲学方式理性地解释人体健康、分析疾病的原因以及采取的治疗手段,使《希波克拉底文集》完整地反映了古希腊时期的医学思想、医疗技术和身体知识,医师职业规范和道德操守,以及希腊医师对古代东方医学认知。该文集内容包括古代医学、气候水土论、流行病论、营养论、预后论、病论、艺术论、呼吸论、外科、齿科、骨科、女科、儿科及医师伦理等。原文以希腊的爱奥尼亚文撰写,在之后 2 000

多年间被译成拉丁文、法文、意大利文、英文和中文等，各种译本在世界各地流传，乃至于希波克拉底学派的理论和治疗方法影响西方医学的发展近千年。

《希波克拉底文集》亦被奉为医学界的"圣经"。在中世纪，希波克拉底被欧洲知识界奉为"医学之父"。

三、四体液学说：希腊医学的生命观与病理学思想

对古代希腊医学的产生与医学理论成型有着重大影响的希腊自然哲学思想中"四元素说"，代表人物是公元前5世纪克罗顿的阿尔克迈翁（Alcmaeon of Croton）和恩培多克勒（Empedoclēs，公元前490—公元前430）。阿尔克迈翁第一次提出了"和谐"（isonomia）的概念，认为人体内的各种对立因素需要到达一种平衡，这样才能保持健康。当某种对立因素占据主导即成为"主宰"（monarchia）时，就会产生各种疾病。他认为，"人体大多数事物都是成对出现的"。

阿尔克迈翁认为保持健康就是要维护几种力量的和谐——湿与干、冷与热、苦与甜等——当它们之中某一力量成为主宰时就会产生疾病；因为任何一方占据主导都具有破坏性。疾病的原因是过冷或过热；营养过剩或不足时将出现这种情况；它常产生于血液、脊髓或大脑之中。疾病可能来自外在的原因，来自水的质量、当地环境、过于劳累或受到折磨。另一方面，健康是这些对立性质和谐地混合在一起的状态。

这种疾病观在医学史上具有重大的转折意义。之前的哲学家们将疾病视作某种外来的实体，然而阿尔克迈翁拒斥了这种实体，他将疾病视作人体平衡所出现的紊乱，从而使疾病从一种实体变成了一种失调的状态。他认为疾病是自然的一部分，和宇宙中其他事物一样，遵循同样的自然规律。阿尔克迈翁的对立与和谐思想对后来的医学和科学产生了重要的影响。其所提出的4种对立性质，即冷、热、干、湿，后来成了人体乃至宇宙所有事物之基本属性，成了希腊医学和科学之基础。可以不夸张地说，不理解阿尔克迈翁的对立与和谐思想，就不可能真正地理解古希腊医学和科学。

恩培多克拉著有《论自然》和《医论》，提出万物由"水、土、火、气"四元素构成，并通过"爱"或"恨"影响这4种元素的结合或分离。宇宙的"四元论"影响到古希腊医学发展。

希波克拉底接受并采纳了希腊四元素的思想，但他认为："有些医师和哲学家断言，不了解人的人便不可能了解医学。他们说，能恰当治疗病人也必须明白这一点。但是，他们提出的这个问题是哲学问题。它属于恩培多克勒等人的领域。他们的书讲自然科学，他们讨论人最初是什么，一开始怎样变成人，人的原始构造中有什么元素这类问题。但是我认为，首先，那些哲学家和医师就自然科学所说的、所写的东西和医学的关系并不比绘画和文学大。我还认为，自然科学的知识可通过医学获得，而且没有其他来源。当医学本身能够被完全地、恰当地理解时，人们便获得了自然科学知识。"

希波克拉底学派在研究人的基础上，将四元素说衍生发展为"四体液病理学说"，并

在体液生理病理学的基础上提出气质与体质的理论。将医学从哲学的框架下引领出来，成为一门独立的学科。

所谓"四体液学说"是指人体有4种基本体液：血液、黏液、黄胆汁和黑胆汁，分别储藏于人体的心、肝、脾、脑部位，与自然界的空气、火、土和水相对应，表现出易怒、温润、冷静和忧郁的气质。希波克拉底告诫学生这4种体液或要素，"决定了人体的性质。人或由此感到痛苦，或赢得健康。当这些要素的量和能互相适当结合，并且充分混合时，人体便处于完全健康状态。当这些要素之一太少或过多，或分离出来不与其他要素化合时，人体便感到痛苦。"

按照"四体液学说"理论，疾病就是人体内体液失衡的结果，通过治疗，调整体液比例，达到新的平衡点，使人体重新恢复健康。"四体液病理学说"是建立在希腊医师对流行病的观察和临床实践的基础上，并受到希腊哲学关注人与自然统一的思想影响。希波克拉底学派的特点注重考察气候、空气、土壤、水质、居住环境和条件对健康的影响，强调预防，提倡卫生。"医师必须熟悉水质……每到一个陌生城市时，医师应该考察其方位，由于风向和太阳升落的影响，东西南北不同方位的城市都有各自的特性。医师必须以极大的耐心研究上述特性和当地居民的用水情况。"

四体液学说的基本结构如图2-11所示。

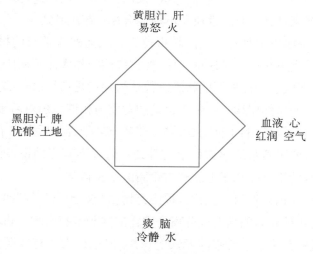

图 2-11 四体液学说基本结构

来源：改编自 Roy Porter. *The Greatest Benefit to Mankind a Medical History of Humanity*[M]. New York: W. W. Norton & Company, 1997:58.

体液学说理论体现了希腊医学的整体观思想。健康既是身体内部的整体平衡，又是人与自然和谐的结果，在此思想框架下形成的医学方法是自然治愈法。希腊医师将疾病看作是全身性的反应，认为疾病是有一个过程的，可分为3个阶段：未成熟期、消化期和转变期,这3个阶段过渡都是由身体内部的体液自然调节发生的,可以向好的转变,使疾病愈合,也可能恶化,导致死亡。因此,希波克拉底派医师的治疗方法是由内而外调动自然疗能,采用强壮、饮食、体育、精神、空气、淋浴和按摩等自然力的疗法,借助药物通过泻、催、吐、利下和放血的手段平衡体内体液,去除病态物质。

希波克拉底教导希腊医师要想赢得声誉,成为一名高明的医师,"预测"是非常重要的。"假如你在临床上独立发现并断言病的现在、过去和未来,因而弥补了病情记录的不足,人们便会相信你比其他人更了解病情。"希波克拉底告诫医师如何区分哪些病人身体外表的改变是严重的,哪些是不严重的,这是疾病预测的重要技艺,比疾病诊断还要重要,主要在于预测一个疾病的进程,而此能力需要靠观察与经验才能习得。比如,希波克拉底的脸(Hippocratic facies),又称为"死亡之脸",就是希波克拉底学派在临床观察的基础上,总结的濒临死亡的病人脸的特征:"尖鼻、空洞的眼神、塌陷的太阳穴、耳朵冷缩且耳垂外翻、额头皮肤变粗且肿胀干枯、整张脸都变绿或是黑、铁青或铅色。"而能作出如此描述的医者,就是其直接观察能力的证明。希波克拉底认为,相比之下诊断则是判定一个疾病性质的艺术。

值得注意的是,希腊医学没有解剖学,但当时的医师还是掌握了一定的人体知识,比如对血管走向的认识。

四体液生理、病理与气质对比如表2-1所示。

表 2-1　四体液生理、病理与气质对比

体 液	词 源	来源	特性	季节	疾 病	治 疗	气 质
黏液	pituita	脑	冷	冬	感冒、肺炎、头痛、胸膜炎、卒中、尿急痛	热水浴、温粥、利尿剂、催吐药	黏液质
血液	sanguis	心	热	春	心绞痛、痢疾、风湿热、癫痫、麻风	放血术、冷却剂、灌肠药	多血质
黑胆汁	melanchole	脾胃	湿	秋	水肿、肝炎、伤寒、疟疾、溃疡	驴奶、热水浴、烧灼剂、催吐剂	忧郁质
黄胆汁	chole	肝	干	夏	霍乱、黄疸、口腔溃疡、胃病	放血、灌肠、冷却剂、止痛剂	胆汁质

四、医学规范与医学伦理

从《荷马史诗》时代起,希腊医师就是受人尊重的行业,被认为是技艺高超的艺人。《希波克拉底文集》有专门的篇章阐述医师的职业规范和医学伦理,如《箴言论》《法则论》《礼仪论》《医师论》和《格言医论》,其中最具代表并影响至今的《希波克拉底誓词》(图2-12)。

《希波克拉底誓词》

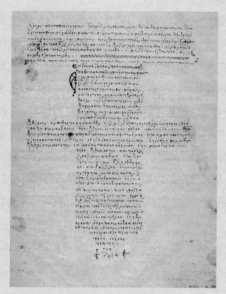

图 2-12 《希波克拉底誓词》

敬禀医神阿波罗、阿斯克勒庇俄斯、海吉雅、帕那刻亚，及天地诸神圣鉴之，鄙人敬谨宣誓：

余愿尽己之能力与判断力之所及，矢守此约。凡授余艺者：余敬如父母，为终身同甘共苦之侣；倘有急需余必接济。视彼儿女，犹余手足，如欲受业，余无偿、无条件传授之。凡余之所知，无论口授、书传具传之吾子、吾师之子、及立誓守此约之生徒，此外不传他人。余愿尽己之能力与判断力之所及，恪守为病家谋福之信条，并避免一切堕落害人之败行，余必不以毒物药品与他人，并不作此项之指导，虽人请求亦必不与之，尤不为妇人施堕胎之术。余愿以此纯洁神圣之心，终身执行余之职务。至于外科手术，另待高明，余不施之，遇结石患者亦然，惟使专匠为之。无论何适何遇，逢男或女，民人奴隶，余之唯一目的，为病家谋福，并检点吾身，不为种种堕落害人之败行，尤不为诱奸之事。凡余所见所闻，不论有无业务之牵连，余以为不应泄漏者，愿守口如瓶。倘余严守上述之誓词，愿神仅仅使余生之生命及医术，得无上光荣；苟违此誓，天地鬼神共殛之！

1948 年，世界医学会在《希波克拉底誓词》的基础上，制定了《日内瓦宣言》，作为医师的道德规范，为全世界医师所共同遵守。

此外，《希波克拉底文集》对医师的道德规范和行为准则制定详细的原则，医师要喜爱沉思、有内省精神；要严肃、大方、谦虚、含蓄、深思熟虑、判断准确、举止安详、积极进取、廉洁忠贞、语方庄重、摒除迷信、善于谋生、业务兴隆；反对放纵、粗俗、贪婪、色情、劫掠和无耻。《箴言论》规定医师的衣着要简洁，服饰不能华丽，避免引起病人的厌恶。

五、后希波克拉底时代医学：亚里士多德

希波克拉底学派的遗嘱执行人是希波克拉底的两个儿子塞萨鲁斯（Thessalus）和德拉科（Draco），他们使希波克拉底学派发扬光大，直到亚历山大时期，希腊文化在马其顿与古代东方文化有所交接，亚历山大的图书馆汇集了希波克拉底的著作，展开专心的研究，形成经验主义与教条主义的两种学派。亚历山大学者以热忱的态度展开解剖学、生理学和实验病理学研究，并弥补希氏学派中缺乏的此方面知识。

后希波克拉底时期的代表人物是亚里士多德（Aristotélēs，公元前384—公元前322），亚里士多德是古希腊的哲学家、政治家、亚历山大大帝的老师和御医，但他更是一位自然科学家，阐述他自然科学思想的《形而上学》一书中涉及医学思想和知识。西方医学史家认为他"在医学史上无疑也是一位伟大的先驱者"。

亚里士多德在生物学与解剖学领域有着杰出的贡献。《动物志》是亚里士多德关于生物学的一部奠基性著作，也是古代第一部按学术体系广泛地记录生物学知识的书籍，对近代生物学的形成和发展影响很大，该书在科学史上占有很重要的地位。亚里士多德曾经花了12年时间游历了地中海沿岸和岛屿。他收集、观察、解剖并记录了水陆动物，从他著作中对生物器官的描述可以得知，亚里士多德曾做过尸体解剖。达尔文（C. R. Darwin）曾说："所有现代的生物学家都应当认为是亚里士多德的学生。"

亚里士多德的医学论述还涉及遗传学、精神病和预防医学，其中包括对公共卫生管理法、社会卫生和对社会弱势群体的关注。值得一提是亚里士多德关于"目的论"的论述，为世纪基督教经院哲学广泛引用，成为支撑基督教思想统治的重要武器。亚里士多德目的论的主要观点是认为人们将所有事情都视为必然，这是错误的认识，因为这样忽略了事情的目的、秩序和背后的最终原因。亚里士多德说："大自然中，生物的器官顺着功能而演变，功能不是顺着器官而来。"

第三节 | 古罗马医学

相传罗马城建于公元前754年，然后由一个小城邦逐渐发展成为一个大帝国。罗马帝国的政治制度历经王政、共和、独裁和帝制等多个时代。公元前27—公元476年史称西罗马帝国时代，在此期间，古代罗马的经济、文化、军事和城市建设达到空前繁荣，形成独特的罗马文化。西罗马帝国对世界文明最大的贡献在法律、公共建设、语言与宗教信仰领域，古罗马成为历代政治家和学者效法与研究的对象。

西罗马帝国时期医学发展的一个特点，就是国内名医大多来自希腊本土，被记入史册的罗马医师都是希腊人，是希腊医学的余晖照耀着古罗马的医学世界。

一、古罗马的医学概述

古罗马医师在学习、借鉴、利用和继承希腊医学体系的基础上，发展了自己的医学体系和医学文化。罗马的城市公共卫生建设与卫生管理策略在古典医学史上独树一帜。

（一）古罗马的医师

古罗马医学始于神话，也有类似希腊神话中的医神，比如阿波罗为健康之神。早期罗马医师的地位低下，与奴隶相差无几。医师医术乏善可陈，甚至有人认为，罗马是没有医师的社会。当时"白菜"是罗马人最重要的药物。只有靠近希腊的罗马南部城市受到希腊医学影响，希腊医师到这些地区行医，但希腊医师未涉足罗马城内。公元前46年，恺撒大帝授予希腊医师公民权，逐渐有希腊医师来罗马行医，医术高明的希腊医师赢得了罗马人的尊重，从而改变了医师的地位，奥古斯都（G. O. Augustus，公元前63—公元14）皇帝甚至将其私人医师封为贵族。确切地说，古代罗马的名医都是希腊医师。

罗马城内第一个有声望的希腊医师是阿斯克莱庇亚德（Asclepiades，公元前128—公元前56），他几乎与希腊医神同名。但他不赞同希波克拉底的"自然治愈力"的疗法，主张医师采取安全、迅速和愉快的方式治疗病人，他建议通过音乐治疗，医师要以温和的态度对待精神病患者。

鲁弗斯（Rufus，公元1世纪）是另一位有历史记录的希腊名医。他在希腊学习解剖学和医学，在罗马行医。他是希波克拉底学派的追随者，相信四体液说，但在治疗时又反对用此方法，并对希波克拉底的教学方法提出批评。他一生留下诸多医学著作，著有《论身体各部位名称》（*On the Names of the Parts of the Human Body*）。它记述了眼睛的视束交叉、球结膜与晶状体的形状与位置，描述了喉、食管、胸腺、小肠和结肠等。鲁弗斯的《论肾与膀胱疾病》（*On Diseases of the Bladder and Kidneys*）记述了肾的炎症、化脓、肾结石和膀胱结石。《病史》（*Case Histories*）强调了病史的重要性，认为疾病与家庭遗传史、生活习惯、居住条件、气候和水质有关。《医学问题》（*Medical Questions*）讨论医师与患者交流时该详细询问的问题。此外，他还著有《论黄疸》（*On Jaundice*）、《论痛风》（*On Gout*）等医学著作。

索兰纳斯（Soranus），希腊医师，2世纪上半期在罗马行医，著有多部医学著作，现仅存几部希腊文作品，包括四卷本《论妇女病》。

罗马的医师可分为不同类型，有专科、外科医师、眼科医师、军医、药剂师、按摩医师和护理医师。此外，医师还分城市医师和在乡村间行走问诊的流动医师。当然，在那个时代，还存在大量的江湖医师和骗子医师。

（二）诊所、医院与城市卫生

通常，古罗马人在家里接受治疗，医师去病人家出诊，医师会随身携带匣子、药箱和记事簿。医师也在自己的家里开设诊所和医护所，名医家的诊所有时会收留病人，住在家里治疗。罗马医师也会采取联合问诊的形式,当病人病情严重,或医师无法判断时,就会请多名有名望的医师共同会诊。古罗马医师还会用通信形式给那些无法来诊所求治的病人提供特殊治疗,比如名医盖仑,他的病人遍布罗马帝国和欧洲其他国家,如西班牙和高卢(法国),甚至远至小亚细亚,有些病人感染了疾病,无法来到罗马,他便通过书信方式给病人治疗,堪称古代的远程治疗。

建在医师家里的诊疗所,原先是简陋的小铺,之后出现由国家或富商捐建的大铺子,里面配备了医师所需的一切用品与设备,设有候诊室、诊断室和药房。公元350年,基督教领袖在罗马帝国境内创办专为平民治疗的医院。

军队医院是罗马时期最具特色的一种医疗服务。罗马帝国是一个军事强国,连年对外征战,扩大领地,扩张时期的许多要塞都设有军队医院,故又称为要塞医院。医院往往安置在要塞最安静的地方,阳光充足。医院设计成一排排的方形房间与走廊连通,与现代医院的布局相同。医院内有良好的排水设施,庭院里种植着药用植物供医院使用。公元220年前后,军事政策由要塞向野战部队转向,要塞医院的使命随之结束。

罗马人注重城市公共卫生设施,规划城市的上下水管,罗马城内的饮水源通过9条输水管从郊外输入。城内还建有古代世界最大的下水道,将污水排至小丘沼泽,以保持城市清洁。罗马城内每所住宅内都有输水和排水系统,屋内还有盥洗室。此外,宫廷设有浴室,城里也有公共浴场。罗马帝国在《十二铜表法》中规定禁止在城里埋葬尸体,以保护水源,防止传染病流行。这一系列卫生措施和卫生设施有助于保持罗马城的清洁。罗马城市卫生建设亦成为医学史上城市公共卫生的开端。

《十二铜表法》

在公元前450年左右罗马制定的法律,因为刻在12块铜牌(也有说是着色的木牌)上,故而得名。《十二铜表法》被认为是现今"成文法"的始祖,也是欧陆法系中的"罗马法"的源头之一(图2-13)。

第十表:

一、不得在市区内埋葬或焚化尸体。

二、对丧事不宜过分铺张……火葬用的木柴,不得用斧削光。

三、埋葬或火化时,死者的丧衣以三件为限,紫色的以一件为限,奏乐的人以十名为限。

四、出丧时,妇女不得抓面毁容,也不得无节制地嚎哭。

五、不得收集死者的骸骨为之举行葬礼,但死于战场或异邦的,不在此限。

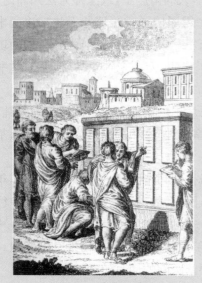

六、禁止：对奴隶的尸体用香料防腐；举行丧事宴会、奢侈地洒圣水、长行列的花环、用香炉焚香。

七、如果死者本人或其奴隶和马，因受奖而获得的花环，则在丧礼期间，准死者或其亲属佩戴。

八、不得为一人举行两次丧礼，亦不得为他备置两副棺木。

九、死者不得有金饰随葬，但如牙齿是用金镶的，准其随同火化或埋葬。

十、非经所有人同意，不得在离其房屋60尺以内进行火葬或挖造坟墓。

十一、墓地及坟墓周围的余地，不适用取得时效的规定。

图2-13 《十二铜表法》

来源：https://en.wikipedia.org/wiki/Twelve_Tables#/media/File：Twelve_Tables_Engraving.jpg/2018/10/05

（三）罗马医学文献：开创拉丁文的医学书写格式

罗马时期的医学家因学术方法和医学主张的不同，分成多个学派，有百科全书派、方法派、灵气学派和折衷派等，这些学派共存使罗马医学呈现多元发展的图景，造成罗马医学的繁荣兴盛。

如今，唯一留存在世的古罗马医学文献，是罗马百科全书学家凯尔苏斯（A. Celsus，公元前25—公元50）所著的《医学论》(De Medicina)。他编写了世界上最古老的大型百科全书，其内容包括医学、农业、法律、修辞和军事艺术。除医学文献外，其余均已散佚。所谓百科全书式写作就是将前人和同时代的医学知识汇集起来，凯尔苏斯以拉丁文重编希腊医学知识中的精华部分。《医学论》涉及饮食、药物、外科等与医学相关内容，是了解古代罗马时代的医学知识水准的最佳原始资料。全书共计8卷：医学史、普通病理学、特殊疾病、身体部分、药物学（2卷）、外科学和矫形术。凯尔苏斯信奉希波克拉底学说，但他主张施行解剖："我认为医术应当合理……打开死人的尸体对学习的人来讲是必须的。"从他的著作推断，他曾有机会参加过尸检，他对头颅的结构做了正确的描述。在病理学方面，他全然遵循希波克拉底的理论。在治疗上，他主张顺应自然，在具体治疗上他制定诸多治疗细则，比如放血术和使用泻下剂。他一生做过诸多的外科手术，许多他描述的治疗原则在19世纪欧洲医学界依然在使用。他在书中记载诊断与治疗皮肤病的方法,有些皮肤病的名称还是以他的名字命名的。

因为罗马医师多来自希腊,罗马文化又深受希腊文化的浸润,所以在凯尔苏斯之前,罗马医书都是用希腊文撰写,自凯尔苏斯《医学论》起,罗马医学开始用拉丁文撰写,自此之后拉丁文成为医学的专业用语。这一书写格式使大部分欧洲人都能阅读医学文献。直至1476年,凯尔苏斯《医学论》还在被翻印。凯尔苏斯代表罗马时代临床医学最高的成就。

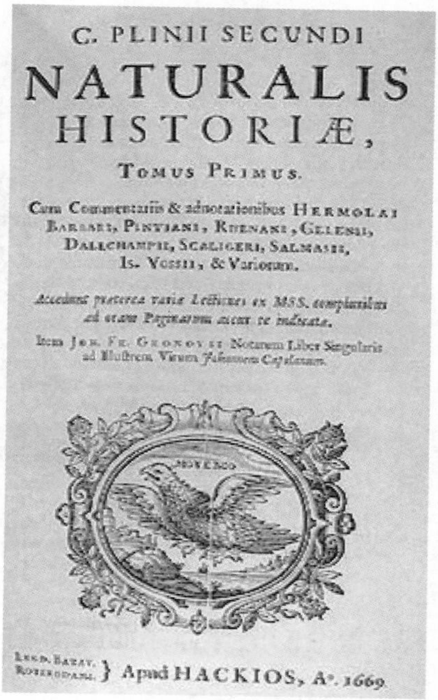

罗马时代还有位值得一提的学者是老普林尼(G. Pliny,23—79),著名的博物学家。他著有《自然史》(*Natural History*)一书(图2-14),该书汇集了古代希腊与罗马的博物学知识,为后人研究西方古典医学和药物学的历史提供了丰富的史料。

图2-14 老普林尼的《自然史》

(四) 古罗马药物学

古代希腊医学注重饮食疗法,遵循自然力治病原则,对自然界植物的药用价值很早便有认识。《希波克拉底文集》中收集了数百种药物,包括藜粟、天仙子、曼陀罗花和鼠李皮等。亚历山大亚时期(公元前3世纪)的亚历山大城内就有原始的药房,希腊字 Rantopoli 就指专门制备药物的地方。希腊文 Rhizotomoi 是指"切根人","Pharmakotribae"意为研磨草药的人,现代药剂师(pharmacist)便由此衍生出来。古代希腊与罗马对毒药和解毒药的研究风行一时。迪奥斯科里德斯(P. Dioscorides,40—90)是希腊医师、博物学家,受雇于罗马军队,是当时著名的药物学家。著有五卷本的《药物学》(*De Materia Medica*),全书共5册,分别是香料(Ⅰ),动物与本草(Ⅱ),根、种子和草本(Ⅲ),根和草本续(Ⅳ),酒、矿物(Ⅴ)。《药物学》正确描述了600余种药物,有醋酸铅、氢氧化钙和氧化铜等矿物药,还记载了乌头、姜、藜芦的治疗作用;他推荐用鸦片治疗慢性咳嗽,用曼陀罗药酒治疗失眠和剧痛,亦可用于手术麻醉。他的药物学著作被译成多种文字(图2-15),对西方医学界的影响超过1500年,阿拉伯药物和欧洲都受此书的影响。他被誉为西方古代药物学的先驱。

(五) 饮食卫生与健康

注重饮食卫生与健康的关系,是罗马医师最常用的治疗方法。此观念依然来自希波克拉底体系。凯尔苏斯是希氏学派的忠实的执行者,他推荐轻微运动、旅行、乡居、节制性交和节饮、禁剧烈运动、避免饮食和生活方式的突然改变、注意气候骤冷骤热的变化。

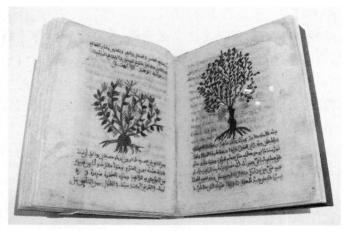

图 2-15　阿拉伯文《药物学》

二、盖仑的医学体系及其影响

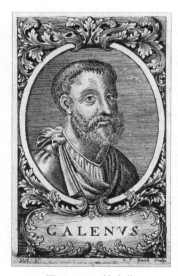

图 2-16　盖仑像

在西方医学史上,罗马医师盖仑(图 2-16)是希波克拉底之后最伟大的医师,也是古典医学最高成就的代表,他建立的医学体系影响西方医学发展近 1 500 年。

盖仑出生在有阿斯克勒庇俄斯神庙的希腊化城市——珀加孟。其父是讲希腊语的建筑师,属当时的社会精英。受父亲的影响,盖仑从 15 岁时开始学习哲学,17 岁学医,追随罗马各学派医师学医,学习解剖术、外科学、放血疗法、临床医学和药理学。理论上,盖仑曾学习罗马当时流行的一种学派——灵气学。盖仑父亲教导他,不要盲相信权威,不要拘泥于一种方法、一个学派,不要站队,而要从不同的派别和方法获取知识,通过研究,形成自己的判断,"值得热爱的应该仅仅是真理本身。"但盖仑一生却是一个极其自负、独断专行的医师。

盖仑的学术思想体现在以下几个方面。

(一) 真正的医师必须是哲学家

盖仑早年写过"最好的医生也是一位哲学家"。他认为医师必须了解哲学的所有分支:逻辑学、物理学和伦理学。他相信要成为一名好医师,必须学习哲学、修辞学和数学,其中哲学最重要。盖仑认为医学与哲学关系密切,不仅使用相同的方法,还有相类似的追求。哲学家和医师之间从来不是彼此孤立的,两者可以相互融汇,共同服务于对世界的认识和伦理政治生活。

（二）重视解剖学的医学思想

希腊医学对盖仑影响最大的是希波克拉底学和解剖学。盖仑信奉希波克拉底的"四体液学说"，但与希波克拉底学派不同之处在于他重视解剖学，并通过解剖动物以了解人体知识。157 年，28 岁的盖仑结束学业后，回到家乡成为一名角斗士医师，在治疗受伤的角斗士过程中，盖仑有机会观察到人体与动物暴露在外的骨头和肌腱，增长了他对人体的认识。当时希腊与罗马社会不允许进行人体解剖，但可以进行动物的活解剖。盖仑常常通过公共解剖开展大众教育。他认为一方面可以通过解剖观察动物的身体，以了解人体身体知识，另一方面解剖实验也是满足论证的需求。盖仑认为解剖实验对于认识事物本质有很大帮助，他曾公开演示过猪和羊羔，演示身体中哪一部分和神经是控制发声的实验。解释了脑运动神经与感觉神经的不同，他辨认出了 12 对脑神经中的 7 对；他讨论了肌肉的概念，分析了主缩肌与对抗肌的不同；他对血液活动有自己独特的解释，他认为是两心室间存在看不见的细孔导致血液运动。盖仑一生解剖过各种各样的动物，在动物解剖的基础上编著一部人体解剖学著作《论解剖规程》。

（三）身体知识与"灵气说"

医师研究人的身体，哲学家关注人的灵魂，盖仑对身体和灵魂都非常重视。在《论身体各部分的功能》一书中，盖仑对手、足、脑等各部位的功能的考察，都是在将其视作为灵魂的器官或工具的框架下展开的。无论是在他的生理学或病理学著作中，盖仑所进行的讨论都涉及身体和灵魂两个方面。只是强调解剖学的盖仑医师，对灵魂的阐释与分析，除了哲学的思辨，还有采用解剖学的方法。比如他通过解剖论证灵魂是在"脑"还是在"心脏"这一既属于哲学又是医学的问题时，他的观点是所有神经起源于脑与骨髓，骨髓的起源也在脑，所有动脉的起源在心，静脉的起源在肝。因而他得出的结论是神经有灵魂力、动脉有脉动力、静脉有生长力，这便是盖仑的关于灵魂 3 种能力的"灵气观"。

与亚里士多德一样，盖仑还持有"目的论"观点。他认为身体只不过是灵魂的工具，是"神的完美工作"。他相信"大自然不制造无用之物"，人体的任何构造都有其特殊功能，这也是这些构造存在的理由。

盖仑将疾病植根于解剖的概念引介给知识界，是要求对身体精细构造有充分的认识，以此作为认识疾病的基础。他将疾病分为两类：①简单或初级疾病；②器官司性疾病。盖仑信奉并继承了希波克拉底的四体液学术思想，并将之发扬光大。希波克拉底之所以伟大在于他将医学从哲学中分离出来，使医学成为一门独立的学科，但盖仑却回归到医学与哲学相结合的希腊传统，并将柏拉图（Plato，公元前 427—公元前 347）和亚里士多德的"灵魂"观点注入其医学思想。掺杂了强烈的宗教思想的盖仑学术体系正与刚刚兴起的基督教理念相符合，而为基督教经院哲学所采纳。

（四）盖仑的遗产

盖仑是罗马名医，他有自己的诊疗室和药房，采用植物炼制药丸，史称"盖仑制剂"。他曾担任过皇帝御医，做解剖实验、公开演讲、辩论、讲课，不倦地写作，他的一生可能撰写 600 篇论著,但只有不到 1/3 的内容留存下来。葡萄牙里斯本的库亨(K. G. Kühn,1754—1840)在 1821—1831 年间收集整理了盖仑论著,共计 122 篇,以希腊文和拉丁文为主。他编辑出版了 22 卷《盖仑文集》。1972 年,法国医学图书编目在此基础上重编《盖仑文集》,分为论著介绍、生理学与解剖学、卫生学、病因学、症状学、药物学、临床外科器械、治疗学等部分。内容包括:《论理想的医师》《论希波克拉底的元质》《论静脉与动脉之解剖》《论病的位置》《论解剖标本》《论人各体部位之功用》等。

　　盖仑的医学思想不仅影响了他生活的罗马时代,对后世的智识影响可以媲美柏拉图和亚里士多德。他的医学著作经阿拉伯和叙利亚学者们的翻译与阐释而被保留传承下来,构成了阿拉伯传统医学的基础之一,这一特征被穆斯林传统医学保留至今。同时,他的医学作品也被译成拉丁文,进入中世纪意大利和西班牙的医学院,成为学生学习的教科书,他的学术体系奠定了中世纪医学理论的基础。因而,自公元初至公元 15 世纪,无论是在伊斯兰教统治的阿拉伯语世界,还是在基督教教会统辖的拉丁语学术圈内,盖仑的医学体系和哲学思想都是医学界的最高权威。欧洲文艺复兴时期,医学革命首先在解剖学领域获得突破,盖仑的解剖著作成为当时医师学习与批判的对象,为人类医学和身体知识的进步作出贡献。

小|结

　　古代文明时期两河流域、埃及、印度和希腊产生和发展的医学知识,奠定了世界医学的古典知识体系。古代各文明圈有着各自独特的医学观,它们展现了古代不同的身体观、疾病观和基本的卫生观念,表现了在不同文化和宗教影响下的"生命观"和"死亡观",反映了人类对生命、疾病和死亡认识的多元性。人类医学就在各民族交流互通的基础下发展进步,保障了人类社会的健康,希腊和罗马所建立的医学体系在古代时期达到人类医学的巅峰,影响世界医学发展将近 2 000 年的历史。

　　古典时代的医学包括中国的医学知识体系,此部分内容在下章专论。

思|考|题

　　1. 比较古代东方医学与西方医学体系的异同。

　　2.《希波克拉底誓言》还有现实意义吗?

　　3. 如何理解古代社会不同医学体系的身体观和疾病观?

参考文献

[1] 陈明. 印度佛教医学概说[J]. 宗教学研究,2000,(1):36 - 43,69.

［2］汉尼希,朱威烈.人类早期文明的"木乃伊"——古埃及文化求实[M].杭州：浙江人民出版社,1986:296.

［3］卡斯蒂廖尼.医学史[M].程之范译.桂林：广西师范大学出版社,2003:138,162.

［4］廖育群.阿输吠陀——印度的传统医学[M].沈阳：辽宁教育出版社,2002.

［5］罗伊·波特.剑桥医学史[M].张大庆等,译.长春:吉林人民出版社,2000.

［6］莫冠婷.破译古埃及"冥界旅游指南"[N].广州日报,2010.

［7］希波克拉底.希波克拉底文集[M].赵洪钧,译.合肥：安徽科学技术出版社,1990.

［8］雅克·安德烈.古罗马的医生[M].杨洁等,译.桂林：广西师范大学出版社,2006.

［9］亚里士多德.行而上学[M].吴寿彭译.北京：商务印书馆,1959.

[10] Garrison F H, Blocker T M. An introduction to the history of medicine [M]. Philadelphia and London：W. B. Saunders Company, 1913:93.

[11] Robert J B. The agricultural revolution [J]. Sci Am, 1960,203(3)：130 - 148.

[12] Sanskrit. An English translation of Sushruta Samhita [M]. Calcutta：Kaviraj Kunja Lal Bhishagratna, 1907.

第三章　中国古典医学体系

　　将中国医学历史的进程放在全球史的背景中考察与讲述，这是必须的，也是必然的趋势。因为中国古代文明从来就不曾脱离整个世界之外独立发展，无论是考古学发现还是人类基因研究，都显示出原始东西方之间存在着人群流动与交往，及至东西方文明初步形成之后，古希腊文献中又明确有着关于中国的名称和地理知识，而中国与罗马帝国之间的交往更是载入中国的史册，东西方的医药文化交流一直绵延至今。中国与世界的联结，随着出土文物和人类学研究的新进展，逐渐梳理东西方人群交往中的蛛丝马迹，将那段流动而鲜活的历史展现在人们眼前。以全球史研究方法来研究中国古典文明的发展，是为了改变将国别史看作众多彼此离散、自给自足的空间的历史研究导向。让学生由中国史与世界史各自单向发展的狭隘视野中解放出来，通过中国看世界，继而从多元发展的世界文明史的角度理解中国医学，将中国与世界放置在地球这个同一空间的维度下，以此考察传统中国医学文明对世界医学发展的贡献，分析中国医学发展的历史进程中其他医学对中国医学发展的影响。目的是既为了摒除医学历史研究中的"欧洲中心论"，也为了警惕中国医学历史中的"方法论民族主义"，能够真正以科学的世界观看待医药文化的进步对人类生活和世界文明的影响。

　　当然，人类历史的发展并不是在同一条轴线上展开的，但是"至少我们相信中国的上古思想世界并不是世界其他地区早期思想的复制品，它有它自己的起源、自己的背景、自己的知识与技术"。因此，我们要用在中国的考古发现的资料和传统文献来构建中国古代医药世界的图景。

　　最早记录中国医药知识的文献是商代的甲骨文，其中包含了病名、疗法等医学相关信息和活动。公元前475年，中国进入了秦、齐、楚、燕、赵、魏、韩七国争雄的战国时期。在思想领域，战国时期产生了儒家、道家、墨家、法家、阴阳家等流派，形成了"百家争鸣"的局面，奠定了中国文化的基础。先秦及汉代文化给中医学以深刻的影响，尤其是哲学观念和思想方法。中医学正是在中国传统文化背景的基础上发展起来的，同时它又进一步丰富和发展了早期哲学的内涵和认识论，如"阴阳""五行""气"等。至迟于南北朝之前，中国古典医学体系已经成形，中医药成为一门专门学问。在此期间，有多部医学著作问世。随着医家经验的积累及对传统医籍反复注释整理，中国医学框架的几部经典在此阶段成型,包括战国至东汉的《黄帝内经》《难经》,标志着中医学理论体系的初步形成;《神农本草经》的成书,标志着中药学理论体系的初步形成;《伤寒杂病论》的问世,初步确立了中医辨证论治原则;魏晋时期,中医药理论得到了较系统的整理。王叔和撰写《脉经》并整理编次了《伤寒论》;皇甫谧编著《针灸甲乙经》,成为针灸著作中的经典。该时期出现了一批重要方书和药物学著作,如:葛洪《肘后救卒方》、吴普《吴普本草》、陶弘景《本草经集注》等。

第一节 中国上古时期的医学知识与活动

根据考古发掘的文物推断,人类最初的疾病主要有龋齿、牙周病等口腔疾病,以及动物咬伤、击伤、刺伤、骨折等创伤疾病。食物中毒、肠胃病、皮肤病等普遍存在,难产及新生儿夭折也十分常见。

一、中国远古时代的生活与保健活动

(一)火的使用:燧人氏

远古时代的生活,正如《黄帝内经》所述:"往古人居禽兽之间,动作以避寒,阴居以避暑。"《礼记·礼运》所述:"昔者先王,未有宫室,冬则居营窟,夏则橧巢,未有火化,食草木之实,鸟兽之肉,饮其血,茹其毛,未有羽皮。"火的使用,彻底改变了原始人茹毛饮血的生食习惯。烧煮食物可以对食物起到一定的杀虫、消毒、杀菌作用,进而减少、防止许多肠道传染病、消化道疾病、寄生虫病的发生。同时,熟食能加快消化过程,食物所含优质动物蛋白质更容易被人体吸收,从而为人的生理活动提供更多营养,促进人体发育、增进智力发展,进而加速人类进化,使人类最终摆脱猿类特征,古称之"燧人氏"。

火的使用,使人类对尸体的处理有了更好的方法。火葬能够彻底消除尸体腐败、疾病传播等不良影响。考古工作者在甘肃临洮的新石器时代遗址中发现,当时的人已经采用火葬,并把骨灰收藏在陶罐里。

此外,火的使用,也为热熨、灸法、汤药等治疗方法的产生提供了重要条件。

(二)居所与衣着

1. 居所:有巢氏　构木为巢,栖身于树上,即传说中的"有巢氏"时代。《庄子·盗跖》载:"古者禽兽多而人民少,于是民皆巢居以避之,昼拾橡栗,暮栖木上,故命之曰有巢氏之民。"《韩非子·五蠹》载:"上古之世,人民少而禽兽众,人民不胜禽兽虫蛇。有圣人作,构木为巢,以避群害。"

天然山洞是人类早期的住所之一。北京周口店的山顶洞、河南安阳的小南海洞穴、广西柳江的通天岩洞等,都是原始人穴居的遗址。原始人已能依据气候变化,有选择地

采用"穴居"或"巢居"。天然住所的利用,在一定程度上使原始人少遭或免遭野兽侵袭,但是干燥和潮湿等因素仍严重影响着他们的健康。

距今5万至4万年前,由于生产力的提高,人们开始建造半地穴式的土窑、地窑,后来经过不断地改进,逐渐形成了地面式屋舍。《周易·系辞》载:"上古穴居而野处,后世圣人易之以宫室,上栋下宇,以待风雨。"随着农业生产的发展,人们开始过上定居生活,逐渐掌握根据不同的地理环境、修建不同类型的居室。中国北方多采用土木结构的穴居、半穴居建筑形式,这些建筑对取暖、防潮、透光、通风、烧煮、储藏食物、饲养家畜均有所考虑。南方多建有干栏式建筑,以适应南方地势低洼、气候炎热、降雨频繁、蛇虫较多的地理特点。

2. 衣着　原始人最初赤身裸体,后来用兽皮或树皮覆盖在身上,渐渐地又学会将编制的羽毛、树叶、茅草披在身上以御寒避暑。《礼记·礼运》载:"昔者先王……未有麻丝,衣其羽皮。"

考古发现,在山顶洞人遗址中有带孔骨针、骨锥;在河姆渡遗址中发现有原始纺织用具;在西安半坡遗址发掘出印有布纹的陶片和陶钵;吴县草鞋山下有麻布残片出土。从赤身裸体到穿上纺织而成的衣物,衣着条件的改善,使原始人既可以抵御寒暑,又可以防止蛇虫咬伤,从而增强了对环境的适应能力,减少了疾病的发生。这是人类保健史上的重要进步。

3. 舞蹈与导引　"舞"字在甲骨文上像人两手拽牛尾或茅草而舞。原始时期的舞蹈者是巫,他们模仿飞禽走兽的不同姿态,装扮成各种鸟兽的形象,模拟动物的各种动作。原始舞蹈是为了祈求,"其目的在于同某'看不见的,不知住在什么地方'的有关神灵交通,以博得它们的好感,保证自己行动成功。"《尚书·益稷》载"鸟兽跄跄""凤凰来仪";《尚书·舜典》载"百兽率舞"。相传在尧舜时代,人们已知舞蹈的健身作用。《吕氏春秋·古乐篇》载:"昔陶唐之始,阴多滞伏而湛积,水道壅塞,不行其原,民气郁阏而滞着,筋骨瑟所不达,故作为舞以导之。"

在舞蹈基础上发展起来的导引疗法,是指将呼吸运动和躯体运动相结合的一种养生体育方法。现代学者研究认为,至少在殷商时期就已有导引、吐纳之术。马王堆出土的《行气玉佩铭》中记载了具体的导引养生方法:"行气,深则蓄,蓄者则神……顺则生,逆则死。"所谓"导引",就是一种精化气、气藏神、神养气的功夫。"导引"是指"导气会和""引体会柔",是呼吸运动和躯体运动相结合的一种疗法。春秋战国时期,以呼吸运动为主的"导引"方法已相当普遍,《黄帝内经》曰:"导引按跷者,亦从中央出也。"后世医家为了延年益寿研究和总结出多种流派的导引方法,构成中医学术的重要内容之一。

4. 外治法:伏羲氏尝百药而制九针

(1) 砭石:砭石是中国最早的原始医疗工具。东汉许慎《说文解字》卷九载:"砭,以石刺病也。"原始人常会受到创伤,有时创口会感染化脓,也会出现头部或关节疼痛。当剧痛难忍时,用锋利尖锐的石片来切割脓疱或浅刺身体的某些部位,可以减轻或消除病痛。

一般认为,用砭石治病起源于新石器时代,当时人们已经掌握了打制、磨制技术,能够制造较为精细的石器。砭石的种类很多。用于熨法的砭石形状多为球形、扁圆形,用于按摩的砭石形状为卵圆形或扁圆形,用于穿刺或切割的砭石形状为刀形、剑形、针形、锥形、镰形等。

(2)针灸:传说针灸起源于三皇五帝时期,伏羲发明了针灸。晋皇甫谧《帝王世纪》载:"伏羲氏仰观象于天,俯观法于地……乃尝味百药而制九针,以拯夭狂焉。"人类最先发明了石针,然后是骨针和竹针;当有能力烧制陶器时,又发明陶针;随着冶金技术的出现,又创制出了铜针、金针、银针,丰富了针的种类,扩大了针刺治疗的范围。

灸法是中医学最古老的疗法之一。灸,《说文解字》中释为"灼也",即以火长时间烧灼之意。先民在用火过程中,可能偶尔不慎被灼伤,结果却使身体另一部分的病痛得到意外减轻或痊愈。多次的重复体验,人类便主动以烧灼之法来治疗一些病痛,逐渐形成灸法。

(3)按摩:原始人在生产劳动或与野兽搏斗中,遭受外伤身体出现疼痛和肿胀时,往往会本能地用手按抚受伤部位。这些动作虽然简单,却可起到散瘀消肿、减轻疼痛的作用。人类长期反复应用抚、摸、按、揉等手法,逐渐形成了原始的按摩技术。从商代殷墟出土甲骨卜辞中可知,早在公元前14世纪,就有"按摩"的文字记载。

5.　动植药物(神农尝百草之滋味)　中国传统习俗中一直存在着"药食同源"的思想,这正是原始思维中古人药物与食物不分,从自然原始的生活和生产实践获取植物的药性,尝试积累、增长医药知识的反映。

随着农牧业生产方式的出现,人们得以安居某地、种植农产品、豢养动物,过着人畜合居、相对稳定的生活。如此,人们对周围地区的植物和动物就有了更多的了解,所识植物药和动物药也相对多了。如:认识到植物的催吐或促泻乃至致命的毒性,了解到动物内脏的营养和药性。在河姆渡村遗址考古中发现众多动物遗骸和植物标本;在商代考古遗址中发现植物种子,其中有桃仁。学者认为,桃仁在当时食用的可能性很小,医用的可能性大。《淮南子·修务训》中记载到"古者民茹草饮水,采树木之实,食蠃蠬之肉,时多疾病毒伤之害。于是神农乃始教民播种五谷,相土地宜,燥湿肥墝高下,尝百草之滋味,水泉之甘苦,令民知所辟就。当此之时,一日而遇七十毒。"到宋代刘恕的《通鉴外纪》中另有说法:"民有疾病,未知药石,炎帝始味草木之滋,尝一日而遇七十毒,神而化之,遂作方书,以疗民疾,而医道立矣。"传统文献中,究竟是神农还是炎帝发明了药物,众说纷纭,但上古神话最终演化"神农尝百草"和"一日遇七十毒"的传说。

二、甲骨文上的医学知识

甲骨早期被当作药材买卖。据1937年出版的《甲骨年表》记载甲骨"售法有零有整,零售粉骨为细面,名曰'刀尖药',可以医治创伤,每年赶'春会'出售。整批则售于药材店,每斤价制钱六文。有字者,多被刮去。"

1899 年,有文字的甲骨惊现于世,引起 20 世纪学术界的"大地震"。1928 年,在河南安阳殷墟开始历时 80 年的科学发掘。一个世纪以来,殷墟出土甲骨约达 15 万片。研究表明,甲骨文是目前所知中国最早的成系统的文字,它和埃及的象形文字、古巴比伦的楔形文字和印第安人的玛雅文字并称为世界四大古文字。河南安阳甲骨档案又与居延汉简、敦煌莫高窟藏经卷档案、北京故宫内阁大库档案合称中国近代学术四大发现。

因记载的事件多与占卜有关,故甲骨文又称卜辞,是殷商时期王室用于占卜记事而刻在龟甲和兽骨上的文字。其涉及内容十分广泛,真实反映了殷商社会文化各方面的状况。在目前出土的 10 多万片甲骨中,与疾病相关的约 323 片、415 辞,这是研究殷商时期医药卫生的重要佐证。

(一) 对人体部位的认识

据现代对甲骨文的研究得知,殷商时期对人体部位已经有了基本的认识、定位和命名,其命名大部分沿用至今。对人体部位一般按体表部位特征认识,采用单字命名,符合语言文字的发展规律。如:人体的头面部有首、面、耳、目、口、鼻、眉、舌、齿等;四肢有手、肘、肱、臂、足、胫、膝、趾等;身躯有身、项、颈、脊、腹、臀等。甲骨文中人体内脏器官的命名很少,在已经能够识别的甲骨文字中只有一个象形字"心"(♡)。字形简单,但表明时人已经观察到心脏的形状,也可能已经注意到心脏的重要作用。此外,还有骨( )、胫( )、肘( )等字,说明古人对骨髓腔和关节有一定认识;孕、子、娩、乳、毓等字,均与生育相关;发、髯、骨、尿、血等字,则是对人体生理现象和功能的观察结果。

(二) 对疾病的认识

1943 年,胡厚宣在《殷人疾病考》中论述了甲骨文所记之疾病种类,并释译了甲骨文中关于疾病的叙述。诸如"贞:疾耳,隹有害""子渔有疾""母王腹不安"等。据现代研究,甲骨卜辞不仅记载疾病名称,还记载治疗方法。目前已归纳出的病证有 40 余种,如:疾首、疾耳、疾目、疾口、疾鼻、疾舌、疾齿、疾项、疾手、疾肘、疾肱、疾臂、疾足、疾骨、疾胫、疾膝、疾趾等,涉及"今日之内、外、脑、眼、耳、鼻、喉、牙、泌尿、产妇、小儿、传染诸科"。其中耳鼻咽喉疾病较多,有耳鸣、耳疖等,也有反映声音嘶哑、言语受碍的咽喉疾病,如"疾言";按身体部位命名的疾病,如"腹疾";或以主要症状命名的下痢、失眠、疥、疟、蛊(腹中有寄生虫)、龋(牙齿被虫蛀)等。其中,"蛊"和"龋"字,不仅表现疾病的症状,还涉及对病因的描述。值得注意的是,根据疾病传播特征命名的,如"降疾""雨疾"(疾病像下雨一样传播)、"疾年"(多疾之年)等,是目前有关流行病和多发病的最早记录。

(三) 治疗方法

现代对甲骨文内容和字形结构等的研究发现,甲骨文已经比较形象地反映出当时人们所采用的一些治病方法。如:殷( )字,像手执针砭为人治疗腹疾;伊( )字,像手执针砭为人治疗背疾;爇（　）字,像用火灸为人治病;身（　）字,像手在腹部按摩以治疗疾病。又如,浴（　）字,像人在洗浴;沐（　）字,像人在洗头。沐浴,在当时也是治疗疾病的一种方法,《礼记·曲礼》有"头有创则沐,身有疡则浴"的记载。

此外,甲骨文中的"疛,用鱼"和"疟,秉枣"等,是关于药物治疗的记载。

（四）卫生习俗

甲骨文中有沐、浴、盥、洗等盥洗沐浴方面的记载,反映出距今 3 000 多年前的个人卫生状况。1953 年,河南安阳殷墟考古发掘出土的盘、盂、壶、勺、陶搓、头梳等全套盥洗用具,证实当时王室已十分重视洗澡沐浴。

甲骨文"牢"（　,牛棚）、"圂"（　,猪圈）等字,是早期人畜分处的佐证。人们重视自己居所的卫生条件还表现在"庚辰卜,大贞,来丁亥寇帚"（丁亥日要对居室清扫和除虫）等卜辞中。良好的卫生习惯和清洁的环境卫生,具有明显的防病意义。

三、非医著作中的医药世界

（一）《诗经》

《诗经》是中国现存最早的一部诗歌总集,收录西周初年到春秋中叶的诗歌 305 篇,生动反映了当时社会各阶层的物质生活和精神面貌,记录了多种动植物。《诗经》作者擅用动物植物比兴咏诗,孔子曾言读《诗经》能"多识于鸟兽草木之名"。

《诗经》所记载可入药的动植物和矿物多达 300 余种,其中草本、木本、水生等植物130 余种。颂吟《诗经》可以发现,当时人们已掌握了药用动植物的生长规律和周期,熟悉药用植物的生长地区和环境,能清晰地描绘植物的形态特征。如,说明采集的季节有"八月萑苇";说明产地的有"中谷有蓷"（蓷:益母草）、"陟彼南山,言采其蕨";体现服用效果的有"食其（茉苢,即车前草）实,宜子孙"。书中有诸多为后世本草著作所收录的植物药,如杞、蒿、女萝（菟丝子）、木瓜、藻、艾、椒、桃、枣、桑、柏、荷、李等 50 多种。动物药的记载有鲤鱼、鲂鱼、鲢鱼等,如"岂其食鱼,必河之鲤"。

《诗经》中还记录了如狂、劳、瘵、痒、噎等数十种病证的名称。

（二）《山海经》

《山海经》是中国先秦时期形成的一部古籍,主要记述了古代地理、物产、神话、巫术、宗教以及医药、民俗、民族等多方面的内容,富有神秘色彩。

1. 药物　一般认为,《山海经》记载有 126 种药物,其中动物药 67 种、植物药 52 种、矿物药 3 种,还有水类及不明药物 4 种。可以说《山海经》是在药物学专书产生之前载有较多药物的一部重要典籍。该书记载的药物,大多简述其产地、形状、特征、效用。如,《西山经》载:"有草焉,其叶如蕙,其本如桔梗,黑华而不实,名曰蓇蓉,食之使人无子。"该书记载的部分药物后世依然应用,如薰草、师鱼、丹砂、门冬、蘼芜、芍药、枸杞、蔓荆、桂、雄黄等;很大一部分的药物名称较为古老,后世未见记载。

《山海经》记载的药物多数是一药治一病,或一药治数病,或数药治一病。值得注意的是,《山海经》载有 60 多种防病药物,如"食之不蛊食之无疾疫""服之不狂""食之可以御疫""佩之无瘕疾""食之无肿疾""食之不疸""可以御百毒"等,突出反映了预防为主的思想。

2. 疾病　《山海经》记载了大量的疾病及其病证。如,外科病:如五官科的聋、睗、眜、眴目、涩和嗌痛;内科病:腹病、疟、疠、瘅、风病、厥、瘖、呕、疫疾、心痛;皮肤病:疥、疣、痕、痏、瘿、疽、疧、肿疾、白癣、腊、垫和皮张;精神病:愚、痟、狂、惑、卧、厌,以及七情方面的怒、妒、忧等。此外,还有跌打科的腑、肛肠科的痔疮等。

有关疾病及其病证的内容有异名同病、同名异病、以病立名、以症立名、以病机立名、特殊立名和古今同名异病等,反映了先秦时期对疾病症状、体征、病因等方面的认识及取得的成就。

3. 巫医　《山海经》中记载了许多巫,如《灵山十巫》载:"有灵山,巫咸、巫即、巫盼、巫彭、巫姑、巫真、巫礼、巫抵、巫谢、巫罗十巫,从此升降,百药爰在。"十巫中巫彭明确为医师,汉代许慎《说文·酉部》:"医者,治病工也……古者巫彭初作医。"

《山海经》中所述之巫咸与巫彭是中国医学早期巫医混合局面的体现,记录了巫师兼祭祀和医疗的双重职责。由后来学者对上古巫文化的研究可知,有名字记载的巫咸和巫彭身份在后期发生了变化,可以清晰地看到,原始社会中的巫师群体逐渐出现的两极分化:或继续为巫,如巫咸,或进化为医,乃至神医,如巫彭。正如人类学家弗雷泽(J. Frazer)在其著名的《金枝》中说道:"人类较高级的思想活动,就是我们所能见到的而言,大体上是由巫术发展到宗教,更进而到科学的这几个阶段。"

第二节 | 中国古典医学体系的构成: 经典与经验

一、中医学基础理论的成型

在流传下来的所有描述中国古典世界思想和文化的经典文献中,《黄帝内经素问·移精变气论》篇添列其一。这说明,中国医学和医学经典在中国传统文化和思想史上的地位及重要性。

(一)《黄帝内经》

1. 作者与成书　《黄帝内经》简称《内经》,最早著录于《汉书·艺文志》。《内经》作为一部总结性的医学理论著作,不可能出自一时一人之手。其所引用的已佚古医书多达 20 余种,如《上经》《下经》《从容》《五色》《黄帝扁鹊之脉书》《揆度》《奇恒》等。这表明,

《内经》是在为数众多的更古老的医学文献基础上成书的。一般认为，该书大约在战国至秦汉时期由许多医家搜集、整理、综合而成，现世版本甚至包括东汉乃至隋唐时期某些医家的修订和补充。近年来，学术界多倾向于《内经》成书于西汉。

现在流传的《内经》，包括《素问》与《灵枢》两部分，原书各9卷，每卷9篇，全书共计162篇。其中《素问》在唐代已缺佚第7卷，唐太仆令王冰整理注释时，增补了《天元纪大论》等7篇，另外两篇《刺法论》和《本病论》则仅存篇名，宋代补入此两篇，显然是后人伪托之作，故被称作"素问遗篇"。《灵枢》又名《针经》《九卷》，在较长时间内曾经失传于中国。高丽宣宗帝于宋哲宗元祐八年（1093年）遣黄宗愨来中国呈送《黄帝针经》善本9卷。当时中国《针经》已亡佚，遂得以此《黄帝针经》为底本重新颁行，这是对中国医学文献保存的一大贡献。现传《灵枢》是由南宋史崧献出的"家藏旧本《灵枢》九卷"为底本整理行世。

2. 主要内容　《素问》重点论述了脏腑、经络、病因、病机、诊法、治疗原则及针灸等内容；《灵枢》重点阐述了经络腧穴，针具、刺法及治疗原则等内容。

（1）基本观念：①整体观。《内经》强调人体结构和各个部分彼此联系，是一个整体；同时，人体与自然界又构成一个整体；②预防与养生。《内经》注重疾病的预防，认为高明的医师，应该做到见微知著，防患于未然。"四气调神大论"曰："是故圣人不治已病治未病，不治已乱治未乱，此之谓也。""治未病"思想对后世有深远的影响。在养生方面，《内经》总结了古代预防疾病和延年益寿的方法，并将其纳入以藏象为中心的理论。"上古天真论"说："恬淡虚无，真气从之，精神内守，病安从来。"被后世尊为养生的基本原则。

（2）阴阳五行学说：阴阳五行学说，是先秦时期的一种哲学思想，后来被引入医学。

《内经》将阴阳的对立统一看成是宇宙万事万物产生、发展、变化的普遍规律。"阴阳应象大论"有云："阴阳者，天地之道也，万物之纲纪，变化之父母，生杀之本始，神明之府也。治病必求于本。"《内经》认为疾病的发生，其根本原因是阴阳失去动态平衡、出现偏胜偏衰的结果。临床病情千变万化，均可用"阴阳失调"的机制加以概括。

五行学说是以金、木、水、火、土5种物质的性能作为代表，用以推演事物正常或异常变化的机制，其论理方法以五行相生、相克为基础。医学上，用五行不同属性和相生相克关系来说明人体生理、病理及其与外界环境的关系，从而指导临床诊断和治疗。《内经》提出在正常情况下，五脏之间必须有生有克，才能维持平衡而有生化。

（3）经络学说：经络系统可以分经脉、络脉和腧穴3部分。《内经》云："经脉十二，络脉三百六十五。"经脉有十二正经：手太阴肺经、手阳明大肠经、足阳明胃经、足太阴脾经、手少阴心经、手太阳小肠经、足太阳膀胱经、足少阴肾经、手厥阴心包经、手少阳三焦经、足少阳胆经、足厥阴肝经。十二经脉首尾相连、如环无端，经气流行其中周而复始。

（4）病因病机：《内经》阐述的病因学说，外因涉及人与自然的关系，内因涉及饮食、情志、劳逸等。其特点是注重讨论致病因素作用于人体之后所发生的各种反应，而不在于更多地研究致病因素本身。

病机是探求病理、分析病证的基础,也是辨证论治的前提。《内经》十分重视病机的研究,有关病机的论述占全书内容的 1/4 以上,涉及病理变化、疾病传变、寒热虚实,以及疾病的发展变化规律等内容。

(5)诊法学说:"望闻问切"四诊源于《内经》。

1)望诊:包括观神色、察形态、辨舌苔。

2)闻诊:包括闻声和嗅气味。

3)问诊:包括询问病史、患者的自觉症状等。

4)切诊:包括切脉与切肤。

(6)治则学说:在治疗疾病的原则方面,《内经》提出协调阴阳、标本缓急、正反逆从、补虚泻实、同病异治、异病同治、因时制宜、因地制宜、因人制宜等诸多法则,充分反映了整体思想与辨证观点。在治疗疾病的方法上,《内经》论及针刺疗法、方药疗法、饮食疗法、情志疗法等,尤其突出了针刺疗法。

3. 成就及影响　《内经》全面总结了秦汉以前的医学成就。充分反映出中医学整体观念和辨证论治的两大特点,对人体的生理、病理,及诊断、治疗、预防、养生等内容,有着比较全面的论述。《内经》的成书,标志着中国医学从经验积累的阶段上升到理论总结的阶段,为中医学的发展奠定了重要的理论基础,对后世有深远的影响。一些著名医家的重要学术观点和学术思想创新多是在此基础上产生的,如东汉张仲景撰写《伤寒杂病论》时,自序"撰用《素问》《九卷》";晋代皇甫谧编写《针灸甲乙经》,以《针经》为主要依据;金元时期刘完素的火热致病论、李杲的脾胃内伤论、朱震亨的君火相火等学说,无不源于对《内经》的研究基础。

《内经》以其极为丰富的内容,确立了中医学的学术思想体系,为中医学理论与临床实践发展打下了坚实的基础;生命科学、哲学及其他相关学科中某些新的思想和观念也或多或少可从其博大精深的论述中获得启示。《内经》对世界医学的发展亦有不可忽略的影响。历史上,朝鲜、日本等国都曾把《内经》作为医学教科书。

4.《内经》注本

(1)注本体系:《内经》注本分为三大体系。

1)原编全注本。南朝齐梁间全元起的《注黄帝素问》(史籍有载金元越或金元起,并为讹字,后人称该书为《内经训解》或《素问训解》)为《内经》首注,对《素问》进行系统全注。

2)类编全注本。隋唐间杨上善的《黄帝内经太素》为此类最早注本。

3)类编节注本。元滑寿《读素问钞》,开摘要重编、分类研究《内经》之先河。明李中梓《内经知要》问世后,摘要类编之风大倡。其他注本,如:明汪机《续素问钞》、清汪昂《素问灵枢类纂约注》等。

(2)《黄帝内经太素》(简称《太素》)(图 3 - 1),杨上善据内容性质之异同,将《内经》

分为摄生、阴阳、人合、脏腑、经脉、腧穴、营卫气、身度、诊候、证候、设方、九针、补泄、伤寒、寒热、邪论、风论、气论、杂病十九大类重予编次、注释。

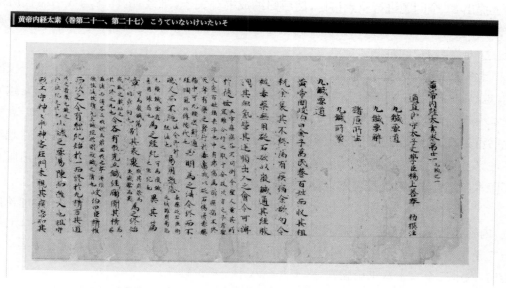

图 3-1　隋杨上善著《黄帝内经太素》卷第二十一

来源：http://bunka. nii. ac. jp/heritages/heritagebig/214199/1/1,现收藏于日本杏雨书屋

该书约亡佚于南宋。日本文政三年(1820 年)，京都名医福井榕亭父子模刊了家藏古卷子本《黄帝内经太素》卷第二十七，引起日本学界震惊。10 年后，日本人在距福井氏寓所不远的仁和寺宫中发现了唐代传入日本的手抄御藏本杨上善注《太素》残卷，经过整理共 23 卷(其中有零星缺字)。此后，《太素》终得回传中国。仁和寺藏《太素》不仅是唐宋时期《内经》的古传本之一，也是现存最早的《内经》注本。日本政府分别于明治四十三年(1910 年)和昭和二十七年(1952 年)两次指定仁和寺藏《黄帝内经太素》为国宝。此外，日本私人财团武田制药所设的杏雨书屋收藏二卷《黄帝内经太素》，该书是仁安三年(1168 年)丹波赖基的最古老抄本，由日本著名医学世家丹波家族传承下来。

(3)《次注黄帝内经素问》：在《素问》的诸注本中，影响较大的是唐代王冰的《次注黄帝内经素问》(又名《注黄帝内经素问》《黄帝内经素问注》)，24 卷，81 篇。王冰，号启玄子，曾任太仆令，因此后人称其为王太仆。该书有以下特点：①重新编序，删除重复，合并相关；②补亡续阙；③训诂解惑；④发挥经义。

嘉祐二年(1057 年)，北宋校正医书局高保衡、林亿等人奉诏整理医籍，他们参阅众本，正谬误，增注义，重新校正王冰次注的《素问》。完成后，校正版定名为《重广补注黄帝内经素问》，此本成为后世《素问》刊行的定本。然世有谬误，不少后人将王冰视作《重广补注黄帝内经素问》的撰者，该书实乃高保衡、林亿等人在王冰注本的基础上，重新校正而成的新注本。

（二）《难经》

1. 作者与成书　《难经》全名《黄帝八十一难经》，又称《八十一难》，是在《内经》的基础上提出 81 个问题进行重点讨论，然后归纳成书。关于《难经》的作者与成书年代历来有不同的看法，一般认为其成书不晚于东汉，内容可能与秦越人（扁鹊）有一定关系。《难经》之"难"字，有"问难"或"疑难"之义。

北宋初期，王九思、王鼎象、王惟一曾先后校勘《难经》，其中翰林院医官王惟一校勘的《难经》是在吕注本和杨注本的基础上完成的，曾刊印颁行。南宋时，李元立以秦越人撰本为基础，汇集整理南宋以前 9 家校注《难经》的著作，编撰《难经十家补注》。后人据此书重刻改订，编成《王翰林集注八十一难经》，简称《难经集注》，为后世通行本。《难经集注》传世通行本传入日本而保存至今，上海涵芬楼影印本（1924 年）、人民卫生出版社影印本（1956 年）等，均据日本人林衡氏辑《佚存丛书》中的《难经集注》而来。

2. 主要内容　全书共八十一难，采用问答方式，探讨和论述了中医学的一些理论问题，内容包括脉诊、经络、脏腑、阴阳、病因、病机、营卫、腧穴、针刺、病证等方面。其中，一至二十二难论脉，二十三至二十九难论经络，三十至四十七难论脏腑，四十八至六十一难论病，六十二至六十八难论腧穴，六十九至八十一难论针法。

《难经》首创"独取寸口""三部九候"的切脉方法，强调脉证相参的辨证观，为中医脉学的发展做出了杰出贡献。

在藏象学说方面，《难经》突出肾的重要性，建立了"命门-元气-三焦"为轴心的整体生命观。其创立的命门学说，成为中医学理论体系的重要组成部分。

在经络学说方面，《难经》简明而系统地阐述了奇经八脉（督脉、任脉、冲脉、带脉、阴跷脉、阳跷脉、阴维脉和阳维脉）的功能特点、循行路线、病变证候及其与十二正经的功能联系等。"奇经八脉"这一名称在现存古籍中是《难经·二十七难》最先提出的。

（三）中国古典医学的学术思想

1. 阴阳五行学说　"阴阳"作为哲学范畴，经历了一个渐进的发展演变过程，"阴""阳"二字早在甲骨文中就已出现。《说文·阜部》中有"阴，暗也，水之南，山之北也""阳，高明也"。"阴"的本意是"阴暗"，引申为山之北、水之南；"阳"的本意是"明亮"，引申为山之南、水之北。秦国医师医和首次用"阴阳"、六气解释致病原因，是将"阴阳"引入医学的开始。

阴阳学说一般包含以下内容：①相互对立，阴阳是构成宇宙事物的两种不同的物质，是两种相互对立的趋势或两种状态；②相互含摄，阳中有阴，阴中有阳，孤阴不生，独阳不长，阴阳互为存在；③相互转化，阳息阴消，阳消阴息，阴息阳消，阴消阳息；④相错相薄，阴阳交错更迭，彼此迫近。

"五行"学说在中医学和数术（尤其是数术）中得到十分广泛的运用。中国传统文化十分崇尚"五"，是因为人的手指有"五"个、足趾有"五"个，"五"是人本身所具有的定数。人类以生存的物质条件为基础，产生了"五材"（金、木、水、火、土）的观念；以自我的活动范围为中心,产生"五方"(东、南、西、北、中)的观念;以生产活动的时间需要,产生了"五时"(春、夏、季夏、秋、冬)的观念等,进而演进为"五行"的学说。

阴阳五行学说在《内经》中得到广泛的运用,并且得到了创造性的发展。《内经》论证了阴阳的无限可分性和统一性,阴阳的相互作用、平衡、消长和转化的规律及在人体中的具体运用。《内经》将五行运用到人体的脏腑组织中,将其内容扩展为"五脏""五体""五窍""五腑""五华""五声"等,还结合人体生命的具体情况,论述了五行的相生、相克、相乘、相侮的理论及在实践中的运用。

2. 经络学说　"经络"在《灵枢》《素问》等书中分别称为经脉和络脉,经脉、络脉都是脉。经络学说出现至今已经超过 2 000 年,古代医家对经络的认识有清晰的演变轨迹。元代之前,经络系统存在两套循行路线:第一,人体深层的经络路线是气血循环运行的通道。《素问·脉要精微论》说:"夫脉者,血之府也。"也就是说,脉里存在的是血,脉中流动的血里面包含着营气和津液,故称"气血"。经络把气血送到全身,使脏腑皆得滋养、发挥各自功能。经脉在体表可以触及的部位不少,《素问·三部九候论》说:"有下部,有中部,有上部。部各有三候,有天,有地,有人也。必指而导之,乃以为真。"第二,腧穴多在溪谷内,为十二经脉脉气所发之处。腧穴的位置不直接存在于经脉之上,而多在筋骨肌肉的缝隙之中,即溪谷之内,故称"豀谷三百六十五穴会,亦应一岁";同时,经络的最细分支,即孙络,常常延伸到腧穴内。

元代之后,深层经络和浅层经络被合为一体,一套经络路线,流行气血,沟通内外。如《十四经发挥》《针灸大成》和《医宗金鉴》等重要医籍中,都不再将十二经脉在体内的气血循环和体表经络脉气的向心流注分别叙述,而是将经络的循行路线一律按《灵枢·经脉》的经脉路线进行描述。同时,强调经络与腧穴一体,不同于元代之前把体内气血循环和腧穴之间的脉气流通分开叙述,而是直接把十二经脉的腧穴串在运行气血的经脉上。这样安排,就把脏腑、气血、经脉和腧穴全部一体化。此外,经络中的气血循环往复,只强调一种流向,即"手之三阴,从胸走手;手之三阳,从手走头;足之三阳,从头走足;足之三阴,从足走腹",而不存在体表经络脉气向心流动的描述。

二、中医学本草与方剂学

(一)《神农本草经》

1. 作者与成书　《神农本草经》简称《本经》或《本草经》,是中国现存最早的药物学专著。书名冠之以"神农",既与汉代一度盛行的尊古托古之风有关,也与古时神农"尝百草"而发现药物的传说有关;以"本草"代指药物,则与古代药物以草本植物为主有关。东汉许慎《说文解字》中说:"药,治病草也。"《汉书·郊祀志》记载了汉成帝建始二年(公元前 31 年)已有"本草待诏"之职,这应该是"本草"一词最早的记载。

西汉初期曾流行著述药物学,《史记·扁鹊仓公列传》所提医书中有一部《药论》,惜久已失传。汉墓出土的简帛医书中阜阳汉简《万物》收载药物约110种;马王堆汉墓帛书《五十二病方》中整理出药物243种;武威汉简《治百病方》30余个医方中,可辨认的药物达100种。《神农本草经》正是在这样的历史条件下产生的。

《神农本草经》之名最早见于梁代阮孝绪的《七录》及《隋书·经籍志》,但是均未提及成书年代与作者。关于该书的成书年代,一般认为,它与《内经》一样,是人们长期生产和生活实践中积累的药物知识,经秦汉以来许多医药学家不断搜集、整理,直至东汉时期才最后总结成书。该书原著已于唐代初年亡佚,现存多种版本的辑佚本,都是后人从《证类本草》和《本草纲目》等书中辑录出来的。目前通行的有清代孙星衍辑本、顾观光辑本等。

2. 内容与成就　《神农本草经》3卷(也有4卷辑本)共收载药物365种,其中植物药252种,动物药67种,矿物药46种。

该书中记述了君臣佐使、七情和合、四气五味等药物学的基本理论。如:"药有君臣佐使,以相宣摄合和者,宜用一君二臣五佐,又可一君三臣九佐使也。"这是对组方用药规律的阐述,对后世医家有一定影响。书中指出不是所有的药物都可以配合使用,药物合用后,有的会相互加强药物的作用,有的能够抑制另一种药物的毒性,有的会产生强烈的毒副作用,因此应根据药物的具体情况配合使用,避免因配合不当而产生毒副作用。《神农本草经》列出"药有酸咸甘苦辛五味,又有寒热温凉四气,及有毒无毒"等各种特性,记录了药物的性能,解释了药材在产地、采集时间、加工炮制、质量优劣、真伪鉴别等方面需要遵循的法则。

书中对药物的功效、主治、用法、服法等内容也有一定的论述。据统计,书中提到的主治病证的名称170余种,包括内科、外科、妇科及眼喉耳齿等方面的疾病。经长期临证实践和现代科学研究证明,书中所载药物的药效,绝大部分是正确的,至今仍具有一定的实用价值。

《神农本草经》是总结中国东汉代以前药物学成就的专著,在药物学发展史上占有重要地位;它为中国古代药物学的发展奠定了基础,魏晋以后的本草学都是以此为基础发展起来的。

(1) 药物分类:根据药物效能和使用目的的不同,分为上、中、下三品。《序录》载:"上药一百二十种为君,主养命以应天,无毒,多服久服不伤人。欲轻身益气不老延年者,本《上经》。中药一百二十种为臣,主养性以应人,无毒、有毒,斟酌其宜。欲遏病补虚羸者,本《中经》。下药一百二十五种为佐使,主治病以应地,多毒,不可久服。欲除寒热邪气、破积聚、愈疾者,本《下经》。"

上品药无毒,多系滋养强壮类的药物;中品药部分有毒部分无毒,多系滋养强壮而兼有攻治疾病作用的药物;下品药大多具有毒性,用于攻治疾病。这是中国药物学最早的分类法。这种分类造成动物、植物、矿物药混杂,上、中、下三品界限不清,给临床用药带来不便。因此,在后世的药物学著作中得到了改进。

(2) "君臣佐使":这是方剂配伍组成的基本原则。所谓"君臣佐使",即从多元用药的角度,按其在方剂中所起的作用分为君药、臣药、佐药和使药。一方之中,君药必不可缺,而臣、佐、使三药则可酌情配置或删除。它高度概括了中医遣药组方的原则,是七情配伍的进一步发展,对学习研究中药成方和指导临床合理用药具有极其重要的意义。

1) 君药:即在处方中对处方的主证或主病起主要治疗作用的药物。它体现了处方的主攻方向,其药力居方中之首,是组方中不可缺少的药物。

2) 臣药:是辅助君药加强治疗主证和主病的药物。

3) 佐药:一是为佐助药,用于治疗次要兼证的药物;二是为佐制药,用以消除或减缓君药、臣药的毒性或烈性的药物;三是为反佐药,即根据病情需要,使用与君药药性相反而又能在治疗中起相成作用的药物。

4) 使药:一是引经药,引导诸药直达病变部位;二是调和药,即调和诸药的作用,使其合力祛邪。

(二)《本草经集注》

《神农本草经》问世后,历经东汉至魏晋南北朝 400 多年,本草学进一步发展,药物知识和用药经验逐步积累丰富,新药品种不断增多。为此,南朝梁医家陶弘景对这一时期的药物进行系统总结,撰成《本草经集注》。

《本草经集注》是陶弘景在整理充实《神农本草经》365 种药物的基础上,又从《名医别录》中选出 35 种药物合编而成的一部药物学著作。其中新增的药物用墨笔书写,《本草经》原收载的药物则用朱笔书写。这种方式有助于后人对古医药文献的研究。《本草经集注》7 卷,收载药物 730 种。其主要成就如下。

1. 补充新药,首创按药物自然属性分类　陶弘景对《神农本草经》收载的 365 种药物逐一进行整理,纠正传抄中的部分错误,并增加新发现的 365 种药物。陶氏鉴于《神农本草经》的三品分类法不能准确反映药物性能,于是创用按照药物自然属性的分类法,将药物分为玉石、草木、虫兽、果、菜、米食、有名未用 7 类。陶氏所制的药物自然属性分类法,是药物分类的进步,沿用近千年,成为中国古代药物分类的标准。

2. 方便临床,提出"诸病通用药"　陶弘景根据临证用药需要,按照药物效用进行分类归纳,提出"诸病通用药"。《本草经集注》以病为纲,列举 80 多种疾病的通用药物,并注明药性,便于临证选用。如:治风通用药有防风、防己、秦艽、川芎等,治水肿通用药有大戟、甘遂、泽泻、巴豆等。

3. 重视炮制,详论药物加工修治方法　《本草经集注》收录药物采集、加工和炮制方法,详细介绍中药采集时的去节、去须、去毛、去壳、擘破、细切、捣碎、剉炙、熬、蒸等操作方法和药物修治的具体要求。同时,对药物采集的时月、古秤分量折合、丸散汤膏的制法要点、煎汤合药注意事项、药物炮制和制剂方法等内容均有详细论述。该书还介绍了汤剂、酒剂、散剂、丸剂和膏剂 5 种剂型。

三、辨证论治的学术体系

（一）张仲景与《伤寒杂病论》

1. 张仲景生平及成书背景　张仲景（约150—219），名机，南郡涅阳（今河南南阳，一说河南邓州）人。其生平事迹散见于《脉经》《针灸甲乙经》《太平御览》《名医录》等书中，是东汉时期杰出的医学家。

张仲景生活在东汉末年，社会动荡，兵祸连年，天灾频繁，疫疬流行。他愤恨当时的医师不知探究医术，且"各承家技，终始顺旧"，不求进取，甚至草菅人命。他发愤钻研医学理论，攻读《素问》《九卷》《难经》《阴阳大论》《胎胪药录》等古典医籍，"勤求古训，博采众方"，结合当时医家及自己长期积累的医疗经验，著成《伤寒杂病论》16卷。

《伤寒杂病论》成书后不久即散佚。后经西晋王叔和将其中伤寒部分整理编次成《伤寒论》流传于世。北宋时期，翰林学士王洙从翰林院的"蠹简"中找到一部《金匮玉函要略方》，实际上是《伤寒杂病论》的节略本。校正医书局林亿等人校订此书时，删去专论伤寒之上卷，重新整理编次其中杂病部分，成为今传本《金匮要略方论》，简称《金匮要略》。

2.《伤寒杂病论》的主要内容与成就　《伤寒杂病论》以六经论伤寒，以脏腑论杂病，提出了包括理、法、方、药在内的较为完整的辨证施治原则，从而将中医学的基本理论和临证实践紧密结合起来。

（1）《伤寒论》以六经论伤寒：《伤寒论》全书共10卷，397条。"伤寒"在古代是一个广义的概念，泛指以发热为主要症状的一切外感病和各种疫病。《内经》将外感发热疾病的病因归于"伤寒"，指出"今夫热病者，皆伤寒之类也"，并且叙述了外感病从太阳、阳明、少阳、太阴、少阴、厥阴六经传变的形式。张仲景通过对《内经》的研究，以《内经》提出的六经传变原则为指导，进一步把外感病发展过程中各个阶段所呈现的复杂症状概括归纳为六大类型，即太阳病、阳明病、少阳病、太阴病、少阴病和厥阴病，并以此作为辨证论治的纲领。在每一经中，将具有概括性、能反映本经病理机制的基本症状作为本经的总纲，如太阳病以头项强痛、发热恶寒、脉浮为总纲；阳明病以胃家实为总纲等；三阳病的特点是邪盛正不衰，故以表、热、实为主，病程较短；三阴病则多见虚寒里证，病程相对也较长。六经证候的归纳，揭示了疾病的发展规律。六经包括手六经和足六经，又络属各个脏腑，因此六经辨证实际上是把疾病的发展和传变过程与整个脏腑经络相联系，体现了脏腑经络学说在临床上的具体运用。

（2）《金匮要略》以脏腑论杂病：《金匮要略》6卷25篇，以脏腑辨证论治内科杂病为主，也涉及妇科、外科等疾病，其辨证施治的精神与《伤寒论》一致。该书不以六经分篇，而以病类分篇，内容包括肺痈、肠痈、黄疸、痢疾、痉、湿、百合、狐惑、疟疾、中风、历节、肺痿等40余种病证的辨证和治疗，兼及外科的疮痈、肠痈、浸淫疮和妇科的脏躁、月经病、妊娠病、产后病和其他杂病，还有急救及食禁等，直到今天仍有较高的实用价值。

张仲景对杂病的论治,以脏腑经络学说为基础,根据脏腑经络病机进行辨证论治,开脏腑辨证之先河。在疾病的病因病机、诊断治疗方面也有突出成就。此外,他还把复杂的病因概括为三大类:"千般疢难,不越三条:一者,经络受邪,入脏腑,为内所因也;二者,四肢九窍,血脉相传,壅塞不通,为外皮肤所中也;三者,房室、金刃、虫兽所伤。"

(3)《伤寒杂病论》对方剂学的贡献:《伤寒论》载方113首(实为112首,其中禹余粮丸有方无药),《金匮要略》载方262首,除去重复,两书实际收载方剂269首,使用药物214味,基本概括了临床各科的常用方剂,被誉为"群方之祖"。其中大量的有效方剂,至今仍然应用于临床医疗实践中。该书在方剂的君臣佐使及加减变化方面有着严格的原则与要求;在因证立方、以法系方及遣方用药等方面,形成了较系统的方剂学理论知识。如:治疗伤寒表实证的代表方剂麻黄汤,根据病情和兼症的不同,加减变化而成麻黄加术汤、麻杏苡甘汤、大青龙汤等。

书中载有多种剂型,如汤剂、丸剂、散剂、酒剂、浴剂、熏剂、滴耳剂、灌鼻剂、软膏剂、肛门栓剂、阴道栓剂等,远远超出了以往简帛医书的记载。此外,还记载了多种药物的炮炙方法,对于药物的煎服方法也有论述。

《伤寒杂病论》不仅总结了秦汉以来的医学经验,而且进一步运用辨证施治的规律,丰富和发展了医学理论和治疗法则,为后世中医学学术的发展提供了极为重要的依据。因此,被历代医家奉为临证实践的"圭臬"。

(二)辨证论治的核心思想

现在公认的、作为一个完整词组的"辨证论治",最早见于清代医家章虚谷的《医门棒喝·论景岳书》。辨证论治是运用中医学理论整体,动态、灵活地分析处理临床常见疑难问题,是中医学的精华与特色。辨证论治包括辨证和论治两部分:辨证就是采用望、闻、问、切四诊方法,搜集病因、病性等信息,结合地理环境、季节气候及患者的年龄、性别、职业、饮食、先天等情况,根据不同的辨证纲领(如六经、八纲、三焦、卫气营血、脏腑、气血津液等)得出诊断的过程;论治,也称"施治",就是依据辨证的结果,确立汗、和、下、吐、温、清、消和补等相应治则,予以遣方施治。

中医学辨证论治思维,其主要特点包括常变思维、整体思维、动态思维等。《伤寒论》六经辨证论治思维,就是运用三阴三阳来概括脏腑经络及与之相关的气血津液的生理功能和病理变化,并结合相关因素确立治则,遣方用药的辨治体系。它寓涵了丰富的辨证论治思维的内容,最能体现中医学辨证论治的规律性与灵活性。

1.《黄帝内经》中的辨证论治　《素问·至真要大论》:"帝曰:'愿闻阴阳之三也何谓?'岐伯曰:'气有多少异用也。'"《素问·天元纪大论》曰:"阴阳之气各有多少,故曰三阴三阳也。"意思是说:阴阳虽能代表事物性质不同的两个方面,但是不同事物的每一方面,因为其阴或阳的量的多少,其作用也各不相同,所以又分为三阴和三阳。《内经》将这种医学观理论用于临床,就构成了三阴三阳辨证,即"六经辨证"的起源。

《素问》详述六经辨证,如《热论》篇云:"伤寒一日,巨阳受之,故头项痛腰脊强。二日阳明受之,阳明主肉,其脉挟鼻络于目,故身热目疼而鼻干,不得卧也。三日少阳受之,少阳主胆,其脉循胁络于耳,故胸胁痛而耳聋。四日太阴受之,太阴脉布胃中络于嗌,故腹满而嗌干。五日少阴受之,少阴脉贯肾络于肺,系舌本,故口燥舌干而渴。六日厥阴受之,厥阴脉循阴器而络于肝,故烦满而囊缩。"

2.《伤寒论》中的辨证论治　张仲景在《伤寒论》序中明确"撰用《素问》九卷",其六经辨证与《内经》三阴三阳理论的关系可见一斑。书中含有"平脉辨证"和"随证治之"等对病证具体的辨证与论治过程,后世推其确立了中医学的辨证论治体系。

张仲景创造性地把六经分证理论应用于外感热病的辨证上,将外感热病发生、发展、演变过程中的各种错综复杂、变化多端的证候进行分析归纳,以六经为辨证纲领,将其分为太阳病、阳明病、少阳病、太阴病、少阴病、厥阴病六大类,阐述了六经病各自的证候特征,以及六经病之间相互影响的关系,并且立法施治,处方用药。更为重要的是,张仲景把中医学的辨证法思想与中医学的藏象理论、病因学说、发病学说、诊断方法、遣方原则、用药规律等有机地联系在一起,创造了既是辨证的纲领,又是论治准则的全新的六经辨证体系,极大地丰富和发展了《内经》的六经辨证理论。

四、脉学理论的定型

中国的脉诊起源很早,先秦时期已有较丰富的脉学史料。如《周礼》中有切脉以察脏腑病变的记载;《左传·昭公元年》记述秦公派遣医和诊治晋侯之疾,医和以色脉互参详论其病的史实。《史记·扁鹊仓公列传》有"至今天下言脉者,由扁鹊也"之说,可见扁鹊在战国秦汉时期被公认为脉学鼻祖。《内经》收载大量秦汉以前的脉学资料,论述 40 多种脉象,又提出三部九候诊法等重要诊脉法。《难经·第一难》最早提出寸口诊脉法"十二经皆有动脉,独取寸口,以决五脏六腑死生吉凶之法",并论述脉学的基本理论,但尚未形成专著。

两汉时期,脉诊已普遍应用于临床,成为中医学诊病的重要组成部分。东汉医家张仲景的《伤寒杂病论》把脉、病、证、治融为一体,体现该时期医家的丰富脉诊经验。魏晋时期,王叔和对脉学进行了第一次较系统的总结,撰成《脉经》,奠定中国脉学发展的基础。

(一)《黄帝内经》中的诊脉法

《内经》是现存最早、保存脉学内容最丰富的古代医学经典,其记载的脉象远比后世复杂得多。有关脉学理论及诊脉方法的专论,就有《玉版论要》《脉要精微论》《平人气象论》《玉机真脏论》《三部九候论》《论疾诊尺》等篇,内容涉及脉诊方法、时间、部位及脉学的生理、病理变化等许多方面,比较全面地反映了当时的脉学水平。

《内经》中典型的脉名有:浮、沉、大、小、滑、涩、细、疾、迟、代、钩、盛、躁、喘、数、弦、濡、软、弱、轻、虚、长、实、强、微、衰、急、散、毛、坚、营、石、搏、静、紧、结、动、短、缓、绝、横、瘦、徐、少、平、揣、鼓、革、促、劲、洪、满、疏等,再加上非典型的、复合的以及一些难以理解的脉名、脉形,总数有近百种。这些复杂的脉名,一方面反映了《内经》搜罗广博,是脉法形成阶段的集大成之作,另一方面又透露出《内经》脉法急需规范统一。《内经》虽非脉学专著,但它所记载的丰富多彩的脉法内容,既是对脉学形成早期的一个阶段性总结,又为脉学的规范发展准备了充足的素材和提供了坚实的基础。

《内经》把人体看成一个整体,这种整体观点以经络学说作为基础。《内经》认为脉是整体的一部分,所以从脉象的变化可以察知内在的变化。如《内经·灵枢·经脉》云:"经脉者,所以能决生死、处百病、调虚实,不可不通。"

（二）王叔和与《脉经》

1. 王叔和生平 王叔和,名熙,字叔和,西晋高平(一说山东巨野,一说山西高平)人。早年曾是走方医,后因医术精湛,被选任太医令。宋代张果《医说》引张湛《养生方》,言及王叔和"博好经方,尤精诊处;洞识摄养之道,深晓疗病之源",并记述王氏重视饮食调摄的养生主张。唐代甘伯宗《名医传》称其"性度沉静,通经史,穷研方脉,精意诊切,洞识摄养之道"。近代有学者认为,王氏任晋太医令之事,还有待进一步考证。

王叔和博通经方,精于诊病,在临床中体会到脉诊的重要性。但当时脉象缺乏规范和统一,给诊病带来诸多不便。其《脉经·序》指出:"脉理精微,其体难辨,弦紧浮芤,展转相类,在心易了,指下难明。"说明准确体察脉象尤难,若指下有误,必致贻误病人。当时流传的上古脉学文献,多深奥难懂,且零散而不系统,于是王叔和系统整理总结《内经》《难经》及扁鹊、华佗、张仲景等医家的有关论述,并结合自己临床经验,著成《脉经》。

王叔和对医学的贡献,除了系统总结脉学撰著《脉经》外,另一个是整理编次《伤寒杂病论》。由于《伤寒杂病论》成书后,屡逢战乱,不久即散佚,是王叔和首先对该书有关伤寒的内容进行搜集、整理和重新编次,使之得以流传后世,极大地促进了后世临证医学的发展。

2.《脉经》的主要内容和成就 《脉经》10卷98篇,包括脉诊、脉形、脉象与脏腑关系,脉象的阴阳分辨以及妇人脉、小儿脉的辨识等内容,是中国现存最早的脉学专著,全面总结公元3世纪以前的脉学成就。

（1）确立"寸口诊脉"的脏腑定位:关于诊脉部位,《内经》有"遍诊法"和"三部九候诊法"记载,王叔和在研究古人诊脉部位的基础上指出:"寸口者,脉之大会……五脏六腑之所终始,故法取于寸口也。"并进一步确立《难经》提出的寸口诊脉法的主导地位,推广其临床应用,把寸、关、尺三部脉象分候脏腑,即:左手寸部主心与小肠,关部主肝与胆;右手寸部主肺与大肠,关部主脾与胃;两手尺部均主肾与膀胱等。王氏确定的寸口脉象内应脏腑的理论,成为后世临证脉诊法的准则。

（2）整理归纳二十四脉,规范脉象名称:《脉经》之前的医书,脉名繁多,脉象种类尚未统一,含义模糊不清。王叔和为统一其标准,认真梳理前代医书论及的脉象,将众多脉象名称归纳为浮、芤、洪、滑、数、促、弦、紧、沉、伏、革、实、微、涩、细、软、弱、虚、散、缓、迟、结、代、动等 24 种。王氏还对这些脉象逐一描述其指感，并对相似脉象进行鉴别，使常见脉象有了明确的特点和命名标准。

（3）强调脉诊与临床治疗相结合：王叔和认为，脉法是诊断疾病的重要方法，正确诊断是辨证治疗的基础。因此，《脉经》在阐述脉理的基础上，紧密联系临床实际，将脉象特点、证候表现和治疗结合起来进行论述，颇有临床指导意义。如："寸口脉迟，上焦有寒，心痛，咽酸，吐酸水。宜服附子汤、生姜汤、茱萸丸，调和饮食以暖之。"

《脉经》重点阐述脉学，还论述针灸理论和临证治疗，对经络和辨证取穴的针灸治疗，尤其是脉诊与脏腑经络辨证的结合、针灸和药物并用的治疗方法，都有精辟论述。由于历史的局限，《脉经》也存在不足之处，如提出所谓"王脉""囚脉""相脉"等名称，需要加以分析甄别。

五、针灸学理论与方法

（一）针与灸的起源

针与灸，是两种疗法，现在两字通常被连用。在很多情况下，说到"针灸"，其实只"针"不"灸"。针与灸的起源，具体时代无法考证，大约起源于远古时代。

1. 针法　原始人的居住条件有限，他们通常居于天然的山洞之中。山洞内阴暗潮湿，容易引发风湿；赤足行走、衣不蔽体、经常与野兽搏斗等，使得原始人经常受伤。当身体某处因疾病或受伤而疼痛时，原始人最初没有药物治疗，只能用手或物去揉按、捶击以减轻疼痛；或者用尖锐物的边缘割破皮肤，放出一些淤血使疗效更为显著。在没有冶炼的年代，尖锐物往往是砭石，或天然形成，或经人工打磨，由此创用了以砭石为主要工具的外治疗法，砭针疗法即是针刺疗法的萌芽。《山海经》记载："高氏之山，有石如玉，可以为箴。"这是远古人类以砭针治病的佐证。

《灵枢》，因其第一篇是讲述针法的《九针十二原》，所以最早被称为《针经》。《针经》较为完整地论述了经络腧穴理论和针刺临床方法等内容，对前人的针刺疗法作了比较系统的总结，为后世针灸学术的发展奠定了基础。

2. 灸法　灸法，是中国最古老的疗法之一。"灸"字的构词就与火有关，《说文解字》释为"灼"，即用火长时间烧灼的意思。《素问·异法方宜论》记载："北方者，天地所闭藏之域也，其地高陵居，风寒冰冽，其民乐野处而乳食，脏寒生满病，其治宜灸焫。故灸焫者，亦从北方来。"说明灸法的发明与寒冷的生活环境有着密切的联系，因为寒冷，所以要生火。先民在用火的过程中，偶尔会因不慎而被灼伤，有些人身体其他部位恰好正患有某种疾病，忽被灼伤，结果却使患病部位的病痛得到减轻、甚至消失。无数次类似的经历之后，人类便主动以烧灼的方法来治疗一些病痛，于是，便逐渐形成了灸法。

（二）皇甫谧与《针灸甲乙经》

1. 皇甫谧生平　皇甫谧（215—282），字士安，幼名静，晚年自号玄晏先生。西晋安定郡朝那(今宁夏彭阳古城镇)人。皇甫谧著述甚丰,有《帝王世纪》《高士传》《逸士传》《列女传》《玄晏春秋》等史学著作。《晋书·皇甫谧传》言其"有高尚之志,以著述为务"。

皇甫谧平素羸弱,加之长年劳累,常服寒食散,致使精神衰颓。42 岁时因罹患风痹而潜心医学,自此"习览经方,手不辍卷,遂尽其妙",致力针灸学研究。他深感当时针灸书籍"其义深奥,文多重复,错互非一",不易学习和流传,故以《素问》《针经》《明堂孔穴针灸治要》3 部医籍中有关针灸内容为依据,总结秦汉以来针灸之成就,并结合自己临证经验,于魏甘露年间(256—259),编撰成《黄帝三部针灸甲乙经》(简称《针灸甲乙经》或《甲乙经》),这是中国现存最早的一部针灸学专著。皇甫谧尚有《寒食散论》1 卷,惜未传后世。

2.《针灸甲乙经》的主要内容及成就 《针灸甲乙经》12 卷,128 篇。内容丰富,既叙述人体脏腑的生理功能和病理变化,又重点归纳整理经脉腧穴、考订腧穴部位、临证针灸治疗和操作手法。1～6 卷是中医学的基本理论与针灸学的基本知识;7～12 卷是临床经验总结,包括各种疾病的病因、病机、症状和腧穴主治。该书按生理、病理、诊断、治疗等内容进行归类编排,层次清晰。

(1)系统整理人体腧穴:皇甫谧对《素问》《针经》《明堂孔穴针灸治要》3 部医书所述及的腧穴进行全面系统的归纳整理,如对腧穴的名称部位、取穴法等逐一考订,重新厘定腧穴位置,并增补新穴位。《针灸甲乙经》整理厘定的腧穴有 349 个,其中双穴 30 个、单穴 49 个,比《内经》增加 189 个穴位。

(2)提出分部划线布穴法:《针灸甲乙经》采用分部划线布穴的方法,把人体的腧穴,按头、面、项、肩、胸、背、腹、四肢等 35 条线路排列,方便临床应用。这一穴位排列方法,对后世有一定影响,唐代甄权《明堂图》、孙思邈《千金方》论述针灸腧穴的内容,均宗其例。

(3)阐明针灸操作方法和针灸禁忌:《针灸甲乙经》阐述临证施针原则、针灸操作方法和注意事项,指出:"用针之理,必知形气之所在,左右上下,阴阳表里,血气多少,行之逆顺,出入之合。"掌握针刺的时机,根据病人体质、病情轻重而采用不同的刺灸法。《气血周身五十营四时日分漏刻第九》专论人体气血循行流注时间及掌握气至时刻进行针刺补泻的方法。

《针灸甲乙经》记载每个穴位的针刺深度、留针时间、艾灸壮数和不宜深刺及禁灸的穴位,其中禁针穴 8 个、不宜深刺穴 4 个、不宜久留针穴 1 个、刺不宜多出血穴 3 个、禁灸穴 31 个。

(4)总结临床针灸治疗经验:《针灸甲乙经》7～12 卷专述针灸治疗,涉及内、外、妇、儿、五官等科疾病病因、病机、证候、针灸治法、禁忌和预后。其中内科杂病 38 篇,外科 3 篇,妇儿科各 1 篇,五官科 5 篇。全书共列 200 多种病证的针灸治法 500 多条,所载腧穴主治,至今仍有较高的实用价值。

六、医事制度

最早系统记录医事制度的典籍,当属《周礼》。《周礼》是一部儒家经典,与《仪礼》和《礼记》合称"三礼",是古代华夏民族礼乐文化的理论形态,对礼法、礼义作了最权威的记载和解释,对历代礼制的影响最为深远。该书论述宫廷、民政、宗族、军事、刑罚、营造等六大类内容,比较全面而系统地记载了治理国家的各项制度和礼仪体系,在历史上甚为罕见。其中,《天官》记载了周代医事制度,主要内容包括以下。

1. 医学分科   当时的宫廷医师分为食医、疾医、疡医、兽医4科,这是医学史上最早的医学分科。

2. 医职的设置   医师总管医药行政,在医师之下设士、府、史、徒,分理医疗、文书医案、役使等职,形成基本完善的医政组织结构。

3. 考核制度   医师负责对医师的年终考核,根据其诊治病人的疗效判定等级,并据此制定级别和俸禄,即"使医分而治之。岁终则稽其医事,以制其食。十全为上,十失一次之,十失二次之,十失三次之,十失四为下"。

4. 病历记录和死亡报告   设有专人记录医士的治疗情况,如遇到意外,"死终则各书其所以而入于医师",书写死亡原因的报告,也是评定医师优劣的依据之一。这些关于职业医师和医事制度的内容,真实反映出当时医学发展的水平,并在历史上产生深远影响。

《周礼·天官》还记述有关负责卫生保健的官职,其责任范围涉及王室人员衣食住行等诸多方面。例如,内饔负责"辨品百味之物""辨腥、臊、膻、香之不可食者",为王室的饮食卫生提供保障;凌人专司"掌冰",为王室提供食物冷藏、降温防暑及尸体的防腐等保障;官人"掌王之六寝之修",为王室起居服务。还有"掌除毒蛊"的庶氏,"掌除蠹物"的翦氏,"掌去蛙黾"的蝈氏,"掌除水虫"的壶涿氏,以及埋埴"死于道路者"尸体的蜡氏等职,都是为王室除虫除害及清理环境卫生而设,并且人数颇多。这表明当时人们已经认识到饮食卫生和环境卫生对预防疾病的积极意义。

| 第三节 | 古代医家

一、古代中医的称谓及别称

(一) 主要称谓

(1) 太医:医师职称,专为帝王和宫廷官员等治病。

　　（2）御医：医师职称，专门为皇帝及其宫廷亲属治病。

　　（3）世医：中国历来有不少医师是子承父业，世代相传，人们称这样的医师为"世医"。

　　（4）大医：对道德品质和医疗技术都好的医师的尊称。

　　（5）铃医（走方医）：一些医师没有固定行医场所，周游各处，他们手摇串铃，以招徕病人，故得此名。

　　（6）巫医：用画符、念咒等迷信方法（也有兼用一些药物者），以驱除鬼神作祟作为治病手段的人。

　　（7）郎中：古代南方习惯称医师为"郎中"。

　　（8）大夫：清以前太医院长官的职位相当于大夫，因此，太医院五品以上的医官都称为"大夫"。古代北方人习惯称医师为"大夫"并沿用到现在。

　　（9）医工：古代对一般医师的称谓，根据医疗水平高低，又分"上工""中工"和"下工"。

　　（二）别称

　　（1）岐黄：来源于《内经》。该书是黄帝与岐伯讨论医学的专著，于是后人便称中医学为"岐黄之术"。于是，"岐黄"也就成了中医的别名。

　　（2）青囊：它的来源与三国时期的名医华佗有关。据说，华佗被杀前，为报答一个狱吏的酒肉侍奉之恩，故将其所用医书装满一青囊赠送给他。华佗死后，狱吏害怕，将青囊中的那些医书烧毁了大部分。因此，华佗的医术只有部分流传下来。由于华佗医术高明，后人称中医为"青囊"。

　　（3）杏林：三国时吴国有位名医叫董奉，他一度在江西庐山隐居。附近百姓闻名求医，但董奉从不收取钱财，只求轻症被治愈者种 1 棵杏树，大病、重病被治愈者种 5 棵杏树。数年后，董奉门前杏树成林，一望无际。从此，人们便唤中医为"杏林"。

　　（4）悬壶：传说河南汝南的费长房在街上看到一卖药老者的竿杆上挂一葫芦（即"壶"），奇怪的是，天黑散街后，老者就跳入那葫芦中。为弄清底细，费长房以酒款待，老者后来约他同入葫芦中，只见葫芦中金碧辉煌，美酒佳肴。费长房即拜老者为师，学修仙之道。数载后，他术精业成，辞师出山，又得壶翁传赠的治病鞭鬼之竹杖，从此悬壶行医。从那时起，医师腰间挂的和诊所前悬的葫芦，便成了中医的标志。

二、历史上的名医与良医

　　《内经》以黄帝与多位医家的对话集结而成，其中出现多位医家姓名，如岐伯、俞跗、鬼臾区、伯高、少师和少俞等人，均为上古传说人物，无人能证明他们的存在。目前，历史文献中可见最早两位有真实姓名的医师是春秋时期的医缓和医和。在医师地位低下的古代社会里，传统正史的书写中极少有医师能进入史学家视野，因此能够被载入史册的医师,往往是与某项历史事件或某个医学事件相关。

(一)医缓与"病入膏肓"

《左传·成公十年》中记载了一则春秋晋国君主求医的历史,正式出现了一位医师的名字——医缓,即一位名为"缓"的秦国医师,其具体生卒年不详。成语"病入膏肓"便源自医缓的传说。

公元前581年,病中的晋景公曾梦见一个恶鬼,惊醒之后,召来巫师解梦。结果巫师详细描述出晋公梦中发生的场景,并预言景公"不食新矣",即活不到收麦子的时候,活不长久了。春秋时期"秦多名医",景公于是求助秦国,"秦伯使医缓为之"。秦国名医还未到晋国,晋景公再次做梦,梦见两童子,一个道:"彼,良医也。"另一个说:"居肓之下,膏之下,若我何?"所谓"肓""膏",晋杜预注解到:"肓,鬲;心下为膏。"唐孔颖达疏:"此膏,谓连心脂膏也。"用现代的术语解释就是心尖脂肪为"膏",心脏与胸隔膜之间为"肓"。此梦喻示疾病处在身体内部心脏极深之处。医缓诊断结论是"你的病无法可救了",因为病"在肓之上,膏之下,攻之不可,达之不及,药不至焉。"即所谓"病入膏肓"。

从中国史书上第一则医师疗病的记录,可了解到上古时期的医学史信息:第一,虽然春秋时期社会中医巫共处,但已有较明确的分工,疗病还是求助于医师;第二,医术高明的医师被尊为"良医";第三,对付疾病已采用多种手段;第四,对疾病症状的评估,按疾病抵达身体内部的深浅程度为参照。

(二)医和与"六气致病说"

《左传·昭公元年》中记载了公元前531年,晋国因争夺中原地区而与楚国发生战争。期间晋平公生病,向秦国求医,"秦伯使医和视之"。医和,即一位名为"和"的秦国医师。

医和诊视后判断此病无法治疗,原因是晋平公"近女室,疾如蛊。非鬼非食,惑以丧志。良臣将死,天命不佑。"晋平公听到后自然不服,医和从医理和天理两方面作出解释。

从医理而论。"天有六气,降生五味,发为五色,征为五声,淫生六疾。六气曰阴、阳、风、雨、晦、明也。分为四时,序为五节,过则为灾。阴淫寒疾,阳淫热疾,风淫末疾,雨淫腹疾,晦淫惑疾,明淫心疾。女,阳物而晦时,淫则生内热惑蛊之疾。今君不节不时,能无及此乎?"医和从天之六气分析身体疾病的病机与病因,指出女色属于"内热惑蛊之疾",国君若是不节制,就会受到蛊惑而丧志。晋国大臣赵孟问医和:"何谓蛊?"医和回答:"淫溺惑乱之所生也。于文,皿虫为蛊。谷之飞亦为蛊。在《周易》,女惑男,风落山,谓之蛊,皆同物也。"

由天理而言。医和指出:"良臣将死,天命不佑。"为什么呢?因为:"今君至于淫以生疾,将不能图恤社稷,祸孰大焉!主不能御,吾是以云也。"

因此,医和向赵孟建议不能只享受国家和国君给予的荣禄富贵,当国家因国王的荒淫而面临危机时,可及时出面阻止。赵孟听后,称医和为"良医"。

医和使用了阴阳、四时、五行、五声、五色、五味、六气等术语向晋平公解释疾病的原因,他提出的"六气致病说",成为后世病因学说的萌芽。六气是指天气作用于地,一年中阴阳之气存在盛衰变化,根据阴阳的变化分为三阴三阳。六气中的"六"体现的是阴阳学说的内容,以阴阳的模型对应气候的变化。"六气"中的"气"作为气的运动引起的各种变化,呈现出不同的特点。

（三）扁鹊

1. 生平简介　扁鹊是中国先秦时期影响最大的医家,《史记》《战国策》《韩非子》《列子》《淮南子》《盐铁论》等多种著作都记载了他的事迹,书中所载大多源于民间传说,说法比较零乱,具有神话色彩。司马迁在《史记》中将扁鹊与仓公并列作传,留下了中国历史上第一篇专为医家所写的传。

古人用吉祥的名字比喻神医,寄寓了对医师的深切期望和赞美。

关于扁鹊里籍,西汉韩婴《韩诗外传》记述为"郑医秦越人";司马迁《史记·扁仓公列传》记述为"齐勃海秦越人血,家在于郑",记述为"卢人也",是对"齐勃海秦越人"的具体化。此观点在西晋已得到一致认同,以后历宋、元、清各代学者凡论及扁鹊里籍皆认为其为卢人。古人采用"扁鹊"这个吉祥的名字比喻医师,寄寓人们对医师的期望与赞美。

扁鹊在年轻时当过舍长（守护客馆的负责人）,在客馆里他结识了当时的名医——长桑君,并学医于他。传说他从长桑君处获得禁方。

2. 医学贡献　扁鹊对于切脉法有独到的研究,《史记》记载其为赵简子切脉诊病的故事。赵简子病重"五日不知人",众人惊慌失措,扁鹊切脉后认为赵脉象正常,不必大惊小怪。后来赵简子果然苏醒。

扁鹊在诊治疾病中能够灵活运用多种治疗方法,如砭法、针灸、汤液、按摩、熨帖等。有一次他路过虢国,虢国太子患病（尸厥）,他带领弟子运用多种医疗方法将他挽救过来。人们纷纷赞其为神医,扁鹊却说:"越人非能生死人,此当自生者,越人能使之起耳。"成语"起死回生"便出自这个典故。

据《汉书·艺文志》记载,曾有《扁鹊内经》9卷和《扁鹊外经》12卷,是扁鹊医学的重要代表作,惜失传。现存《黄帝八十一难经》,唐代杨玄操认为是扁鹊所著。扁鹊医学的遗存散见于不同时期的文献中,如《脉经》《删繁方》《千金翼方》等。

扁鹊医派发端于东夷,是中国医学史上早期医学学派,是不同时期扁鹊医学理论的传承与演进。它具有完整的理论体系,最突出的标志是五色脉诊,五色脉诊便是扁鹊的发明。该医派注重经脉理论、未病先防;治疗上以砭针、方药为主,强调补虚泻实、调和阴阳。

（四）华佗：麻沸散与五禽戏

华佗（图3-2）,字元化,沛国谯（今安徽省亳县）人,生活于公元2—3世纪。华佗是东汉末期著名医家,《后汉书》《三国志》均有其传记。华佗年轻时曾"游学徐土,兼通数经,晓养性之术"。行医足迹遍及今江苏、山东、河南、安徽等地。相传华佗生前有不少著

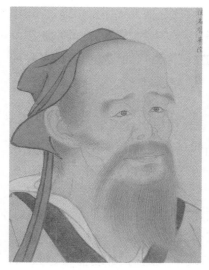

图 3-2　华佗像

来源：https://commons.wikimedia.
org/wiki/File: 汉名医华佗.jpg

作，但未见流传下来。

华佗在医学上最著名的成就是最先使用"麻沸散"进行全身麻醉，施行剖腹手术。《后汉书》载："若疾发结于内，针药所不能及者，乃令以酒服麻沸散，既醉无所觉，因刳破腹背，抽割积聚。若在肠胃，则断截湔洗，除去疾秽；既而缝合，敷以神膏，四五日创愈，一月之间皆平复。"

华佗精通内、外、妇、儿等各科。史书中记载了许多华佗"妙手回春"的病案和传说。如：曹操患有头风病，屡治无效，其他医师束手无策，华佗用针当即止痛。

华佗重视体育锻炼，他曾对弟子吴普说："人体欲得劳动，但不当使极耳。动摇则谷气得消，血脉流通，病不得生，譬犹户枢，终不朽也。"华佗认为适当的运动可以帮助消化、畅通气血，不但能预防疾病，还可以延长寿命。因此，他吸取了古代"导引"的精华，模仿虎、鹿、熊、猿、鸟等 5 种动物活动的姿态，创造了"五禽戏"。弟子吴普坚持习练，活到九十多岁仍然"耳目聪明，齿牙完坚"。"五禽戏"开创了中国医疗体育的先河。

（五）"太仓公"淳于意

淳于意（约公元前 205—公元前 150），山东临淄人，曾当过齐国的太仓长（主管国家仓库的官），因而人们常称他为"太仓公"或"仓公"。他少年时喜好医学，曾学医于淄川公孙光，后来又拜公乘阳庆为师，习医 3 年，学习了公乘阳庆所传的《黄帝扁鹊之脉书》《五色诊》《药论》等，成为医术高明的医家，是唯一见于正史记载的西汉时期医学家。

《史记》中共记载了淳于意叙述的 25 例医案，当时称为"诊籍"，这是中国医学史上现存最早的医案，其中大部分较详细地记载了患者的姓名、住址、职业及病理、辨证、预后、治疗、结果等内容。从这些"诊籍"中可以看出，淳于意在诊断方面精于望色和切脉。在 25 例医案中有 10 例是根据观色察脉来断定生死的。"诊籍"中提到浮、沉、弦、紧、数、滑、涩、长、大、小、代、弱、实等脉象，多数沿用至今。

在治疗方面，淳于意常用的有汤剂、散剂、含漱剂、药酒、丸药、针灸、冷敷等，如用莨菪催乳、芫花驱虫、酒发汗等。其中采用物理降温的冷敷法较为突出，如在治川王"蹶证"一案中，针对其身热、头痛的主要症状，采用"寒水㳇其头"，并配以针刺阳明脉而获效显著。

淳于意对有些疾病的病因有非常正确的认识。如龋齿，其认为是由于"食而不漱"引起；沓风，是由于嗜酒所致。他反对信从方士炼服五石，曾劝说过当时齐王的侍医遂，不要炼服五石，并指出这种做法的危害性，但是侍医不听，后来果然发痈疽而死。

（六）董奉与"杏林春暖"

董奉（约 220—280），又名董平，字君异，号拔墘，侯官县董墘村（今福州市长乐区古槐镇龙田村）人。少年学医，信奉道教。年轻时，曾任侯官县小吏，不久归隐，边练功边行医。董奉治病不取钱物，只要重病愈者在山中栽杏 5 株，轻病愈者栽杏 1 株。数年之后，有杏万株，郁然成林。春天杏子熟时，需要杏子的人，可用谷子自行交换，董奉再将所得之谷赈济贫民。后世称颂医家"杏林春暖"，盖源于此。

董奉医术高明，传说其有仙术。南宋兴定十三年（1220 年）周守忠撰《历代名医蒙求》，载其事迹云："时士燮为交州刺史，得毒病，死三日。奉时在南方，往，以三圆药内口中。食顷，燮开目动手足，颜色还故；半日能起，遂活。人问其故，曰：初见赤医吏追去，董真君有命，遂得回耳。"

第四节 考古出土的医学文献与中国古代的医学世界

考古出土的医学文献，在医学、史学、人类学等诸多领域都展现了不可替代的价值，其医学价值主要表现在 3 个方面：①揭示了某些医药学术的渊源；②反映古代多方面的医药成就；③补白一些失传已久的医学史料。

中国的医学考古发端于 19 世纪末。至 20 世纪 30 年代前，医学考古处于材料发掘、积累阶段，尚缺乏全面、深入研究。这一阶段，殷墟甲骨、敦煌莫高窟藏经洞、西北地区的简牍等被陆续发掘，多种古代医学著作重见天日。20 世纪 30 年代起，在大量出土文献整理的基础上，学者开始深入研究，如：基于甲骨文研究的胡厚宣《殷人疾病考》，基于西北地区简牍研究的罗福颐《祖国最古的医方》等。20 世纪 60 年代之后，全国各地展开考古工作，医学考古材料随之大批出土，考古学界与医学机构陆续发掘的秦汉墓葬中，出土了一批简牍帛书，为研究这一时期的医学发展状况提供了十分珍贵的资料。

步入 21 世纪，跨学科研究、合作被更多地引入出土医学文献研究。2012 年发掘的老官山汉墓，出土了大量的医学文献，填补了中国医学史上的不少空白。近代出土的不少文献、文物被英、法、德、俄、日等国掳去，收藏在世界几大著名的图书馆，如法国国家图书馆、大英图书馆等。此外，俄罗斯所藏的这部分文献在 20 世纪 80 年代中期以前从未对外界公开，以致世人鲜知。

一、马王堆医学

1972 年初至 1974 年初，在湖南长沙市东郊马王堆先后发掘出三座汉墓，出土数千件文物与稀世文献。其中一号汉墓出土一具保存完好的女尸，显示出西汉时期高超的防腐技术。三号汉墓出土一批简帛书籍，涉及古代哲学、历史、医药、天文、地理等方面，共

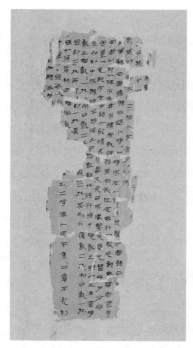

图 3-3   马王堆汉墓文物出土
帛书《杂疗方》，藏湖
南省博物馆

来源：http://61.187.53.122/
Collection. aspx？id＝1283&lang＝
zh-CN

20 余种，约 12 万字，大部分是已经失传的珍贵文献，也有部分现存古籍的不同版本。在这些典籍中，医书达 14 种。其中帛书有《足臂十一脉灸经》《阴阳十一脉灸经》甲本、《阴阳十一脉灸经》乙本、《脉法》《阴阳脉死候》《五十二病方》《却谷食气》《导引图》《养生方》《杂疗方》（图 3-3）《胎产书》等，其中《阴阳十一脉灸经》甲、乙本内容基本相同，实为一种，共 10 种。竹木简 200 支，分别为《十问》《合阴阳》《杂禁方》《天下至道谈》，共 4 种。这些古医书早已失传，《汉书·艺文志》中亦未见记载，部分医书的成书时间早于《内经》。马王堆汉墓开启了学者对汉代甚至此前文化认识的新通道。

但凡论及中国医学理论的最早文献，无论是中医学、汉方医学、韩医学，都会提到《内经》，但马王堆医书的成书年代与《内经》相比更加久远，比较接近于中医学理论最初的形态。马王堆文物的出土也结束了中国医学史中所称"我国第一部医学著作是《黄帝内经》"。

（一）《足臂十一脉灸经》《阴阳十一脉灸经》

两书主要记载了人体 11 条经脉的循行走向及主治疾病，是中国迄今最早论述经络学说的文献。书中所记载的 11 条经脉，与《内经》中的 12 条经脉相比，少了一条手厥阴经。内容比较古朴，对各条经脉的命名也不统一；在治疗方面仅载灸法，缺少针法和腧穴；对于 11 条经脉的记述也无规律可循，每条经脉的循行路线各自独立，互不相干。这反映出当时上下纵横经络系统的概念还没有全部形成。《灵枢·经脉》所载 12 条经脉的循行走向则很有规律，因此，普遍认为这两部灸经是《灵枢·经脉》的祖本。

（二）《五十二病方》

《五十二病方》全书约 15 万字，因目录列有 52 种病名并有"凡五十二"字样而由整理者命名。每题记述治疗一种疾病的方法（实际上应包括 100 余种疾病）。所载医方 283 个（原数应在 300 个左右，有部分残缺），用药 274 种，其中将近半数在《神农本草经》中未载。涉及内、外、妇、儿、五官各科疾病，其中外科病证较多，包括外伤、动物咬伤、痈疽、溃烂、瘤、皮肤病、肛肠病等，内科疾病有癫痫、疟疾、食病、癃病、寄生虫病等。

书中所载方剂以复方为主，通过对这 200 余方的药物配伍、剂型、方剂用法等方面进行分析，发现当时对于方药的应用，已初具方剂学的雏形。其剂型有丸、饼、曲、酒、油膏、药浆、汤、散等多种。该书还记载了手术法、敷贴法、药浴法、烟熏法或蒸气熏法、熨法、砭法、灸法、按摩法、角法等丰富的外治法。其中，在诸伤条下记叙了 16 条不同伤症的治疗方法,包括止血、镇痛、清创、消毒、包扎等环节,强调对感染或坏死组织的创面应先清创后敷药。书中关于疾病证候和诊治的内容大多是医学史上最早的记载,反映了当时临证医学的实际水平。

（三）《养生方》《却谷食气》

《养生方》是一部以养生、房中术为主的方书,共 32 篇。全书以医方为主,现存医方 70 个,其内容主要是滋补强壮和增强体力,反映了古人在强身健体、养颜健美、性保健等方面所取得的成就。《却谷食气》主要记载"辟谷"与"食气"等内容,是中国现存最早的有关气功的著作,对于研究中国气功导引的源流和发展有一定参考价值。

（四）《脉法》《阴阳脉死候》

《脉法》书中首句有"以脉法明教（天）下"的字样,并指出:"脉亦圣人所贵也",因此要"书而熟学之"。可见是师徒传授脉法之书。此脉法主要指灸法和砭法,而非诊脉之法。这是一部迄今最早提出人体气与脉的关系、确立治病应当"取有余而益不足"等虚实补泻要领的古医籍。

《阴阳脉死候》主要论述了由表知里诊断致死疾病的方法,是最早的诊断专书。其中记载了 5 种死候的具体症状和特征。书中记述的肉、骨、气、筋,反映了医学理论与五行学说尚未配合之前人们对人体组织的认识。

（五）《十问》《合阴阳方》《天下至道谈》《杂禁方》

这 4 种书均为竹简本,约成书于秦汉之际。其中《十问》《合阴阳方》《天下至道谈》主要论述了养生学和房中术等内容,《杂禁方》则是祝由方。

（六）《导引图》

《导引图》是中国迄今发现最早的医疗体操图。导引术历史悠久,有关著作与图少有流传。马王堆三号墓出土的帛画彩色导引图,长约 100 厘米,宽约 50 厘米,绘有 44 个年龄、性别不同,动态各异,形象逼真的人物姿势。其动作大体可以分为呼吸运动、四肢和躯干运动、持械运动 3 种,其中部分动作是模仿动物而编成的。采用这些动作进行锻炼,可以起到伸展肢体、宣导气血、增强体质、防治疾病的作用。有些图中标有简要的文字说明,如"引聋""引脾病""信"（鸟伸）等。

二、张家山汉简

1983 年底至 1984 年初,在湖北江陵张家山所发掘了 3 座西汉前期墓葬,墓中历谱显示,墓主人应该于吕后二年（公元前 186 年）或其后不久去世。从墓葬规模来看,墓主人的身份应为一名低级官吏,精通算术、法律、医术、导引。墓中有竹简相继出土,内容包括法律、历史、算数、医学等。其中,医学方面的有《脉书》和《引书》。学者将张家山汉简《脉书》与马王堆汉墓帛书对照后发现,《阴阳十一脉灸经》《脉法》《阴阳脉死候》与《脉书》的第 2 部分内容大体相同,并且可以互相校勘而补充缺文。张家山汉简医书对理解古代的医学知识有着较高的学术价值。

（一）《脉书》

《脉书》今存 65 简，2 028 字，分 5 部分。内容多与针灸有关，大体与马王堆出土的《阴阳十一脉灸经》《阴阳脉死候》《脉法》类同。《脉书》中有关疾病的记载是按照从头到足的顺序排列，其中不少病名可以在《五十二病方》中找到。除针灸内容外，该书还涉及病证、生理等内容，如：第 1 部分论述了 67 种疾病的名称及其简要症状，涉及内、外、妇、儿、五官科病证；第 4 部分用四言韵体文论述人体骨、筋、血、脉、肉、气等生理功能及其发病为"痛"的证候特征。

（二）《引书》

《引书》今存 113 简，3 235 字。与马王堆《导引图》相比，该书无图而以文字说明导引动作，《导引图》则有图无文字说明。《引书》论述四季养生之道，记载导引术 110 种，其中描述术式 85 种，用于治病者 50 种；讨论致病因素和防治方法，指出："治八经之引，炊（吹）、昫（呴），虖（呼）、吸，吸天地之精气，实其阴，故能毋病。"

三、老官山医学

2012 年 7 月至 2013 年 8 月，在成都市天回镇老官山发掘出 4 座西汉时期墓葬，时间约在西汉景帝、武帝期间，略晚于湖南长沙马王堆和湖北江陵张家山汉墓。该墓葬出土了一批珍贵的医药文物文献，包括 920 支医简、一座人体经穴漆人，一批中药材等。该 920 支医简大致分为 9 部医书和 1 部律令文书《尺简》。9 部医书中除《逆顺五色脉藏验精神》外，其余均无书名，根据其简文内容定名为《敝昔诊法》《诊治论》《六十病方》《诸病》《十二脉（附相脉之过）》《别脉》《刺数》和《医马书》。

（一）《敝昔诊法》

全书共 50 余支简，基本为残简。该书内容专论诊法，整理者定名为《敝昔诊法》。该书围绕"赤、白、仓（苍）、黄、黑"五色论述脉诊，并论及从脉象判断五脏病的病机、病状，为扁鹊脉法的整理和研究提供了非常重要的原始信息。

（二）《诊治论》

全书共 50 余支简，竹简保存基本完整但字迹残损较多，主要论及疾病诊断、治疗、死候等。全书论及"五死""五痹""五风""心至"等疾病的表现及诊断，并记载运用"石""发"疗法的宜忌。

（三）《六十病方》

全书约 215 支简，竹简保存较为完整，共约 9 000 字（不含缺文）。因目录列出 60 种病及编号，故名《六十病方》。该书目录由 15 支有病方编号的题名简构成；正文由约 200 支与题名简病方编号相对应的病方简构成。全书以病证和治疗方药内容为主，是老官山汉墓医简中使用药方治疗临床各科病症的方书。共载方剂 81 首以上，用药达 200 余种。

所用药物大多为有着重要临床价值且沿用至今的药物,如:酒、姜、桂、附子、乌头、蜀椒、细辛等。所载方剂以复方为主,药物配伍呈现出一定规律性。所载治疗病症近百个,以内科为主,也涉及外科、妇科、儿科和五官科。

(四)《诸病》

全书共 230 余支简,医简保存较为完整,300 余字(不含缺文),专论各科疾病的病因、症候、鉴别诊断、预后及调摄,是中国迄今为止发现的第一部全面论及各科疾病病因、病机、症候、鉴别诊断的中医疾病学专书。全书按照书写风格、行文体例可分为"诸病一"和"诸病二"2 篇,全书共记载 200 余个病证,分属于不同的大类病证。所载疾病以内科病为主,涉及外科、妇科、男科、五官科、伤科等,且每类疾病又按辨证分为多种。如:风病按脏腑辨证分为心风、肝风、脾风、肺风、胃风;瘕病按气血津液辨证分为血瘕、气瘕、石瘕。这反映出当时疾病辨证已涉及脏腑辨证、气血津液辨证、病因辨证和病位辨证。

(五)《十二脉(附相脉之过)》《别脉》

两书共含医简 52 支,竹简保存较为完整。《十二脉》记载人体 12 条经脉循行和病候,较马王堆汉墓出土的《足臂十一脉灸经》和《阴阳十一脉灸经》的"十一脉"多 1 条"心主之脉",与《灵枢·经脉》十二经脉系统一致。该书是迄今最早论述"心主之脉"循行和病证的文献,也是中国最早完整论述现行十二正经经脉的文献,学者认为这可能是经脉系统由"十一脉"向现行"十二脉"演变的重要转折点。

《别脉》共含 9 支简,字迹残损较多。全书专门论述 9 条"别脉"的循行、病证和灸法。该书所载经脉循行模式和病候,与十二经脉系统的基本特征不相吻合,或为当时另一经脉体系。

(六)《刺数》

全书共含 45 支医简,保存基本完整,字迹有少许不清。全书分为总论和各论两部分。总论论述针刺治疗的总体原则;各论记载了 40 种疾病的针方,每首方内容包括病证、穴位(部位)、刺激量;所载治疗病种涵盖痛证、神志病、脏腑病、皮肤科、五官、妇科等。该书是关于针刺法及其临床运用的最早记载,所载 40 首针方亦是现存最古老的典型针方。

(七)《逆顺五色脉藏验精神》

全书共含医简 66 支,基本为残简。主要记载色诊、脉诊、致病原因、治疗方法等内容论及脉诊的损至、逆顺、预后,色诊的相乘及五脏相关,不同方位风邪致病的症状和预后,石法、灸法的宜忌等,反映了当时中医学诊断方法的水平。

(八)《医马书》

全书共含医简 184 支,基本为残简,文字残损严重。专论马病的诊治,是中国迄今为止发现的第 1 部兽医学专著。该书论述多种马病的病名、病位,病因病机、病证表现、治疗方法和方药,以及预后、疗效、治疗宜忌、将护方法等。

(九)经穴髹漆人像

在三号墓发现的木胎髹漆人像,高约 14 厘米,五官、肢体刻画准确,头与肢体结构比例协调，人像身体上用白色或红色描绘的经络线条和穴点清晰可见，并在不同部位还阴刻"心""肺""肾""盆"等小字。其体表有阴刻白色经脉细线共 29 条，与《灵枢·经脉》所记载十二经脉循行分布特点大体类似，但具体循行仍有较多差异。同时，对比帛书十一脉循行、绵阳双包山漆人的十脉循行，可发现其经脉循行径路和交汇信息等均更为丰富复杂。该经穴髹漆人与大量医学典籍一同出土，说明这些遗物并非随葬明器，而可能是墓主生前行医、教学中使用过的，应是我国发现的迄今最早、最完整的经穴人体医学模型，对解开中华医学经脉针灸理论的起源具有重要意义。这也证明在西汉早期中国的中医针灸学已经形成了较完备的理论体系。

老官山出土的医简，介于早期的马王堆医书和中国首部医学典籍《内经》之间，而且9 部医书都与人体医学有关，既涉及病机，又有证候治疗及针灸、脉象等，涉及医学各方面，学术价值极高。

通过整理研究出土医简，学者认为其医简的学术价值高于马王堆医书，老官山中除经方，还有多味花剂复合方，还有一些药方沿用至今。老官山的出土医简引发一个新学术研究热点——扁鹊学派的探源，扁鹊在医学史上是一个有争论的人物，甚至有说法认为他只是一个传说中的人物，因为扁鹊本人留传下来的文献几乎没有。有学者以为这批出土医简就中遗失的扁鹊学派医书，并由此证实历史上扁鹊学派是独立存在过的，但也有学者不同意这种判断。

四、敦煌医学文献

1900 年，在敦煌莫高窟内发现了总数约 6 万卷的文献，大部分为手写本，少量为木刻本，医学文献只占其中一小部分。这批医学文献，大部分写于六朝及以前，但也有部分是隋唐时期的作品。主要由甘肃省敦煌莫高窟的医学卷子本为主。此外，新疆、青海、四川等地也发现了许多古卷写本，其中有少量属于医学文献，而这些文献也被现代学者归为敦煌医学文献并进行研究。它们可被分为 93 种，内容涉及伤寒、本草、针灸、五脏等方面。这些文献中包含了长期失传的医药古籍及流传至今的古籍的最早传写本，可以反映早期医学文献的原貌，对研究中医学历史、解答医药文献的部分疑难问题等都具有极为重要的价值。许多学者都对这些文献作了研究和整理并取得了丰硕的成果，最终还促成了敦煌学的形成。

根据马继兴先生的研究，敦煌医学文献分为 11 类：医经，五脏论，诊法，伤寒论，医术，医方，本草，针灸，辟谷、服石，杂禁方，佛家、道家医方，医史资料。这些医学文献为中医学理论、医史研究等提供了大量原始资料。如《张仲景五脏论》《明堂五脏论》《耆婆五脏论》等，为古代脏腑理论研究提供了新的依据。

1988 年，马继兴的《敦煌古医籍考释》出版，开创了全面研究敦煌医学之先河。该著作收集流散国内外敦煌卷子古医书 80 余种，并按提要、原文、校注及备考等项叙述。"提要"考察其版本源流、作者及成书年代、抄写时代、书写形式等,介绍其所述主要内容、现存状况与拼合析分之缘由;"原文"依原卷子缩微胶片或影抄件录入;"校注"则对原文中俗写、异体、古体、讹字、讳字等考证出注说明,有与传世文献相同者加以互校,出注说明异同;"备考"记述卷子来源,现藏何处。

　　1994 年丛春雨所编的《敦煌中医药全书》出版,按 10 部分展开医学文献的专门讨论:医理,古藏医药,针灸,诊法,本草,医方,道医,佛医,遗书医事杂论,形象医学。1988年,王淑民出版《敦煌石窟密藏医方》,选录较为完整的医方 475 首,将其按主治疾病分类编排,共分辅行诀脏腑用药法要、天王补心丸、黄疸病方、反胃方、呕吐方、消渴方、蒸病方、霍乱方、蛊毒病方、诸痢方、内药方、头风方、房中方、妇人方、小儿方、男子诸方、养生方等 65 类。2016 年出版的《敦煌医学文献研究集成》收录了近百年来研究敦煌医学的著作和部分论文,以目录概览和文章辑录的形式,从文献研究、临床应用、实验观察、其他相关研究 4 个方面展开,可视作敦煌医学文献研究的入门读物。

五、俄罗斯藏中国出土之医药文献

　　俄罗斯现存的中国出土之医药文献,主要以卷子本实物为主,均保存在俄罗斯科学院东方学研究所圣彼得堡分所。其中绝大部分是 1914—1915 年在敦煌附近发现的,故俄罗斯学者在整理这批文书时统称为:"敦煌藏卷"。

　　(一)敦煌出土的中医药文献

　　这批文献有:《亡名氏服药咒》《钟乳散方》《不知名医方第三十八种》《壁鬼方》《黄帝内经素问注》《妇科秘方》《不知名医方书第三十七种》《相书五种》和《不知名医方第四十种》等。

　　(二)黑城出土的中医药文献

　　黑城是中国的古地名,又称黑水城,或哈拉浩特,是公元 11—13 世纪西夏时期的古城,其地理位置在今内蒙古自治区西北部的额济纳旗附近。这批文献有:《不知名医方第三十九种》《(新雕)孙真人千金方》《不知名医方第四十二种》《佛教医文第一种》和《辰龙麝保命丹》的商品仿单等。以《佛教医文第一种》为例,该文献为写本,残页,蝴蝶装。共有 3 篇医文汇集,分别记录了除病的仪式、咒语和药品。

　　(三)和阗出土的中医药文献

　　和阗是中国的古地名,汉唐时期又称为于阗,今为新疆和田县。这批文献有:《黄帝明堂经》甲、乙、丙三卷,《服药符箓仪轨》和《驱祟方》。以《黄帝明堂经》丙卷为例,该卷为残片,撰者不详,记有上窌(聊)、次窌(聊)、中窌(聊)、下窌(聊)及附分等穴名、部位、刺灸法及其主治。

小|结

从原始人不经意地按揉疼痛部位,到秦汉时期中医学理论体系的确立,再到现代医学领域的不断创新,医疗活动始终伴随人类文明的进步发展。

《黄帝内经》《皇帝八十一难经》《伤寒杂病论》《神农本草经》被公认为中医四大经典及奠定中医药的理论基础;阴阳五行、脏腑经络、辨证论治、"君臣佐使"等理论成为中医药的核心思想。历代医家在研究前人学术的基础上,结合自己的经验,不断创新,使得中医学历久弥新。中医学在历史长河、世界舞台中,通过临床疗效,证明了其自身的价值。

思|考|题

1. 如何从古代医师的称谓理解中国医师的形象与定位?
2. 中国的医学理论由哪几个方面构成,经典作品是什么?
3. 如何理解出土医学文献和文物与中国医学史的关系?

参考文献

[1] 陈邦贤. 中国医学史[M]. 北京:商务印书馆,1937.

[2] 陈德述. 略论阴阳五行学说的起源与形成[J]. 西华大学学报(哲学社会科学版),2014,(2):1-6.

[3] 弗雷泽. 金枝[M]. 徐育新等,译. 北京:中国民间文学出版社,1987:1005.

[4] 傅景华,傅景春. 黄帝内经的三大注本体系[J]. 湖北中医杂志,1983,(5):43-46.

[5] 葛兆光. 中国思想史[M]. 上海:复旦大学出版社,1997:14.

[6] 胡厚宣. 甲骨学商史论丛初集[M]. 石家庄:河北教育出版社,2002.

[7] 马继兴. 马继兴医学文集[M]. 北京:中国古籍出版社,2009.

[8] 阮元. 十三经注疏[M]. 北京:中华书局,1980.

[9] 王冰. 黄帝内经素问[M]. 北京:人民卫生出版社,1963.

[10] 吴敦序,张煜. 经络学说的历史演变概述[J]. 上海中医药大学学报,2014,(6):3-6.

[11] 徐建云. "六气致病说"的提出及其医学学术价值[J]. 南京中医药大学学报(社会科学版),2008,(9):151-153.

第四章 交融与转变：中世纪的医学世界

　　欧洲历史主要分3个时期：古典时代(classical civilization,公元前5世纪—公元5世纪)或古代；中世纪和近代。"中世纪"一词是从15世纪后期人文主义者开始使用的，时间自西罗马帝国的崩溃到文艺复兴和航海时代之间的时期，即公元5世纪—15世纪。

　　从世界文明发展史角度考察，这段时期，亚洲的中国历经了隋、唐、五代、宋(辽、西夏、金)、元、明等朝代，直至清康熙年间，期间唐、元、明清时期中国的经济文化和科学技术处于高度发展阶段，通过陆地和海上丝绸之路与西方世界展开频繁的经济与文化交流。日本则经历了飞鸟、奈良、平安、镰仓、南北朝直到室町时代，在其文明建设过程中受中国文化影响极深。

　　7世纪阿拉伯人入侵南亚的印度社会，并在11世纪征服印度；8世纪起阿拉伯人向北向东突进到欧洲，南下意大利罗马，至8世纪中叶，以伊斯兰教为核心的阿拉伯人建成横跨亚欧非的大帝国，其版图西临大西洋，东至印度河，同时与中国边境接壤。阿拉伯帝国因其独特的地理位置，在其兴起的过程中改变了周边许多民族的发展进程，在中世纪的历史上阿拉伯波斯文化对世界科技及医学的发展产生了非常重要的影响。当时中国人将阿拉伯国称为"大食"。

　　因此，在空间上，中世纪的医学史可分为两个各自独立发展，又有交互影响的医学区域：一方面是以基督教思想为主的西欧医学发展史，另一方面是由伊斯兰教主宰的阿拉伯文化对世界的医学贡献。从医学文化史角度可以发现中世纪东西方医学之交流景象，古希腊、古印度医学由阿拉伯人继承与保存下来，并译成拉丁文回传给欧洲医学界；东方的医学通过丝绸之路与阿拉伯医学产生文化对话，阿拉伯和印度佛教医学润物细无声地渗透到中国医学之中。在东方亚洲区域内，日本的遣唐使在中国学习儒学和医学，回到日本创建了本土医学。

　　中世纪是一个固守继承古典医学的时代，也是一个多民族交流创建多元文化的时代。

第一节　古典医学的衰落

　　在古典文明向中世纪过渡的进程中，有一种力量的变化是不容忽视的，这就是基督教在欧洲的兴起、传播和普及，它影响到欧洲的信仰和文化。罗马帝国对基督教由最初的迫害，到最后接受，并立其为国教，欧洲多民族原先的多元化信仰逐步被基督上帝所取代。罗马帝国灭亡后，教会成为希腊罗马文明的继承人，掌控欧洲的信仰、文化和社会。

一、基督教医学与拜占庭医学

476年，西罗马帝国灭亡，罗马帝国迁到欧亚交界的君士坦丁堡，建立东罗马，16世纪史学家称之为拜占庭帝国。中世纪西欧地区掌握古代医学学术传统的行医者人数下降，医学的发展受到影响。另一方面，持续不断的战争、疾病、饥饿、灾荒对社会和生命所造成的灾难势必会导致人们心理上的恐慌，于是纵容了迷信风气的滋长。一次又一次的瘟疫流行，为人们在心理上接受神秘主义准备了外在条件，神秘主义和魔术医学在欧洲再次抬头，此时，信心和信仰疗法对于无助的人和无能为力的人而言是最后一帖良方。

（一） 犹太医学与基督教信仰疗法

信仰疗法（faith healing），是指透过祈祷或宗教灵修的方式，对生理或心灵上的疾病，借着上帝或圣灵的力量，进行医治及治疗。这是在早期文明社会中普遍存在的医疗手段。但中世纪欧洲盛行的信仰疗法完全受制于基督教思想统治的影响，基督教的信仰疗法从思想、观念与方法上与犹太医学有着千丝万缕的联系。

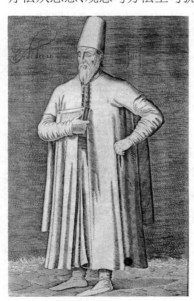

图4-1 16世纪的犹太医师

来源：https://en.wikipedia.org/wiki/Jewish_medicine#/media/File:Jewis_Physicians;_engraving_Wellcome_L0004087.jpg/2018/10/06

1. 犹太医学 犹太医学是以希伯来文和阿拉伯文写就，早期的医学知识和信息保存在《圣经》中，基本属于僧侣医学，充满了神权思想。犹太人相信上帝是人类唯一的健康主宰，也是一切疾病的主宰。犹太医学的思想是神直接降下疾病作为惩罚与规训，比如上帝可使人患麻风，也能使人痊愈。犹太医学的病理观念就是魔鬼致病论，但唯有上帝可以治疗，犹太医学禁止信徒使用魔术治病，只有向神祈祷恳求治疗，通过信仰获得救治。医学的权利掌握在上帝或神手中，因此犹太医学的知识只能从他们的宗教条文中寻找研究。

《圣经》明示祭司的责任是监管所有宗教活动，医疗祭司是唯一的正式医务工作者（图4-1），他们的工作是清洁人的身体与灵魂，带有宗教告诫特征的"清洁"被写入卫生法规列入《圣经》。成为宗教的犹太医学注重神秘仪式与教义，清洁的沐浴变成了象征性的洗礼，比如妇人经期的清洗、患麻风病者沐浴及接触尸体后的清洁，都与宗教观念有关。

2. 信仰疗法　当古典传统文化在罗马走向式微的同时，基督教于 313 年被定为罗马国教。宗教的救赎观、基督教对未来的信心和人道主义关爱精神在当时疾病丛生的社会中就显现出其独特的优势，捕获了人们的信任，使人们重新燃起希望之火。医学又回到古代犹太教传统中。基督教认为，医师治疗病人，无异于干涉神的意志，疾病与自然灾害一样，是神的造访，是神意欲惩罚人间罪恶或是激励他们的精神。因此，不必询问病因，询问疾病是有罪的。任何的治疗都是针对精神的，而不是肉体的。因而，信心疗法、使用护身符和驱魔仪式都得到官方的认可。教会在教堂和修道院中设立病榻，病人满怀希望地睡在修道院内，期待奇迹发生。无论是贫富、罪人或圣人，不分阶层与人种，在基督教修道院里任何人都能获得救助。

基督教的这一观念对医学产生了重要的影响。在兄弟般的友情、平等与慈爱的鼓励下，信徒以最大的牺牲去救赎病人，减轻他人的疼痛。中世纪欧洲医学信奉信仰疗法（图 4-2），当他们在接受严格考验时必须承受最凶恶与残暴的苦痛，为了担当信徒，有的人受截断肢体的折磨，有的人刺戳眼睛，当他们成为圣徒担当信仰疗法的医师时，他曾经受过苦难的部分就成为他最擅长治疗的部分。当时普遍使用的方法有祈祷、行按手礼、涂圣油及朝圣等。

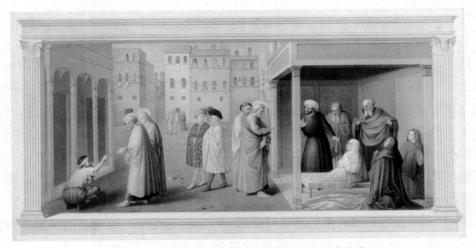

图 4-2　圣彼得和约翰以信仰疗法治疗残疾病人

来源：https://wellcomecollection.org/works/bjhgbm88? query＝Faith＋healing/2018/10/6

在这种宗教观念的指导下，人们不再害怕，也不再憎恨疾病。无论肉体多么病态和腐朽，它只是灵魂的外壳，而在神的面前，灵魂是纯洁的。如果说教堂和修道院在中世纪成为人们灵魂和心灵的依托，是疾病和罪恶救赎的场所，是人类前生和来世的过渡场，那么，修道院医学在中世纪便成为连接古典和通向文化复兴的关键节点。蛰居在修道院内的僧侣是当时最有权力和最有可能掌握知识与文化的阶层，他们精通拉丁语，垄断了知识和教育，只有僧侣可以进入图书馆、能够读书和写作。

（二）经院哲学

中世纪是经院哲学蓬勃发展的时代。经院哲学和经院医学涉及的是学术研究和学术继承问题。经院哲学（scholasticism，又称士林哲学或繁琐哲学）产生于11—14世纪，是欧洲基督教教会学院的一种哲学思想。它运用理性形式，通过抽象、繁琐的辩证方法论证基督教信仰，为宗教神学服务。中世纪早期的思想家只对基督教的圣经及信条等加以阐述，或是对文献、经籍中一些段落进行注释。到了11世纪，神学命题逐渐以辩证法的形式被提出。经院哲学家利用这种方法阐述各自的观点，展开了长期的争论，最后形成了唯名论与实在论两大派别。但这些哲学家最后不但使信仰变得越来越教条，而且使信仰变得更抽象、空洞，与实际生活格格不入。

在信仰疗法风行时，人们拒绝医学治疗，拒绝希波克拉底和盖仑的思想。至11世纪，随着经院哲学成为欧洲哲学和思想文化的主导，以研究注释希腊罗马医学为主体的经院医学也在欧洲形成。医学学者大量评论或注释古典作品，盖仑门徒所著之注释本数量远远超过了盖仑的原著数量。但是，他们并没有遵循盖仑的思想，而是以抽象、繁琐的辩证方法去解释医学经典，试图在医学和宗教经典之间寻求契合点。

10世纪以后，盖仑的"目的论"和亚里士多德的"目的论"与教会的观点不谋而合，盖仑和亚里士多德的作品均被奉为经典，不容任何批评，只能从中寻求启示。这样的环境不利于繁荣科学和医学。

（三）拜占庭医学

然而，中世纪欧洲没有完全与希腊罗马的文化隔断，在远离欧洲中心的拜占庭帝国保留了古代的文化。公元6世纪，查士丁尼皇帝曾想恢复罗马帝国昔日的风光，他试图通过宗教建立起社会、种族和地理上的统一，"一个国家，一个宗教"。在学术上，拜占庭帝国遵从希腊文化，保留并继承了柏拉图、亚里士多德、希波克拉底、欧几里得的思想，而成为欧洲文化的中心。教会的学术贡献是保留并翻译了用古希腊语、古叙利亚语和阿拉伯语撰写的古代文献，为继承和发展希腊罗马医学创造了条件。此时期的代表医学人物及其贡献包括以下。

（1）朱理安皇帝的御医奥利巴锡阿斯（Oribasius）是这个时期重要医学家之一。他出生于帕加蒙，是盖仑的同乡。遵照朱理安皇帝的要求，他编撰有《教堂医学》（*Synagoga Medicae*），这是一部完全遵循盖仑思想的医学巨著，试图将古代著作编集在一本书内，保留了古典的医学和科学思想。此外，他还编写过类似医学实用手册的小书。

（2）出生于6世纪的艾修斯（Aetius）也是一位很有影响的医学家，他的著作名为《四卷集》（*Tetrabiblos*），因书稿分为4部分，每部分又分为4集。《四卷集》详细地描述了甲状腺肿、狂犬病、白喉的流行和一些外科手术，对眼、耳、鼻、喉和牙齿的疾病也做了细致的记载。

（3）中世纪最出色的外科医师是爱琴海的保罗（Paul of Aegina）。《论医学》是他众多著作中唯一保留下来的一部，其中最有价值的是外科学内容。尽管当时解剖知识不足，但外科学技术还是有相当成就的。保罗做过的外科手术包括癌症、截石术、骨折、睾丸摘除术、静脉曲张等。这对研究早期外科学的发展无疑是有益的。

（4）拜占庭医学的另一贡献是药物学和药房，拜占庭帝国在药物学和药房方面的成就主要得益于阿拉伯医学的影响，原罗马药学家迪奥斯科里德斯（Dioscorides）的《药典》（图4-3）一书被译成阿拉伯文，记录了近900种有价值的动物、植物和矿物药。14—15世纪再次出版。

中世纪医学文化的另一个图景就是，在保存和继承希腊罗马的医学的同时，开始了东西方医学文化的传播与交融。

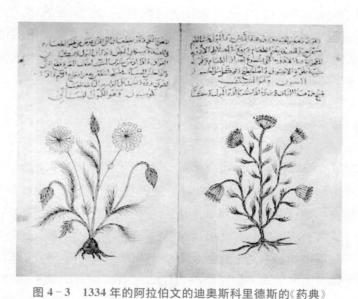

图4-3　1334年的阿拉伯文的迪奥斯科里德斯的《药典》

来源：https://en.wikipedia.org/wiki/History_of_pharmacy#/media/File：Arabic_herbal_medicine_guidebook.jpeg/2018/10/06

第二节 | 中世纪的医学新时代——阿拉伯医学的黄金时期

当古典医学在中世纪的欧洲走向衰落时，阿拉伯医学随着阿拉伯帝国的强盛而异军突起。阿拉伯医药学以伊斯兰民族为主体，涉及古代两河流域、波斯、埃及、中亚及中国新疆部分地区，医学知识由古希腊、古罗马、波斯、叙利亚、中国和印度等多民族的医学文化体系融合而成。阿拉伯伊斯兰医学出现于8世纪，定型于10世纪，它以伊斯兰哲学与宗教思想为指导，以本民族医药文化为核心，翻译古代希腊罗马医学知识。持续百年的译注运动，阿拉伯人吸收、消化了大量的异域医学文化，将东西方各种医药知识融为一体，形成以阿拉伯文与拉丁文两种语言书写的医学特色，创建了一个独具阿拉伯特色的伊斯兰医药文化新时代。该时期称为阿拉伯医学的黄金时代。

阿拉伯-伊斯兰文化最初以巴格达为中心,之后学术西渐,形成开罗和科尔多瓦两个中心。巴格达、开罗、科尔多瓦被认为是阿拉伯-伊斯兰文化的三大源泉。在这三个中心都建有大型医院和大型图书馆。当时游学之风盛行,阿拉伯学者奔赴各地办校,开展教育,传播知识,同时充分地利用被征服地区固有的文化资源博取各地所长,开展学术与文化交流。阿拉伯人征服的印度北部和波斯,以及曾长期受希腊罗马统治的叙利亚、埃及和北非,这些地区都曾是世界文明的发祥地,拥有丰富的科学文化遗产。阿拉伯人从印度文化中吸收了文学、哲学、数学和天文学方面的营养,从波斯文化中吸收了文学和艺术方面的知识,从古希腊化地区的文化中吸收了自然科学、艺术、建筑学,特别是哲学方面的智慧。值得一提的是阿拉伯与中国所进行的文化交流,在彼此交流的过程中,中国的医药学和绘画艺术对阿拉伯文化产生过较大影响,尤其是中国造纸术的传入,对阿拉伯文化的发展产生了不可估量的促进作用。

一、翻译运动

阿拉伯人继承并保存古希腊的医药和科学的事业,是由翻译做起的。这份工作最初由一批从东罗马帝国逃往到非洲沙漠地带的景教徒们开始的。景教创始人聂斯脱里(Nestorius)主教在当地医院设立希腊医学讲座,以叙利亚语翻译希腊医学,使该地区迅速地成为伊斯兰著名医药学府。7世纪,叙利亚文的希腊医学知识又被译成阿拉伯文。当时巴格达有所集图书馆、科学院和翻译局为一体的学术机构——智慧馆,智慧馆中最出色的翻译家为侯奈因·伊本·伊斯哈格(Hunayn Ibn Ishaq,808—873),他既是阿拉伯人,又是景教徒,曾跟随著名医师伊本·马萨沃(Ibn Masawaih)学医,担任过哈里发的宫廷医师。他精通希腊文,翻译了大量的医学著作,尤其是希波克拉底和盖仑的著作。他一生共计翻译了15部希波克拉底的著作,将约90部盖仑著作从希腊文译为古叙利亚语,40部译为阿拉伯文。此外,还译有包括《蒂迈欧篇》(*Timaeus*)在内的3部柏拉图的著作,翻译了亚里士多德的《形而上学》《论灵魂》《论生与死》及《物理学》的一部分。

到公元1000年,几乎全部的希腊医学、自然哲学及数学科学著作都被译成阿拉伯文。这样一些原本已在希腊本土消失的医学著作,最终被阿拉伯人保存了下来。阿拉伯人对世界医学的一大贡献就是他们在一个混乱的时代保存了传统,继承发展了希波克拉底和盖仑的思想,他们从西方世界取回一份珍贵的遗产。

在翻译整理希腊罗马著作的过程中,阿拉伯人掌握了西方自然科学的传统,他们兼收并蓄希腊科学的思想和方法论,对西方科学的传统框架进行修正、拓展、阐释并应用到他们的科学研究中;阿拉伯的学者遵循古代希腊思想家关于医学需要哲学指导的教诲,重视对亚里士多德、盖仑和希波克拉底等经典著作的重新修订和编撰,继承他们的医学思想。另一方面,基于阿拉伯文化中的实用主义趋向,使阿拉伯医师在选择吸取西方文化时,偏重实用科学的内容。

二、阿拉伯的医家和医学思想

所谓黄金时代的特征就是科学文化繁荣昌盛,当时阿拉伯的文化中心有巴格达、开罗和科尔多瓦。在这些阿拉伯城市中,大型医院、医学院纷纷落成。科尔多瓦城中有上千家的浴池,街道上铺着石砖,路旁竖有路灯,还有大型图书馆,阿拉伯黄金时代也是个名医辈出的时代。

(一) 拉齐

拉齐(Razi,865—925),波斯著名医师、自然科学家、哲学家及炼金术士,出生于拉伊(今伊朗德黑兰南部)(图4-4),早期学哲学,30岁之后开始学医,师从塔巴里(Tabari)。拉齐先后担任过拉伊医院和巴格达医院的院长。拉齐在医学和化学领域都非常有名,他能够结合医学和化学知识为各种疾病开药方。在专科领域,他是第一位使用手术缝线的医师。他是阿拉伯儿科学和眼科学的开创者,他最早指出灯光对学生视力的影响。他还是最早关注精神病学的医师,指出精神性疾病的病因是魔鬼进入人体。

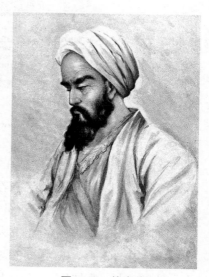

图4-4　拉齐像

拉齐一共撰写了200部著作和评论,内容涉及知识的各项领域。依据个人经验和临床观察,拉齐最早指出"天花"与"麻疹"是两种不同的疾病,他所撰写的《论天花与麻疹》(*On the Small-pox and Measles*)一书,被译为拉丁文和多种欧洲语言在欧洲发行。拉齐最有影响力的两部著作是《曼苏尔医书》(*Kitab al-Mansouri*)和《医学集成》(*The Comprehensive Book of Rhaze*)(图4-5)。

《曼苏尔医书》是一本简短的综合性医学手册,该书是专为赖伊总督曼苏尔·伊本·伊沙克(Al-Mansur Ibn Ishāq)而作。全书共10章,内容涉及医学理论和治疗两个方面,分别介绍了饮食、卫生、解剖学、生理学、病理学和外科学等理论,疾病和诊断病理学知识,以及治疗的实用外科学。该书第9章尤负盛名,详细探讨了人体各部分的医学病理,曾以Liber Nonus为题,被单独译成拉丁语发行,17世纪以前欧洲出现了大量的对此章节进行评注的书籍。该书标题采用红色字体,每页上都含大量旁注,该书在12世纪被译成拉丁文,成为中世纪欧洲流传最广的医学著作。

23卷的《医学集成》由拉齐的医学笔记与医学随想集结而成,内容包括病理和疗法、药物学与本草,该书没有解剖学内容。医疗技术上,拉齐强调医师要坚持自己的主观意见,他告诫道:"尽管医师内心有所怀疑,但他必须让病人相信他的疾病是可治愈的,因为

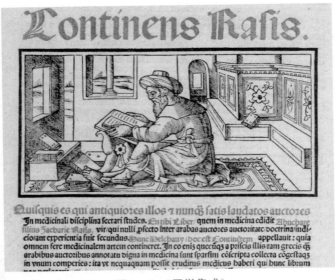

图 4-5 《医学集成》
来源：https://www.wdl.org/zh/item/9553/

身体反应与是大脑的反应联结在一起的。""如果医师能用自然营养的方法治疗病人,而不是用药物,那他就算成功了。若必须用药的话,就用单配方,而不用复杂药物。"

《医学集成》是一部关于希腊、波斯和印度医学知识的百科全书,代表阿拉伯医学时代的医学最高成就,在中世纪的大学中经常被教授引用和评论。拉齐记录了他在疾病观察与治疗中形成的新见解,同时对盖仑的学术提出质疑。1279 年,西西里岛的犹太教医师法赖吉·本·萨林(Farari-us Faragut)把这部著作译成了拉丁语,之后在欧洲多次再版。拉齐的这两部著作取代了盖仑著作对阿拉伯医学和中世纪欧洲医学的影响,拉齐被西方学者誉为中世纪最伟大的医师。

20 世纪 50 年代,英国学者李约瑟(J. Needham,1900—1995)在撰写《中国科学技术史》(*Science and Civilisation in China*)时发现一段拉齐与中国学生交往的史料,10 世纪的一位阿拉伯目录学家曾记载一条来自拉齐的记录,有一名中国学生学了 5 个月的阿拉伯文,当他熟练地掌握了这门语言后,来到拉齐处听课学习。在拉齐的指导下,他用中文抄写了盖仑的解剖学著作。但这段资料始终没有找到原始的出处。

拉齐在自然科学方面还有诸多的发明。在化学上,他发现乙醇,提出元素嬗变为金银是可能的。他创立了完善的蒸馏和提取方法,并通过蒸馏绿矾(油)和石油,分别发现硫酸和煤油。他被后世学者誉为"阿拉伯的盖仑""穆斯林医学之父"。

（二）伊本·西拿和《医典》

伊本·西拿(Ibn Sīnā)(图 4-6),欧洲人称其阿维森纳(Avicenna,980—1037)是阿拉伯帝国医学的里程碑。他对阿拉伯世界与中世纪欧洲各国的医学影响可与盖仑并驾齐驱。传说伊本·西拿是天才儿童，10岁就能背诵《古兰经》，他在文法、诗歌、几何学、天文学、解剖学、生理学、药物学及外科等领域卓有建树。21岁时便已出版科学著作。成年后成为巴格达最大医院的主治医师和御医。他一生大约写了450部著作，它们不仅是关于医学的，还有专门论述哲学、心理学、地质学、数学、天文学、逻辑学与音乐等学科的，其中传世著作有240部左右（关于哲学与医学的分别为150部与40部）。

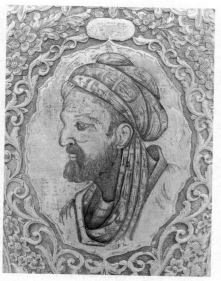

图 4-6　伊本·西拿

来源：https://en.wikipedia.org/wiki/Avicenna#/media/File：Avicenna_Portrait_on_Silver_Vase_-_Museum_at_BuAli_Sina_(Avicenna)_Mausoleum_-_Hamadan_-_Western_Iran_(7423560860).jpg

伊本·西拿有两部医学代表作：《论治疗艺术》(*The Book of Healing*)和《医典》(*The Canon of Medicine*)。《论治疗艺术》是关于哲学与科学的百科全书，其中的部分内容在12世纪被译成拉丁文。《医典》被奉为世界医学经典。

伊本·西拿希望能将自己毕生的医疗经验和知识，编著一本独一无二的、系统的医药学百科全书。为此，他将自己的著作命名为《医典》。《医典》既是伊本·西拿医药学成就和医学思想的集中体现，也代表10世纪阿拉伯医学的最高成就。

《医典》（图4-7）开篇对什么是"医学"作出了定义："医学是这样一门科学，它告诉人们关于机体的健康状况，从而使人们在拥有健康的时候珍惜健康，并且帮助人们在失去健康的时候恢复健康。"

《医典》的基本思想建立在希波克拉底和盖仑的体液学说上，属于古希腊—伊斯兰医学体系(Graeco-Islamic medicine)。伊本·西拿通过对希波克拉底和盖仑的医学论著、亚里士多德的生理学著作进行综合整理，再吸收中国、印度和波斯等国家和民族的医药学成就，编著出这部汇集欧亚两洲多民族的医学成果的著作，《医典》体现了当时世界医学和药物学的先进水平。《医典》问世后即被世界医学界奉为"医学经典"。

《医典》的理论基础是希腊"四体液学说"，但伊本·西拿对此作了多种不同的定义与解释，结合自己临床经验与思想，伊本·西拿创造一种新"体液学说"理论对疾病作出新的解释。全书分为5卷，生理、病理、卫生（一、二卷）、诊断方法（三、四卷）、药物学（五卷）。该书详尽论述了疾病的起因、症状、诊断及环境对于疾病的影响等问题。记述外伤的治疗、气管切开术、膀胱截石术；提出可用酒精处理伤口的方法；解释了结核病的传染性；对鼠疫、麻疹、天花、血吸虫、肋膜炎等传染病有了一定程度的认识；论述了排泄物检查的意义和实验过程。

《医典》中还涉及营养学的观点，比如疾病的预防就是应该锻炼身体，保证足够的睡

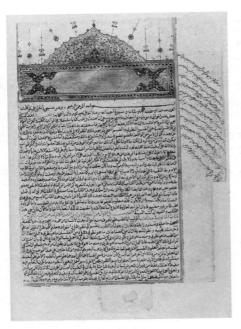

图 4-7　《医典》第 1 页

来源：https://en.wikipedia.org/wiki/
Avicenna#/media/File：Avicenna_canon_1597.
jpg/2018/10/06

眠和合理的营养,作者指出只有煮沸和蒸馏的饮料才能饮用,《医典》特别强调了含有铁的水质对增强内脏、防止胃病的益处。在治疗学方面,伊本·西拿重视药物的作用。该书阐述了 760 种不同的药物,增添了许多动物、植物、矿物性药物,并使用金属化合物当作药物以外用或内服。他是第一个提出用汞蒸气治疗病人,还倡导各种物理疗法,如水疗、日光浴、吸气。此外,该书还记载了阿拉伯炼丹家所使用的蒸馏法、酒精制造法,这些方法推动了药物化学研究的进步。

　　脉诊在伊本·西拿的临床疾病诊断中地位是非常重要的。《医典》罗列 48 种之多的阿拉伯诊脉术,其中有 35 种与中国脉学相同。英国学者李约瑟在《中国科学技术史》中谈到,中国脉学的"一部分可能是由伊本·西拿传入西方的"。但学术界对《医典》中的脉诊与中医学脉诊的学术传承关系存在疑问,有学者认为《医典》中的脉诊主要来自盖仑对脉搏的讨论而不是中医的。由《医典》分析,伊本·西拿参考了盖仑等医学家对脉搏的论述,并在医疗实践基础上形成了自己的脉学体系。中国学者分析认为,《医典》脉诊与中医学脉诊很可能是两种独立发展起来的脉学体系。中医学《脉经》是在阴阳五行的哲学思想指导下,形成五脏六腑和经脉等学说,反映了中国医家对身体知识的解释。《医典》中的"脉"同样对应西方哲学概论,其核心是"灵魂"。两种不同医学哲学体系所产生的脉学体系,在脉形描述分类方法、每个脉所包含的信息、不同因素影响下脉搏变化的分析等方面都显现出不同含义。两者根本的区别在于,构成《医典》脉学体系的基本要素是在对心脏和血管解剖学知识了解的基础上才能产生的,而中医学"脉学"的发展则完全走在另一条大道上。

　　《医典》是当时东西方权威的医学经典,不仅促进了阿拉伯医学的发展,对欧洲医学也有着显著的影响。12 世纪《医典》全书的拉丁文版面世,之后又有多种拉丁文译本出版,在 12—18 世纪的 600 年间,同时成为中世纪阿拉伯世界和欧洲拉丁语世界的医学标准和各大学的教科书。著名医学教育家奥斯勒对《医典》的评价是"被当作医学《圣经》的时间比其他任何著作都要长"。《医典》也是现代医学产生的重要基础之一。

　　中世纪,伊本·西拿、希波克拉底和盖仑被并称尊为"医者至尊"(Doctor of Doctors)。

三、阿拉伯医学中保留的古代解剖学

阿拉伯医师学习解剖学出于两个目的。一是阿拉伯外科医师意识到外科手术或放血术需要掌握解剖学，否则可能导致更多的伤害；二是阿拉伯科学家们认为通过动植物解剖，可以更好地理解上帝创造自然和生物的原理。阿拉伯人一方面通过阅读希腊罗马的解剖学书籍获得知识，另一方面由解剖动物来观察躯体的内部结构。836年，阿拉伯基督医师伊本·穆萨维（Ibn Masawayh，777—857）曾解剖过一只猩猩，并将其观察记录下来。他的著作在阿拉伯医学作品中是研究解剖学的重要参考书，阿拉伯医师以此为据保证外科手术的安全。阿拉伯著名医学家拉齐所著之《曼苏尔医书》中有医学理论和治疗两个部分，涉及饮食、卫生、解剖学、生理学、病理学和外科学等理论知识，疾病和诊断病理学以及实用外科学。该书第9章详细探讨了人体各部分的医学病理。阿拉伯医学中没有人体解剖的记录，中世纪阿拉伯的解剖图案呈现圆形、三角的几何图案，圆形用于表现眼睛，并将器官置于同心圆的层面。三角形在于描述非三角形结构，如脑和肌肉。

14世纪受欧洲解剖学发展趋势的影响，阿拉伯的人体解剖图形中的人体呈蹲姿，各个系统，如骨骼、肌肉、神经、动脉和静脉分而述之，之前圆形与三角形的几何式论述开始变得更可辨认而自然。

阿拉伯解剖学史上一部的重要著作是波斯医师曼苏尔·伊本·伊利亚斯（Mansur Ibn Ilyas，1380—1422）的《曼苏尔解剖学》（*Mansur's Anatomy；The Anatomy of the Human Body*）（图4-8），该手稿完成于1450年前，由7个部分组成，包括引言、骨、神经、肌肉、静脉和动脉系统，以及附录，即胎儿和复合器官（如心脏）的形成。《曼苏尔解剖学》的内容涉及生命器官、呼吸器官、营养器官、感知器官和生殖器官的解剖。最后一部分是探讨了心脏、大脑和胎儿的形成。关于胎儿形成过程中，心脏和大脑的出现孰先孰后一直是医师和哲学家探讨的主题。《曼苏尔解剖学》手稿重点讨论了此问题，与希波克拉底认为大脑是人体第一个器官的观点不同，曼苏尔认为心脏是第一个形成的器官。他的理由是精液是由空气和强热量组成，会在心脏内创造一个类似"灵魂"的物质，由此创造了身体，并使心脏成为身体热量来源。他认为心脏也是形成其他器官的动力，心脏的热量能够为身体提供营养，形成肝脏。而大脑由感觉器官组成，并

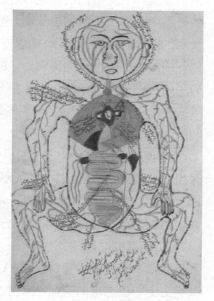

图4-8　《曼苏尔解剖学》（*Mansur's Anatomy*）

来源：http://muslimheritage.com/sites/default/files/salerno_constantine_02.jpg

赋予身体生命力。如果先形成大脑,就没有热量和生命力。《曼苏尔解剖学》中有 5 幅人体解剖图,其中有一幅是孕妇图,解释胎儿形成的过程。这是有史以来第一部彩色人体图谱,也是第一部孕妇解剖图。

值得一提的是印度医学中的解剖知识,因印度在中世纪后期被波斯占领,印度医学与波斯医学融为一体。公元 7—8 世纪,随着印度医学教育标准体系的确立,解剖学在医学教育中占有一席地位,解剖学因此蓬勃发展,同样是出于宗教禁忌,印度不施行人体解剖,但印度医学生通过教育掌握解剖的技巧,促进了印度解剖学的发展。中世纪印度的解剖学教学外传至世界其他地区,16 世纪波斯人入侵印度建立莫卧儿帝国,阿拉伯医学取而代之,印度的医学和解剖术就此中断。

四、阿拉伯医学特长:外科学、眼科、炼金术

10 世纪阿拉伯临床医疗技术已经相当成熟。诊断分为:问、验、切。"问"是问病史、病状、病因等,然后记录在病历上;"验"主要是验尿,观察其颜色、浓淡、污浊及是否有异味;"切"是切脉,医师根据情况,对病人做全身或局部的检查。

(一) 外科学

阿拉伯的医学虽曾有过卓越的成就,但因囿于伊斯兰教认为人死后灵魂仍暂留在体内而禁止作人体解剖的教规,致使阿拉伯医学在外科学方面毫无进展。伊本·西拿就认为外科手术处在医学的最低端,是分离在外的旁支系统,伊本·西拿对外科手术刀有着天生的嫌恶,唯一处置外科疾患方法是用热铁灸疗。由于伊本·西拿偏见的心态,以及他在阿拉伯医学世界的影响力,使阿拉伯医学中内科和外科分道扬镳了好几个世纪,阻碍了阿拉伯外科医学的进展。很长时间以来,欧洲人也信奉外科医师比内科医师低下的等级观念。但是在外科学的某些领域和技术进步方面,阿拉伯医学还是有所贡献与发明的。

1. 消毒麻醉技术 古希腊医师认为伤口化脓是正常现象,伊本·西拿反对此说,他采用酒精消毒伤口,使以往经久不愈的伤口能在几天内愈合。阿拉伯医师首先使用手术麻醉,他们将海绵放入鸦片、颠茄液中浸泡,然后放在阳光下晒干,用时再浸湿,让病人去闻,待病人沉睡后再动手术。此方法传到欧洲后,一直使用到 18 世纪。

2. 宰赫拉维与《医学宝鉴》 外科治疗上的烧灼法是阿拉伯人的一大贡献,其发明者是艾布·卡西姆·宰赫拉维(Abul Qasim al-Zahrawi,936—1013)。宰赫拉维是外科医学史上一位杰出的医师,宰赫拉维教给学生 50 余种治疗疾病的烧灼法,比如,用烙铁灼烧伤口,去除癌细胞,打开脓肿。他还发明了多种外科器械,著有《医学宝鉴》(图 4 - 9)。该书总结了当时的外科知识,并配有 200 多种外科器械的插图,用以阐明手术技术、方法及器械的用途。

《医学宝鉴》对欧洲外科学发展影响很大,是欧洲外科学的发展基础之一。《医学宝鉴》

第一册介绍烧灼和腐蚀作法，描述过 50 种以上的外科方式及手术处置的方法，有烧灼的治疗术，吸血术和止血方法。在第一、二篇里，作者归类了 325 种疾病，讨论了它们的症状与治疗，并首次描述了由"健康"母亲传给儿子的出血性疾病，即现代医学所说的血友病。这个篇章后来被成拉丁文，名为"Liber Theoricae"，出版单行本。在妇产科方面，书中指导训练助产士如何处理异常分娩，取出死胎与去除胎盘，以及剖宫产的实施方法等。第二册涉及手术切断所需的器械，讨论了截石术、碎石术、坏疽切除术和创伤之处理。第三册则是内容涉及骨折、扭捩、脱臼的处理方法，描述了脊椎骨折所导致的瘫痪等情况。

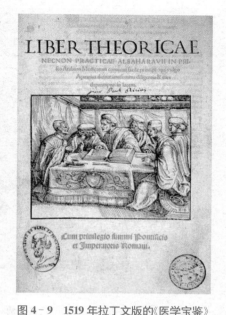

图 4-9　1519 年拉丁文版的《医学宝鉴》

来源：http://www. muslimheritage. com/article/abu-al-qasim-al-zahrawi-great-surgeon/2018/10/06

　　宰赫拉维不仅改进了一些器械，还发明了许多外科器械。例如，引流腹腔积液的斜面套管、插入尿道治疗尿路结石的探头，以及一种用于切开脓肿的隐蔽式手术刀。他还发明、引进了手术钳子/镊子、（羊）肠线及今天妇产科医师使用的窥阴器与扩阴器等。《医学宝鉴》附有历史上最早的外科器械插图与文字说明，而且数量相当丰富（200 幅左右），这些精致的插图（与文字说明）极具学术价值。他的外科著述在其生前从未被世人认可，因为他的技术需要有解剖学知识。这部是集其数 10 年医学知识与经验的著作，直到他死后一个世纪，该书才被译为拉丁文，再版至少有 10 次之多。从 12—16 世纪，在所有欧洲医学家编撰的外科教科书中无不参考或引用宰赫拉维原书的译本，也奠定了意大利和法国外科学发展的基础。

　　10 世纪的阿拉伯外科手术高超，能够施行开刀、剖痔、拔牙、切开气管，用猫肠线缝合伤口技术。阿拉伯医师做大手术时，由几位医师合作，一人负责麻醉，一人观察脉搏，一人消毒并用器械夹住伤口，一人主刀。12 世纪的阿拉伯外科医师使用画图作视觉教学方法。在外科技术上，能用一种隐藏式的刀子划开扁桃体切除（tonsil guillotine）排脓，用套管针施行穿刺放液。发明了精密的剪刀，并使用动物的肠子作缝合材料。特别制造一种骨板拉长四肢使脱臼和骨折者复位，采用一种石膏纱布绷带的处方。还有医师描述动脉创伤和动脉瘤的动脉结扎法、颈淋巴结肿瘤的切除法、气管切开术、肋间蓄脓之穿刺等（图 4-10）。

　　出生在西班牙的医学家伊本·拉希德（Ibn Rushd，拉丁名 Averroes，1126—1198）是研究组织学的先驱，他发现患过天花的人以后不会沾染天花，他对血管与运动保健也颇有研究，西班牙与北非的摩洛哥都曾留下他工作的足迹。他的《医学原理》是当时的医学入门书。

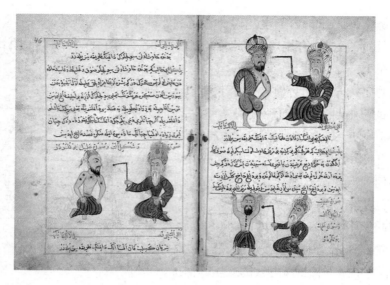

图 4 - 10　土耳其外科医师 Serafeddin Sabuncuoglu（1385—1470）以土耳其文写作的外科书

注：1465 年出版，此为第一幅阿拉伯医师的外科学图片

来源：https://www. aytenaltintas. com/single-post/2016/06/13/Osmanlıda-Sa

ğlık-Kuralları-II/2018/10/06

（二）眼科

阿拉伯帝国领土多为沙漠，长年风沙易伤眼睛。阿拉伯医师非常注重眼科疾病，他们掌握着高超的诊断与治疗的技艺。几乎所有的医学著作都有专章论述眼科疾病，甚至还有眼科专著，因而，阿拉伯的眼科学和光学特别发达。眼科疾病最初是属于在外科疾病领域，阿拉伯的医师把眼科疾病从一般医学中分离出来，成为独立的学科，这是现代眼科学学科的雏形。13 世纪叙利亚医学家库弗（Quff，1233—1286）在其编写的外科专用手册里，故意不收入眼科疾病，因为在他看来，眼部疾病应该属于专科医师的诊治范畴。

侯奈因·伊本·伊斯哈格写了多部眼科学专著，诸如《眼科问题》（*The Questions on the Eye*）、《眼睛的构造》（*On the Structure of the Eye*）、《五彩斑斓》（*The Book of Colours*）、《眼科十论》（*Ten Treatises on the Eye*）、《眼科疾病》（*The Divisions of Eye-Diseases*）、《眼病治疗》（*The Choice of Remedies for Eye-Diseases*）、《眼科疾病的手术疗法》（*The Operative Treatment of Eye-Diseases*）等，《眼科十论》是 18 世纪以前欧洲眼科医师的必读专著。

卡哈尔（Kahhal，940—1010）的眼科学专著《眼科医师手册》里介绍了 130 余种眼科疾病。哈森（Alhazen，965—1040）是物理学家、天文学家与数学家，他研究光学原理，丰富眼球生理解剖和视觉原理的知识，据说当今使用的"视网膜""角膜""玻璃体"及"前房液"等专业术语，大多是哈森发明的，他对人体眼科学或眼科生理学的发展做出了杰出的贡献。

此外，阿拉伯医师还著有《眼科指南》与《眼科疾病治疗的思考》等，后者分 17 章讲述了眼睛的解剖和生理知识，124 种眼科疾病的病因、症状和治疗，《眼科疾病治疗的思考》是医师学习眼科疾病的权威著作，其对阿拉伯和欧洲眼科医学的影响长达数百年。

在所有眼科疾病治疗中，阿拉伯医师最为擅长的是白内障和沙眼。

（三）炼金术

炼金术是阿拉伯医学的重大成就之一。西方学者认为，炼金术的源头可能来自两个地方：埃及与中国。炼金术的主要目的，一是将贱金属炼成贵金属，二是炼制长生不老之药。炼金术的关键在寻找"炼金万能丹"或"哲人石"（点石成金）的配方。尽管这是一项不可能完成的实验活动，但在实践过程中，炼金术士们发现并掌握了诸种化学过程，从溶解、煅烧、熔化、蒸馏、腐化、发酵到升华等冶炼步骤，他们还制作相应的仪器设备，包括用于加热的和熔化的各式坩埚，用于蒸馏的净化瓶，各式长颈及用于熔化、融合、研磨和收集炼金物料的容器。高度发达的阿拉伯炼金术为近代化学起源积累了丰富的实践经验，并创制了宝贵的试验仪器。出生于 8 世纪的阿拉伯医师该伯（Geber）是阿拉伯的炼金术权威，被誉为化学的始祖，他将升汞、硝酸和硝酸银用于医疗。而诸如碳酸钠、二氧化汞、硝酸银、硝酸、硫酸、酒精以及其他药物的蒸馏、升华、萃取等化学元素的发现和方法的发明，也都是在炼丹术中无意发现的。

五、阿拉伯的医院与药房

（一）医院

据史书记载，阿拉伯的阿拔斯王朝在各地广建医院，707 年大马士革设立一所医院，至 10 世纪中叶阿拉伯帝国境内建有 34 所医院，医院分科很细，除外科、内科、骨伤科、眼科，还有专门的神经科和妇科，有些大医院还设有急救中心，各医院均附设药房。1283年开罗创办的 Al-Mansur 医院，建在一座宏伟的建筑物，各部门独立，治疗不同的病人。医院有门诊部、托儿所、礼拜堂、烹饪食物的厨房、存书浩瀚的图书馆和讲座的大厅堂。康复部门与医院分开，雇有男性和女性的护士。出院病人每个人会收到 5 个金币，以帮助他们回去工作。

中世纪阿拉伯医院重视综合保健和心理治疗，医院一般建立在环境优美、空气新鲜的地方，院内整齐清洁，注意饮食营养，医院附设有娱乐室、浴室、图书室和讲演厅等。医学院校注重临床医学和医学教育相结合，学生们一边在课堂学习医学理论，一边在病房里进行临床实习。医院院长每天领着学生巡视病房，一边治病，一边讲解。

阿拉伯帝国的医院体系较同时期的欧洲医院更为高级。

（二）药房

阿拉伯在药学方面成就尤其突出。如果说阿拉伯医学成果是建立在西方和东方文明国家的基础上，是继承传统和多民族文化交融的产物的话，那么药房却是地地道道的阿拉伯本土产品。世界上最早药厂是由阿拉伯人创建的，最早的药剂学校也是阿拉伯人创办,至今在欧美世界留存的兼营苏打水和饮料的小药店就源自中世纪的阿拉伯。阿拉伯人还创办了世界上最早的药房,在阿拉伯药房内有各种奇妙的药物提供给病人,如酒精、桂皮、砷、龙涎香脂,香膏与硼砂等。因为雷泽斯和伊本·西拿坚信,地球上的各种植物都是可以治疗各种疾病的。随着医药学的发展,对医师和药剂师的要求提高。阿拔斯王朝自第七位哈里发麦蒙起,便实行医师、药剂师考核,考试不合格者一律不许营业。阿拉伯药物学代表人物是伊本·贝塔尔(Ibn al-Baitar,？—1248),是波斯药学家、医师和博物学家。他留下了《药物谱》和《药草大全》(*Compendium on Simple Medicaments and Foods*)两部皇皇巨著,《药草大全》总共收录 1 400 条植物、食物、药物及其使用,其中 400 条药物是他新添加的,引用文献 150 种之多。

六、阿拉伯医学在中国

(一) 回族医学

从唐宋时期始,随着海上及陆路丝绸之路的繁荣,大量穆斯林因经商而来到东方。伊斯兰国家——中国古书称为“大食国”的医药知识经过波斯、阿拉伯商人和旅行者介绍到中国,在唐至五代的中国史书中曾出现过关于伊斯兰医药的记载。唐朝人杜环曾游历当时的阿拉伯帝国,他记载了自己在亚历山大城中的所见所闻:“其大秦,善医眼与痢,或未病先见,或开脑出蛊。”唐晚期出版的《海药本草》中记述了外来药物,其中有伊斯兰医师常用的薰陆香(乳香)和没药。11 世纪大量的阿拉伯药物通过海上贸易进入中国,《宋史》中记白龙脑、乳香、海狗肾、龙盐、银药、五味子、琥珀、没药、阿魏和苏合香等。唐代的重要医籍《外台秘要》中已有用阿拉伯进口的药制成的药丸,阿拉伯的药用蒸馏器在宋代传入中国。

元代是西域方药东渐中原最鼎盛的时期,《明史·西域传》称:“元时回回遍天下。”“回回”包括阿拉伯人、波斯人、维吾尔人、回纥人等。1204 年,铁木真命畏兀儿人塔塔统阿以阿拉伯文字为基础创造蒙古文字,史称“回鹘式蒙文”,揭开阿拉伯医学大批传入的序幕。至元十年(1273 年)始立元秘书监专门收集伊斯兰医学书籍,目前可考共有 13 部,其中有《回回药方》及《忒必经》。至元十四年(1277 年)元朝始置“尚膳院,秩三品,以提点尚食、尚药局”,由回回人掌事,主持皇家药膳,以及制药和制香工作。至元二十九年(1292 年)在大都和上都设置“回回药物院二,秩从五品,掌回回药事”。大德元年(1297年),“诏遣使伺民疾苦……置各路惠民局,择良医主之”,这些医疗机构多由阿拉伯医师执事主持。大德六年(1302 年)“丙子,升广惠司秩正三品;掌回回医药”。“掌修制御回回药物及和剂,以疗诸宿卫士及在京孤寒者”。元朝先后专设 6 个机构研究和推广阿拉伯医学,这在中国医学史上是绝无仅有的。

蒙元时期回医药的创始人之一——爱薛(Ngai-Sie, 1227—1308),出生于医学世家,是著名的阿拉伯名医。忽必烈命其主持广惠司(相当于国家卫生部),爱薛充分利用广惠司的平台展开阿拉伯伊斯兰医药与中医的交融与汇通,在中国形成独具特色的回回医药医学体系。当时的回回医师能治愈多种疑难杂症，并且都能进行外科手术。陶宗仪《南村辍耕录》载："元大都的回回医师曾为一小儿做过开额切除毒瘤手术。"活跃于民间的回回医师，也叫胡医、铃医，因其医术高超而受到人们的广泛赞誉。

（二）《回回药方》

《回回药方》（图 4 - 11）是明洪武年间翻译出版的一部汉文伊斯兰药典，在北京地区流行使用。《回回药方》是古代中国与伊斯兰世界的文化交流、中国多民族文化相互影响和融合的产物。

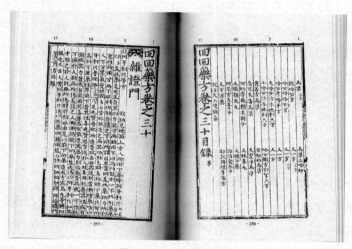

图 4 - 11 《回回药方》

《回回药方》的内容源自阿拉伯医书，其医术思想兼容古希腊希波克拉底的"四体液学说"、阿拉伯医家伊本·西拿的《医典》、拉齐的《医学集成》以及同时代阿拉伯其他医家医学思想。书中的方剂来自阿拉伯、波斯等地的医书，汇集了大量的外来药物，语言上有诸多外来语的译音，在书写的风格和体裁上《回回药方》与《医典》有诸多相似之处，内容辅陈方面亦与《医典》有异曲同工之妙。据考证《回回药方》中有 19 对方剂与《医典》完全相同。古希腊的"四体液学说"在《回回药方》也能找到对应处，比如书中有"黏液"和"黑浊血"之疾病特征的描绘。

《回回药方》中的药物名称还被收录到明代官方医书《普济方》中，李时珍在著《本草纲目》时，又从《普济方》中引入波斯语的药物名称，比如"朵梯牙""可铁刺""阿飞勇"和"李树胶"等新译名词。《回回药方》中有很多与传统中医不同的治疗方法与手段，如放血术、温蒸敷法、开刀排脓引流法，在骨折处理法时"用钻钻孔"或用"小锯锯开"等，《回回药方》中记录了《医典》中一些骨折处理方法，其中《医典》中肩部复位法与中医危亦林《世医得效方》中的"架梯法"在原理上是一致的，在方法上也相似。

地跨欧亚非三洲的阿拉伯大帝国首都建有藏书丰富的图书馆和规模宏伟的大学，不但保存了希腊-罗马的西方文明，也观摩吸收了印度、中国、大夏等东方学术思想，接纳各派宗教和各国留学人士,从而创造出具有世界性特征的"回教文明",成为矗立于东西方文明间的第三个文明的灯塔。尤其是巴格达地区,更是成为当时阿拉伯的内科和外科医学的最高中心。

阿拉伯在医学文化方面是否有原创性,一直是学术界颇有争议的论题,但对阿拉伯-伊斯兰文化在传承希腊文化方面的贡献却有一致而公正的评价。因此,在讨论和讲述阿伯拉医学文化时,重点不是在其在自然哲学领域是否有原创性,而是在关注希腊的文化遗产是如何保存和向亚洲文明圈的东渐,及希腊和东方的医药文化知识又是如何被吸收进阿拉伯文化的。15世纪后半期许多阿拉伯的医学和科学著作被译成拉丁文,希腊医学知识回归到欧洲医学界,奠定了欧洲近代医学复兴的基础。阿拉伯-伊斯兰学者的创造性成果对欧洲近代文化产生过深远的影响,而阿拉伯-伊斯兰文化在世界思想想史、文化史和科学史上曾占有极为重要的地位的事实也不应被历史遗忘。

第三节 ｜ 欧洲医学的建制化开端

长期以来,"中世纪"被冠以"黑暗"的头衔。这个词最早出现在14—16世纪意大利文艺复兴时期的人文学者的笔下。然而,目前人们认为这一看法并不准确。古典文化并没有因为战争和野蛮民族的入侵而完全丧失,西欧的教会修道院和活跃在东亚非三洲的阿拉伯学者以各自的形式保存了一部分古代文化,这些知识都构成了中世纪欧洲文化和科学文明迈向启蒙时代的基础。实际上,医学知识的积累和医学世俗化就是在修道院内,由修道士中逐步发展起来的,最终表现为医院的出现和大学医学教育的兴起,开启欧洲医学的建制化进程。

一、从修道院医院到世俗医院

在古代文明地区,医学与宗教是紧密联系在一起的,最早的医疗场所往往建在寺院,比如古埃及神庙和希腊的阿斯克勒庇俄斯神庙,古罗马时期有军事医院,用于接收照顾受伤的士兵与奴隶。公元400年左右,中国高僧法显去天竺国(印度)取经,回国著《佛国记》:"其国长者居士各于城内立福德医药舍。凡国中贫穷孤独残跛一切病人,皆诣此舍种种供给,医师看病随宜,饮食及汤药皆令得安。"这被认为是世上最早关于非宗教性质的专业医院的记载。

拉丁文"hosptialia"原意是指旅馆和客栈,最初收留老人、孤儿、残疾人、被社会和家庭抛弃的病人的场所,后来演化为专供病人居住的地方,即为英文中hospital的由来。中世纪欧洲社会奉行的"信仰疗法"和宗教慈善理念,因而社会的医疗服务责任主要由修道院和修士承担,收容贫、病、穷和孤寡老人。在传染病暴发时,修道院就成为临时的医疗场所,对于被社会抛弃的传染病患者,如麻风病和鼠疫患者,教会主动热诚相助。修道院和大教堂的医师向病人提供免费的食品、庇护和祈祷,同时也会用草药替病人治病。当时的社会,唯有宗教团体会伸出援助之手接待和救助病人,这也使修道院修士获得社会和世俗的尊重,修道院成为避难所。

　　最早能确证的基督教医院是 6 世纪早期坐落在君士坦丁堡的桑普松医院(Sampson the Hospitable)。桑普松是君士坦丁堡医师,他将自己的住所建成向社会免费开放的诊所,供给病人食物与医药。当时的坦丁堡君主查士丁尼一世请他治病,桑普松是城中唯一治愈君王疾病的医师,他要求君主助他建一所专为穷人治病的新场所,桑普松医院因此成为君士坦丁堡最大的免费医院,延续长达 600 年。580 年,西班牙马德里建了一所天主教医院,主要接受旅行者、市民和当地农民,医院配有医师和护士。650 年,在巴黎开张的主宫医院(Hôtel-Dieu de Paris)(图 4-12)是法国最古老的医院。医院紧邻巴黎圣母院,和同时代的医院一样,它最初是一家为穷人和病人提供服务的综合机构,除了医疗服务,还提供食物和住所,成为体现造物主关怀众生的场所,历经几十世纪的风风雨雨,主宫医院至今还在使用。

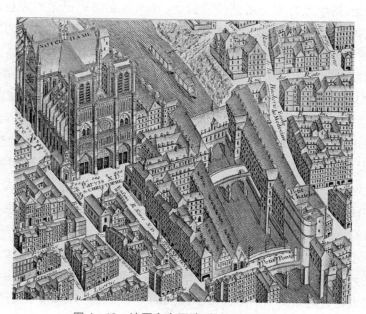

图 4-12　法国主宫医院,紧邻巴黎圣母院
来源：https://fr.wikipedia.org/wiki/Hôtel-Dieu_de_Paris#/media/File:
Hôtel-Dieu_sur_le_plan_de_Turgot.jpg

　　到 12—13 世纪,医院模式作为一种医疗机构在欧洲迅速扩展开来。在欧洲的许多小镇上都能见到医院,这些医院或大或小,有的有几百张床位,有的只能收容几个病人,有教会办的,也有普通人办的。伦敦教会资助的圣巴托罗缪(St. Bartholomew)医院(1123 年)和圣托马斯(St. Thomas)医院(1215 年)就是在这一时期创建的。中世纪修建

的医院非常华丽,法国路易九世的姐姐马格丽特建造的医院,配有圆形的天花板,四周有明亮的大窗户,砖石铺地,长廊围绕,每个病床间都有活动的隔板,这种布局与现代医院相差无几。13 世纪罗马教皇伊诺森特三世(Innocent Ⅲ)特意召集了众多的建筑设计师在罗马建造大型的圣多斯比利多医院(Ospedale di Santo Spirto)。

二、萨勒诺医学中心与医学教育

公元 3 世纪末,罗马帝国开始分裂,东部讲希腊语,西部讲拉丁语,这对思想生活及科学和自然哲学的发展产生了重大影响。希腊语曾经是科学的语言,这意味着只会讲拉丁语的人再也无法弄懂希腊科学了,要想让讲拉丁语的西部也能够了解希腊科学,就必须将希腊科学著作译成拉丁语。然而,被译成拉丁文的著作寥寥无几。除了卡尔西迪乌斯(Calcidius)和波埃修(Boethius,约 480—524)翻译了希波克拉底的少量医书及其他零星著作,几乎没有什么重要的希腊著作被译成拉丁语。11 世纪以前,医师大多是在修道院和寺院中培养的,由修道院图书馆收藏的医学著作判断,医学知识的传授均采用问答方式。在理论上,医学教育完全遵循经院哲学,受训者必须死记希波克拉底、盖仑和伊本·西拿的教条。医疗实践也仅从书本上获得。中世纪的医学教育是交互式的,课文简短,学生主要的学习方法是记住教师的话,要全神贯注,不推崇广泛阅读。

那个时代最引人注意的进步是位于意大利西海岸那不勒斯南部的萨勒诺医学校(The Schola Medica Salernitana)。萨勒诺医学校是 9 世纪从一个僧侣设立的诊所发展起来的,这所学校虽然靠近修道院,但没有受到教会任何的恩惠和影响,完全是一个世俗机构。经过百年发展,萨勒诺逐渐成长为一个由医学校、医院和医学学者构成的医学中心,人们将萨勒诺称为"希波克拉底之国"(Civitas Hippocratica),是欧洲第一所由大学教师组成的大学(faculty university),而非教会学校。该校的学术体系以古希腊医学为基础,结合阿拉伯和犹太教医学文化综合而成。医学主张是以实践和预防为主,不提倡治疗。教师和学生由多民族和多层次的人群组成,因而产生了萨勒诺医学校是由 4 位医师创办,一位希腊人、一位拉丁人、一位犹太人和一位萨拉逊人的传说,这正是该学校多元文化的表征。12 世纪的萨勒诺俨然成为一个在地中海传播医学思想和医学产品的中心。

学校代表人物为阿弗里卡纳斯(C. Africanus,？—1098/1099),他精通东方语言,曾远行至印度、叙利亚、埃塞俄比亚和埃及。他翻译了阿伯拉诸多著名医学家的著作,其中有拉齐和伊本·贾扎尔(Ibn Al-Jazzar,895—979)等,阿弗里卡纳斯编译的《医学艺术》(The Liber Pantegni)译自波斯医师马米西(Ali Ibn al-Abbas al-Majusi,982—994)的著作《医学艺术全书》(The Complete Book of the Medical Art or the Royal Book),原书出版于 10 世纪。1086 年,《医学艺术》出版,这是第一部以拉丁文编撰的医学著作。该书中的解剖篇章改变了中世纪没有解剖知识文本的状态。此书成为中世纪的教科书,流行甚广,多次出版,一直使用到 17 世纪,他的译本至今保存在德国、法国、意大利、比利时和英国。

此外，还有两位享有盛名的萨勒诺医师，眼科学家格拉萨斯（B. Grassus，12—13 世纪）和诊断学专家科尔贝尔（G. de Corbeil，1165—1213）。格拉萨斯用拉丁文撰写了《实用眼科》（*Practica Oculorum*），是一部关于眼科疾病和眼睛构造的解剖学著作。科尔贝尔是萨勒诺的验尿专家，他对尿的颜色、密度和成分都作了仔细研究，对各种云状物和沉淀物作了观察，并做出推测。

萨勒诺医学校对近代医学教育的另一大贡献是接纳女性学生，聘请女性学者担当教职。学校设产科学，最有名的女医师、女教授是出生于医学世家的特罗特拉（Trotula），1050 年她撰写了产科学著作——以她名字命名的《特罗特拉》（*Trotula*）（图 4-13），被视为中世纪晚期女性生理学和病理学的基础教材。该书包括《妇女的状况》《女性疾病的治疗》和《女性的美容》3 个部分。讲解了女性月经和生育知识、妇科病中常用治疗办法的和女性身体各部位的护理知识。针对女性身体各部位的美容需求，《女性的美容》列出相应的处方，处方中常出现的玫瑰、蜂蜜等至今仍是女性化妆品中常见的原料。

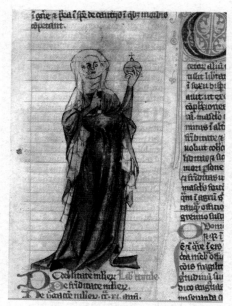

图 4-13　《特罗特拉》第 65 页，London, Wellcome Library, MS 544（Miscellanea medica XVIII）

来源：https://en. wikipedia. org/wiki/Trotula # /media/File：Trotula _ of _ Salerno _ Miscellanea _ medica _ XVIII _ Early _ 14th _ Century. jpg/2018/10/16

萨勒诺的学制为 9 年，外科再加 1 年为 10 年，包括 3 年预科学习逻辑，5 年医学，学习解剖学与外科学，1 年实习，中世纪欧洲的医学院是不允许人体解剖的，教授解剖学完全是纸上谈兵。萨勒诺医学校开创利用动物做解剖学研究，主要是在猪身上进行系统的研究，科弗（Kopho）撰写了第一部解剖学教科书。后期医学校每 5 年有 1 例尸体解剖。外科学教科书也最早见于萨勒诺，外科学家罗格尔（Roger）编写了外科学讲义，这本外科学教材出版多次，300 年来一直被奉为外科学经典教材。

该校最出名的著作是《萨勒诺摄生法》（*Regimen Sanitatis Salernitanum*），这是一篇诗歌式的论著，写于 12 世纪，约出版 300 次，融合一代又一代的萨勒诺医学思想，该论著建议通过食物、休息、睡觉和锻炼等方式来维护身体健康。直到 19 世纪中叶该诗还有影响。全诗共 3 500 行，摘译一段如下：

静愉营养。祛病良方。清晨宜早起，不分冬与夏；净面用冷水，凉些何须怕，醒脑复明目，卫生实无价。梳篦刷牙齿，一日不可差。放血身勿暖，出浴应加衲。饭后忌呆坐，散步助消化。昼寝无伤大雅，久睡必然伤身；招来伤风寒热，四肢酸痛头晕。

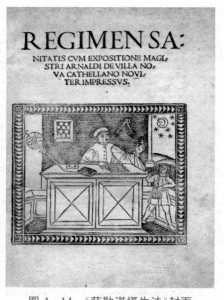

图4-14 《萨勒诺摄生法》封面

饮食营养重要，多血却因过饱。前餐尚未消化，贪吃造成苦恼。不饥不饿不食，祛病延年到老。口水涓涓排出，此时进餐正好。

此外，《萨勒诺摄生法》（图4-14）还介绍了草药疗法的应用，规劝人们要适度行事，此书读起来就像是一本《家庭医师手册》。萨勒诺医学院的医学思想就是以诗歌的形成在欧洲各地传颂。1221年，腓特烈二世（Friedrich II，1194—1250）专门将颁发医师行医执照的特权授予该校，强调任何人不得从事医学治疗，除非他获得了萨勒诺医学校的学位。良好的学习和研究环境，使学者能在萨勒诺以冷静的批判精神和热情态度发现古代成就，萨勒诺成了文艺复兴的摇篮地之一。

萨勒诺医学校对近代医学科学在欧洲的兴起产生了重要的影响，表现在3个方面：一是集聚在萨勒诺的阿拉伯医师，如阿弗里卡纳斯将波斯医师的阿拉伯医学翻译成拉丁文，间接地将保存在阿拉伯医学中的古典医学知识转译回西方医学界，使医学家有可能在学习与继承古典医学的基础上，产生近代医学的萌芽。二是阿弗里卡纳斯将阿拉伯医学教育方法带到欧洲，使萨勒诺成为欧洲的医学教育中心，在此建立的欧洲高等医学教育的基础，通过教育再传播到欧洲其他大学和医学校，中世纪最著名的帕多瓦大学就是其衍生品，欧洲医学界因此获得大量医学知识。三是萨勒诺的多元的文化和世俗化环境促进医学交流，脱离宗教束缚的学校开放式的教育体系鼓励独立思考，为欧洲近代医学科学的发展打下了良好的基础。

三、大学的兴起

古典翻译运动与文化传播是医学学科诞生的知识基础，10世纪的医学翻译运动催生了新的医学文本，这是古代欧洲医学的一次重生，一个新的起点。以亚里士多德的逻辑和自然哲学为中心的学术体系成为新兴大学的课程内容，这是中世纪最为持久的体制遗产之一。尽管中世纪欧洲的科学知识和自然哲学多数是从希腊人和阿拉伯人那里获得的，但大学却是中世纪欧洲社会的独立发明。

"大学"一词的原意，是为了互助和自我保护的目的而仿照手艺人行会的方式组成的教师或学生的团体（或协会）。大学的形成经历了一个相当长的发生与发展的时期。

大学的建立是教会教育的延伸产物，但它的壮大与城市的发展密切相关。11世纪前，典型的城市学校规模还很小，仅有一位学者或老师带10个或20个学生。12世纪初，大量的学生们从各地成群地涌进有好学校的城市，欧洲第一批出现的大学有：巴黎大学(1110年)、博洛尼亚大学(University of Bologna)(1158年)、牛津大学(1167年)、蒙彼利埃大学(Universitéde Montpellier)(1181年)、剑桥大学(1209年)和帕多瓦大学(1222年)等。

　　大学的产生与12世纪新知识被译成拉丁文密不可分，对大量涌入西欧社会的新知识，正是通过大学这一体制化的平台，进行组织、吸收和传播的，同时利用大学一代又一代人的持续教育，最终确立欧洲的思想遗产。亚里士多德的自然哲学被引入神学，也渗透到医学中，亚里士多德的著作构成中世纪大学课程的基础，亚里士多德主义成为西欧无法撼动的最重要的思想体系。

　　13世纪以后，萨勒诺医学校逐渐黯然失色，取而代之的是法国的蒙彼利埃大学，该校医学教育是独立的，在欧洲医学占有重要的地位。当时世界各地许多有名望的医师或是来该校访问，或是直接做学生。中世纪另一所医学校是南意大利的博洛尼亚大学。

　　中世纪早期的大学只设神学系、法律系和医学系，此建制延续了许多世纪。大学由七艺构成，包括3学科(文法、修辞及伦理学)和4学科(算术、几何、天文学和音乐)，哲学和法律是单独教授。医学教材是由阿拉伯文转译的希波克拉底和盖仑著作、伊本·西拿的《医典》、拉齐的《医学集成》和阿威罗伊(Averröes)的《医学通则》。

　　中世纪医学教育的形式与现在不同。通常是以纯理论的方式教授医学，医学是作为哲学的一部分来讲解的。除要求学生死记硬背，教师和学生间也可进行讨论。教师大多是诵读名著并对此注释。教师们熟悉亚里士多德自然哲学思想，以对盖仑和伊本·西拿的著作提出疑问为基础，阐释他们的学术思想，讲解之外是与学生的讨论，由此发展出一种对话式的教学方法。

　　12世纪的医学教学模式是一种称为阿的西拉(Articella)的课程设置体系，由4门课组成，即《医学概论》《医学集成》《医论》及希波克拉底与盖仑的著作。至14世纪，阿拉伯医学著作被引入，使医学教育和课程内容得以丰富。以博洛尼亚大学为例，上午是医学理论，下午是医学实践课，以伊本·西拿、盖仑和希波克拉底的著作为教材。

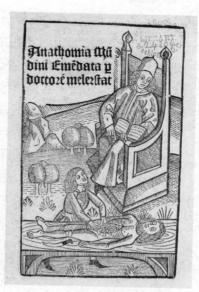

　　中世纪初期的解剖课程，就是阅读与阐述盖仑的《论解剖学》，教师不敢违背盖仑的观点。至中世纪后期，当时人体解剖已逐步被允许，但真正的人体解剖学研究是在博洛尼亚大学开始的。该校的蒙迪诺(Mondino，1275—1326)是欧洲的解剖学权威，1315年他公开解剖过一具女尸，1316年他出版解剖学的教科书《解剖学》(Lesson in Anatomy)(图4-15)，其中许多内容基于人体解剖。该书流行甚广，共计发行23版。

图4-15 蒙迪诺的《解剖学》

蒙迪诺是文艺复兴前期最早公开解剖的学者。但此时,教会大学中的解剖学依然遵循盖仑的学说,即使发现身体上部位和器官知识与盖仑书中解释不同,仍然不敢贸然提出质疑。

中世纪大学教学中还有一项与医学相关的学科是占星术,这是大学必修课程之一。医学生在学习、研究与实践的准备阶段,必须学习占星学和自然哲学。在希腊文化中,占星术观念得到各种哲学体系的支持。14世纪,博洛尼亚大学有专门讲述占星学的教授,当时的观点认为,瘟疫和疾病是由于天象和行星的变化所导致的。巴黎大学的教授甚至就彗星是否是流行病的前兆、月亮是否对人体有影响等问题作过探讨。作为自然哲学的一部分,占星术一直繁荣到17世纪。

中世纪医学院教师和学生所著的学袍,是由中世纪教士袍发展而来的。英国大学医学生来自贵族、市民和农民等不同阶层。有些医学生的学习条件和教师的工作条件都很艰苦,学生甚至要乞讨。学习和考试过程漫长,要经过几个阶段,修完艺科,通过考试后,可获得医学的硕士和博士学位。医学生大多拥有博雅学硕士学位,或者有合格的博雅知识基础。毕业的学生大多是内科医师或皇家医师。有些毕业生成为著名的医学家。中世纪的大学毕业生,可授予学士(Bachelor)、硕士(Licentiate)和博士(Doctor)3种称号,博洛尼亚大学和巴黎大学人数最多时达5 000人,牛津大学和剑桥大学总数达3 000人左右。就是这样一群受过教育的学者、医师和学生,为欧洲走出中世纪,向文艺复兴过渡作好了知识的准备,世界文明史进入启蒙时代。

小|结

或许通过对西欧的发展与当时的两大文明——伊斯兰文明和拜占庭帝国的文明进行比较研究,我们才有可能理解,为什么近代科学会产生于17世纪的西欧或者近代科学为什么没有在中国发生这个世界性命题。在1500年前后,伊斯兰世界的数学、天文学、几何光学和医学都比西方发达,西方学者是从阿拉伯著作的拉丁文译本学习这些科目的。中国古代医学也比中世纪欧洲先进。中国学者在20世纪40年代曾提出一个问题,为什么今天我们所说的科学只有在西方社会才会实现?英国学者李约瑟问了同样的问题,是什么使得科学在17世纪的西欧获得了威望和影响,并且变成了一股强大的力量?想要回答这些问题需要从12—16世纪的西欧社会产生的科学原则和建立机构中去寻找,即从欧洲医学的建制化的进程中寻求答案。因为科学既没有在伊斯兰社会中制度化,也没有在古代和中世纪的中国制度化,科学没有在那些文明中永久扎根和制度化。中世纪建立的科学原则、教育和医疗机构是有学术指导,即自然哲学理论,自然哲学的发展为17世纪卓有成效的科学探索奠定了基础。科学与自然哲学结合成了一种也许可以被恰当称为“近代科学之基础”的东西。它们对欧洲来说是全新的,对世界来说是独特的。

思｜考｜题

1. 如何理解阿拉伯医学对世界医学发展的贡献？
2. 中世纪是医学的黑暗时期吗？
3. 为什么萨勒诺医学校会在中世纪成为最吸引人的学校？
4. 从《回回药方》如何看中世纪东西方医学交流的途径与方式。

参考文献

［1］阿维森纳. 医典［M］. 朱明译. 北京：人民卫生出版社，2010.

［2］（晋）释法显撰—（周）辛文撰—（清）茆泮林辑—（民国）郑国动—潮阳郑氏. 龙溪精舍丛书　佛国记万物录［M/OL］. 中国哲学书电子化计划.（2018－08－13）［2019－09－10］. https://ctext. org/library. pl? if＝gb&file＝82010&page＝50＃医/2018/08/13.

［3］宋岘. 回回药方考释［M］. 武汉：湖北科学技术出版社，2016.

［4］Barbara S B. The medieval hospital and medical practice［M］. Aldershot：Taylor & Francis Ltd. ，2007.

［5］David C L. The beginnings of western science：The European scientific tradition in philosophical，religious，and institutional context，prehistory to A. D. 1450［M］. Chicago：University of Chicago Press，2007.

［6］Joseph N H，Ling W. Science and civilisation in China［M］. Cambridge：Cambridge University Press，1954：219.

［7］Members of the Academic Unit，the Wellcome Institute for the History of Medicine，London：Lawrence I. Conrad，et al. The Western medical tradition：800 B. C. -A. D. 1800［M］. Cambridge：Cambridge University Press，1995.

第 五 章　医学革命：身体知识的重新认识

医学史上所谓的"医学革命"，乃指现代科学医学（scientific medicine）的诞生；这与文艺复兴时期的科学发展，尤其是对于身体知识（body knowledge）的理解与假设密不可分。在此之前，受限于中古封建社会与基督教教会之思想禁锢，人们相信肉体远不如灵魂来得重要，生老病死都是上苍的旨意或为来世所作的试炼。于是，学者无意于了解人体的各种生理机制，也不在乎各种疾病的科学解释，从而造成了医学知识长期的停滞不前。然而这个现象从 14 世纪起，因为文艺复兴运动的出现而产生了巨大的转变。

第一节 ｜ 文艺复兴与自然科学进步

中世纪末，阿拉伯势力兴起加上战争造成许多拜占庭学者逃往意大利，引起当地研究希腊与罗马古典文化的风潮，开启史上著名的"文艺复兴运动"。文艺复兴（Renaissance）原意是再生，史家多用于指称 14—16 世纪，以意大利为中心所掀起的西欧新文化与思想运动，尤其是强调"自由精神"与"人文主义"的核心思潮。意大利本是古代罗马文化的发源地，且位居地中海航运要冲，商业贸易兴盛；新兴商业都市纷纷出现、商人阶级逐渐抬头，更支撑了新兴资产阶级对古罗马自由精神与人文主义的向往与提倡。

一、文艺复兴与人文主义兴起

14 世纪末，意大利佛罗伦萨的工商业高度发达，并为符合商业发展之利益，该城市首先取消了封建贵族的统治和制度，模仿古希腊成为一个城市共和国。佛罗伦萨这番惊世骇俗的转变，其实得益于一群流亡此地的拜占庭学者，他们游走各地讲授希腊辉煌的历史文明和文化成就，终于让当地社会意识到中古社会制度的粗鲁与无知。从佛罗伦萨开始追寻古希腊和罗马文化亮点的努力，逐渐刺激了周边的学者要求恢复古希腊和罗马的文化和艺术，终于造就了历史上所称的"文艺复兴"。反对中古封建制度的文化运动从学习和恢复被教会破坏的古典文化入手，人们把这些运动比喻为古典文化的再生和复兴，当时新兴资产阶级更借此运动强调，有用的知识必须要重视真实人生与现世报偿，因而有"人文主义"此一重要概念的提出。

15世纪后，以意大利为中心形成一股文艺复兴风潮。为了寻找并解读更多前基督教时代的人文经典，学习希腊文、搜购古希腊罗马书籍，成为新兴商人与知识阶级的嗜好。一些早期的人文主义者包括彼特拉克（F. Petrarca，1304—1374）等人都是古典手稿的收藏家，他更因其对古希腊和罗马经典古卷研究所做的贡献而被誉为"人文主义之父"。之后，此一浪潮席卷全欧，改变了西方社会与知识分子对于文化的态度。当时已成西欧主流的资本主义社会，益发重视从古希腊文化发展而来的新文学、新艺术，甚至是科学方面的成就，进而强调发挥人的才能智慧，以便享受快乐满足现实人生。新兴知识分子的兴趣随着涉猎范围扩张，逐渐从早期的历史与文学进展到了15世纪后的科学及医学。文艺复兴在欧洲的展开，不仅预示着中世纪由基督教教义垄断的西欧封建制度即将结束，也昭告现代社会的新价值"人文精神"即将主导之后400余年的历史走向。

文艺复兴时期的人文主义学者试图采用普及且通俗的平民教育方式，希望让古典希腊罗马优雅的生活方式重现。一开始，人文主义者重视的是普遍化和大众化的文化模式；以彼特拉克为代表来说，他就认为：人必须通过人文学科：古典学和文学，才能实现自己的价值和理想。这些早期的人文主义者虽然重视前基督教时期的古典文化，但并未完全放弃基督教与教会的神圣性，只是反对狭隘迂腐的修道院教育方法。但随着人文主义教程迅速被接受，到15世纪，许多上层人士已经接受了人文主义教育，教会更因资源丰富而建立了大量重要的图书馆。16世纪时，又因为大量印刷技术盛行，意大利人文主义向北传播至法国、德国、荷兰和英国。于是，文艺复兴浪潮下的古典希腊罗马哲学和科学复归，终究要正面挑战传统的中古基督教信仰价值。

二、自然科学的进步与新方法

文艺复兴时期可说是近代西方文明的一个转折点，欧洲知识分子不再独尊基督教的观点来诠释世界，思考的焦点从"天上"转到"人间"。这些人文学者受古典希腊科学的影响，强调由人的感知与理性思考去理解自然万物。因此，他们在地理学、天文学、化学、物理学、数学、工程制造及解剖学上，都有许多令人惊艳的发现。

文艺复兴时期人文主义以古为师，致力古代经典的诠释，导致对希腊文化与知识体系的再发现。这种对古希腊经典的推崇与追寻，对许多科学领域产生深远的影响。不过由于文艺复兴运动历经300余年，古典希腊文化遗产也系出多源，因此文艺复兴时期的科学思想可谓多种古典学派的综合体。但因为古希腊哲学重视数学与科学观察的典范，刺激文艺复兴时期科学家特别重视数学与科学观察。这使得阿基米德（Archimedes，公元前287—公元前212）与柏拉图成为当时重要的典范代表，并在其影响下使得文艺复兴的科学具备两大特征：一是重视观察与实验纪录；二是数学成为研究自然现象的工具。

由于继承了古典时代对宇宙创生的观察与推理基础,天文学成为说明文艺复兴科学重视观察与纪录的例证之一。欧洲人原来深信中古时代流传下来的"天动说"宇宙观,主张地球在宇宙的中心静止不动,所有天体都绕其运转。这个理论因符合人们日常生活的经验,一直被奉为真理。直到 16 世纪中期,哥白尼(N. Copernicus,1473—1543)的研究出现,这个理论才受到挑战。哥白尼曾留学意大利研修数学与天文学,后来在东普鲁士的一所教堂服务,以简陋的仪器观察天象长达 30 年。由于受到教会强烈的禁止,他在1543 年去世前才能整理观察结果并出版《天体运行论》一书。他在书中正式提出"太阳中心说(地动说)",主张行星绕太阳运转并有自转,地球只是行星之一。《天体运行论》因印刷术普及而流传,促成了开普勒(J. Kepler,1571—1630)行星运行三大定律的提出,伽利略(G. Galilei,1564—1642)以望远镜观察天体证实了两人的学说,从而奠定牛顿(I. Newton,1642—1727)于 1687 年发表《自然哲学的数学原理》,提出"万有引力定律"(Law of Universal Gravitation)的现代天文学基础。由天文学的发展可见,与中世纪的科学研究范式相比,这一时期的科学方法和工具在数学方面有重大进展。除了三角学、代数方面的成就颇为可观外,基于天文观察的需要,对数概念的提出使得冗长的天文数字计算得以简化。凡此种种皆催化文艺复兴时期的科学进展,可以发现到科学数学化的准备工作已悄然展开。正因为数学方法全面渗透入人文主义学者与工匠技师的思考中,才能诞生如达·芬奇(L. da Vinci,1452—1519)这类兼具画师、工程师、科学家与人文学者多重身份的奇才。以其当时绘画重视透视法(perspectives)为例,即涉及透视构图与数学比例、平面几何学等复杂的数学基础。

文艺复兴运动以来,社会上形成一种质疑、探讨的精神,不再盲目迷信过去的权威。其次,印刷术传入后,书籍日益流通,知识交流迅速。透过书籍的流通,各地的学者可以相互切磋研究心得,加速科学的进展。随着数学与工程技术的发达,精密科学仪器制造技术出现长足进步,又为科学研究提供方便又进步的工具。特别是一些重要的观察与测量工具的发明,如望远镜、显微镜、气压计、温度计、钟摆、天平等,方便科学的研究。透过观察自然规律所设计出来的机械,既印证了自然万象都有一定的法则可循,也证明人类只要掌握自然法则即可予以复制。只要这些法则是精确、可以测量的,人类以其理性就可以发现、运用它们。这种观念改变了欧洲人对自然的态度,相信人类只要靠理性就可揭开自然的秘密并可进而征服自然。历史学家迪尔(P. Dear)因此认为,15—16 世纪的文艺复兴运动正是因为人文主义"以人为本"的核心价值,得以让古希腊罗马的自然科学重见天日,并为 17 世纪以后的现代科学发展与科技创新留下划时代的基础。

| 第二节 | 人体解剖学的艺术与创新

文艺复兴以来,随着天文学、物理学、化学等科学知识的逐渐累积,人们对于自然界不再感到敬畏与恐惧，转而试图穷究自然的法则，以求征服自然。17 世纪初，培根(F. Bacon)进而提出了新的科学方法，认为普遍法则应该由观察自然现象归纳而来，主张以归纳取代演绎，以实验求证假设，以逻辑检视论述的真伪。笛卡儿提出了机械论的宇宙观，认为整个物质世界就如一部精巧的机器，遵照着机械和数学的法则在运行；开普勒、波义耳(R. Boyle，1627—1691)和牛顿则成功地用数学定律解释了这部机器的若干机制。这股新的思潮促成了 17—19 世纪欧洲科学的突飞猛进，也正是医学革命快速发展的年代。

一、西方解剖学传统

以希波克拉底医疗传统为代表的希腊时期医疗而言，疾病不被视为是一种超自然现象，而是采取一种理性、自然及科学的态度来看待疾病。因此，希波克拉底医疗不诉诸对诸神的祷告与祭拜，转而强调饮食的注意、有益的药物及维持身体的平衡。之后生于罗马扩张时期，公元 2 世纪时的希腊医学家的盖仑，则是希腊医疗传统的重要代表人物。他不仅博学、能言善道，更是位重视临床经验与观察的医师。盖仑强调实务经验的态度，显见于他有关解剖构造的许多著作。

盖仑曾在埃及的亚历山大学习解剖，并因此非常赞同此学问对于外科的价值。受惠于当时的解剖学知识，盖仑具有精巧的伤口的处理技巧，曾经成功地移除了化脓的胸骨，并且知道安全缝合应使用羊肠线，显示他了解身体各个组织之间的差异。不过，盖仑对于解剖的重视更甚于前者，他号称每个工作日都解剖一次，除了磨炼他的手术技巧之外，主要还是为了研究人体。尽管因为手术的经验，使盖仑得以看到人体内部，且相较于其他医师可说是相当了解人类的骨骼，但是他从没有机会系统性地解剖人体。因为当时的宗教、社会甚至医疗向来都禁止人体解剖，只能透过解剖动物来猜测人体的样貌。

但从盖仑留下的解剖研究记录中可见，他虽然经常透过动物如猴子与猪的解剖来理解人体，成功证明了血管内只有血液以及确认输尿管位置；但由于技术与器械的不完备，不免仍然造成不少谬误。例如，盖仑认为左右心室的中隔上有肉眼看不见的小孔，血液穿流过这些小孔，从心脏右侧到心脏左侧，再流经肺部，造成血液在血管中如潮汐般地往复循环。盖仑又认为肝脏才是血液系统的中心。消化后的食物先进入肝脏，由肝脏制造血液的同时将活动能量加了进去。而血液在人体中经过动脉与静脉而进退，就仿佛潮汐涨落。动脉血液由心脏的一侧涌出，经过极细的微血管而与由心脏另一侧流出的静脉血液相混合。

解剖学在西方医学界一直作为医学的基础而存在，但是人体解剖学的发展却经历一番曲折的过程。公元前 275 年，埃及的亚历山大医师赫罗菲拉斯(Herophilus)通过解剖人体教授解剖学，盖仑在解剖猩猩、猴、牛和狗的基础上，撰写了《论希波克拉底与埃拉塞斯特拉底之解剖》《论活体解剖》《论死体解剖》等专著，并主张医学生"不只要认真努力地从书本获得人体骨骼的知识,还要用自己的双眼刻苦观察真实的人体骨骼"。之后,希腊与罗马的解剖学知识在西方世界失落了将近 500 年。不过阿拉伯医师通过书本翻译将这门知识保留了下来。

受到中古时期封建制度与基督教教义的钳制,不重视甚至是反对人体解剖的风气,在欧洲中古时期甚嚣尘上,直到 14 世纪盖仑与其他阿拉伯的注释家的著作出现以后,人们才重新开始研究解剖学。最早一位投入盖仑式解剖学的人物是蒙迪诺。不过当时宗教权威仍然很强大,蒙迪诺的解剖课内容并不敢违逆盖仑手稿已知的部分,并尽力将其解释依托或符合基督教教义与盖仑的主张,以至于在他之后解剖学并没有重大的发展。文艺复兴初期的大学正规医科课程里虽然都有解剖课,只是这种解剖工作都须严格依照盖仑的教本进行,顶多用来证明教材的权威与正当性而已。因此,解剖知识在 15 世纪的最后 10 年前一直没有什么进步。

中世纪后期,因为持续的、大规模流行的瘟疫导致欧洲社会死亡人口上升,而修道院教士和医师对此一筹莫展,造成社会极大的恐慌和信仰危机,因此在中世纪后期教会逐渐开放允许进行尸体解剖以便探究疾病的原因,为欧洲医学科学的兴起打下基础。13 世纪末的意大利,尸体解剖得到允许,医学史进程由此发生了重大改变。14 世纪开始,人体解剖被引入医学院,不久就作为医科学生解剖训练的一部分而被体制化,医学生需要参加定期进行的解剖活动。1235 年,意大利萨勒诺医学校首次公开人体解剖。1316 年,博洛尼亚医学院意大利外科医师利兹(M. de'Liuzzi)公开表演尸体解剖,他是第一个将人体系统解剖学运用到医学课程教学中的教师,他的解剖方式是三步曲,分为头盖骨、喉部和腹部。1316 年他撰写的《人体解剖学》(*Anathomia Corporis Humani*)出版,此是医学史上第一部近代解剖指导手册和解剖学教科书。1491 年,第一部配有解剖图谱的医学著作《医书》(*Fasciculus Medicinae*)在威尼斯出版,自此,带图谱的解剖学专著逐渐问世。

随着人文主义影响的加深,医学院解剖学家开始对统治欧洲千年的盖仑动物解剖学知识体系提出质疑,创建以人体解剖为基础的新解剖学体系,带领欧洲医学走进了一个新时代——近代医学的帷幕拉开了。

解剖剧场

　　1490 年第一所解剖剧场(anatomical theater;operating theatre)在意大利帕多瓦大学建立。解剖演示室是一个专为解剖学教学而设计的特殊教室,通常是圆剧场形式。剧场中间安放一张桌子,用于解剖人或动物的尸体,学生和观察者通常坐在圆形的阶梯座位上。此种形式的解剖学演示剧场成为医学院的经典教室,帕多瓦的解剖剧场至今依然保留着。最著名的解剖剧场是在荷兰莱顿大学（图 5 - 1），初建于 1595 年，1988 年重建。

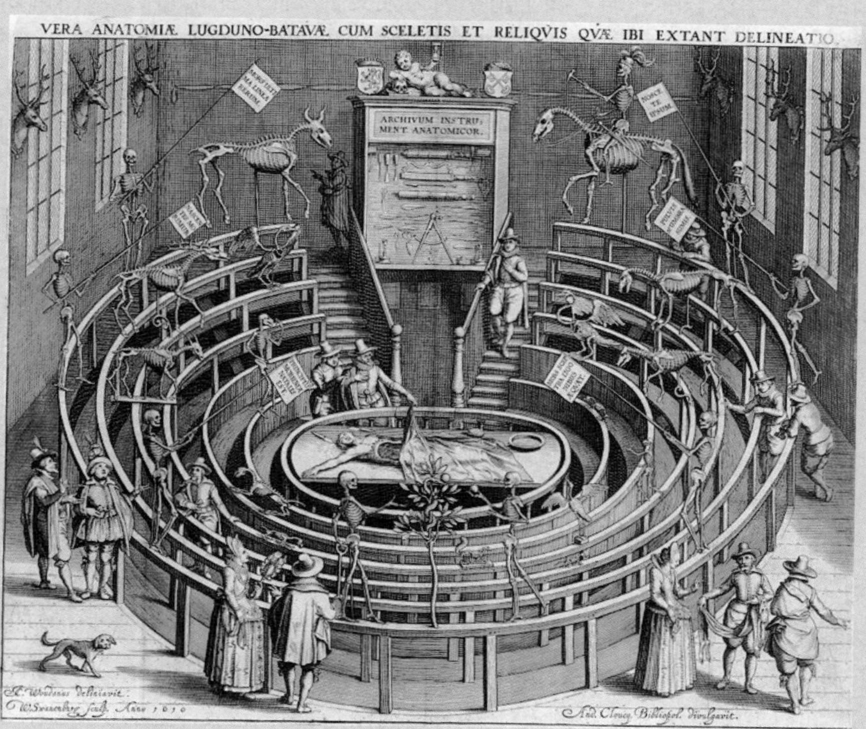

图 5 - 1　莱顿大学解剖剧场

来源：https://en.wikipedia.org/wiki/Anatomical_theatre＃/media/File：Anatomical_theatre_Leiden.jpg

二、文艺复兴时期艺术家人体解剖的探索

解剖学的发展与绘画技术的突破有着密切的联系。

15 世纪欧洲文艺复兴的主角是作家与艺术家，在"人文主义"思潮的主导下，"人的尊严"的表述成为人文学者热衷的主题。艺术家们为了能真实描绘人的自然形态，改善自己的技法，发明了表现透视和明暗关系的透视法，为了能达到逼真描摹人体形态的目的，艺术家还借助人体解剖甚至科学实验探究人体内部结构、肌肉走向和器官构造。解剖的经验与知识成为他们掌握透视法的关键。当时纯粹的解剖学虽然进展缓慢，但艺术家却在人文主义精神的刺激下，不再依循中古时期单调的画风，力求重现古典希腊罗马时代的拟真手法，试图展现人体真实的面貌。

15世纪佛罗伦萨的波拉尤奥洛(A. Pollaiuolo，1432—1498)，是第一个以人体骨骼与肌理为基础的艺术家，他的《裸体男子之战》(*Battle of Naked Men*)因此被视为这一时期绘画与解剖学结合的开端。除了画家因为人文主义而产生的自觉以外，画家为了满足赞助者虚荣或流行风气而强调其解剖知识也是原因之一。例如，雕塑家班迪内利(B. Bandinelli，1493—1560)就为赢得佛罗伦萨公爵的赞助，宣称他的艺术性来自人脑的死体甚至是活体解剖。文艺复兴时期最为人熟知的艺术家，也是医学史上较多被引为解剖学发展的例子，则非达·芬奇莫属。

达·芬奇可谓是文艺复兴人文主义者的最佳代表，意大利文艺复兴时期的博学家，在绘画、音乐、建筑、数学、几何学、解剖学、生理学、动物学、植物学、天文学、气象学、地质学、地理学、物理学、光学、力学、发明、土木工程等领域都有显著的成就。他是文艺复兴时期人文主义的代表人物，最著名的画家之一，与米开朗基罗和拉斐尔并称"文艺复兴三杰"。

达·芬奇最初研究人体是为了让绘画作品中的人物尽可能贴近真实。他的导师要求所有的门徒都必须学解剖学。达·芬奇曾获得佛罗伦萨与米兰医院人体解剖的许可，这种研究就成为他生命的一部分。大概在1489年左右，达·芬奇已根据解剖所得，绘制了一系列头骨素描图，甚至还把各式解剖刀也绘入笔记中。1510—1511年，他与意大利帕多瓦大学的解剖学教授托尔(M. D. Torre，1481—1512)合作解剖了30具不同性别和年龄的尸体，他还解剖了牛、禽鸟、猴、熊、蛙以作为解剖结构比较，达·芬奇写了数百页研究笔记，并留下大量极为精致的人体解剖素描图与详尽记录，范围几乎包括了人体所有的骨头及众多重要的肌肉群组。由于达·芬奇的贡献并不只是艺术性的，更具有生理解剖学的巨大贡献，因此也有医学史家尊称其为"现代生理解剖学之父"。

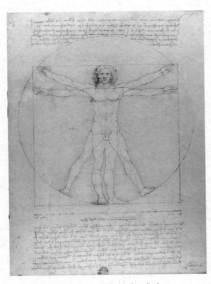

图5-2　维特鲁威人

来源：https://www.vanillamagazine.it/il-significato-e-la-storia-delluomo-vitruviano-di-leonardo-da-vinci

从艺术的观点来说，达·芬奇著名的素描"维特鲁威人"(Uomo vitruviano)是当时以解剖学展现美感的经典之作(图5-2)。其完美比例(PHI，1∶1.618)展现的是人体构成的美感，一个完全符合人文主义精神的假设。从现代生理解剖学的角度来看，达·芬奇是第一个具体描绘脊骨双S形态的人。他研究骨盆和骶骨的倾斜度，素描画逼真地表现了人类颅骨的形态及不同脑部的交叉截面图，如横断面、纵切面、正切面。他还绘制了肺脏、肠系膜、泌尿道、性器官。达·芬奇不仅是第一个素描身体横剖面器官的人，他更因为相信骨骼和肌肉是人体结构的基础，而对关节和肌腱结构作过详尽的描绘与叙述。达·芬奇还是第一个画出子宫中胎儿和阑尾的人。他从子宫内的胎儿与母体血液的关系中，首先提出血液具有输送养分的假设。达·芬奇曾将蜡注入心脏，观察心房和心室的形状，以此研究心脏与血管的结构，发现心脏的 4 个腔室与心脏瓣膜的位置。作为一个工程师与雕塑家，达·芬奇率先采用蜡来复制人脑内部结构，也曾试图利用玻璃和陶瓷制作心脏和眼睛。

达·芬奇绘制的神经系统图至今依然被保存着，他的人体素描图于 1680 年出版。此外，尽管受限于教会强大的压力，达·芬奇在解剖学上的成果未能在生前发表，但其绘制解剖图的技法与透视角度，似乎相当程度地影响了与他同时代的艺术家们。更为重要的是，当维萨里写作其解剖学巨著《人体之构造》时，书中的解剖素描明显与达·芬奇的技法系出同源。

三、维萨里的《人体之构造》及其影响

虽然艺术家可以绘出逼真的人体肖像，但对身体知识的探索还需要医学家来实现和完成，西方医学的革命和科学进步首先是从解剖学和生理学开始，相对于达·芬奇等人为了表现艺术而进行解剖，维萨里则是专业解剖学家，他编写的《人体之构造》（图 5-3）被视为近代人体解剖学的权威著作之一，因此维萨里被认为是近代人体解剖学的创始人。

维萨里，比利时布鲁塞尔人。维萨里最初是学美术的，1533 年去巴黎大学接受人文主义医学教育，遂对解剖学感兴趣，时常至巴黎的圣婴公墓研究骨骼，之后转到意大利帕多瓦大学，在那里获得医学博士学位，留校担任内科医师，但多数时间他主要的角色却是外科手术和解剖学讲师。那时欧洲医学界还在盖仑的知识体系统治下，维萨里发现盖仑所有知识都是基于动物解剖而非人体解剖，维萨里对这一错误知识体系发起批评，遭到同时代医师和解剖学家的攻击。

从 16 世纪 30 年代末，维萨里就开始累积解剖相关的图解和教学资料。1538 年，他出版了《解剖学图谱》（*Tabulae Anatomicae*），这是一本供医学院医师使用的大型人体解剖图。1543年，维萨里在帕多瓦主持了一场公开的解剖，对象是一个罪犯。在其他外科医师的协助下，维

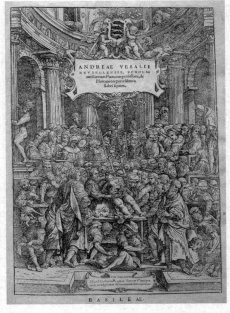

图 5-3　维萨里《人体之构造》封面，1543 年

萨里收集了所有的骨骼,并链接合成一架骨骼系统,维萨里将此捐献给巴塞尔大学。这是维萨里唯一留存至今的标本,也是世界上最古老的解剖学标本,目前保存在巴塞尔大学的解剖学博物馆。

1543 年,维萨里出版《人体之构造》,该书奠定了维萨里在现代医学解剖中的领导地位。《人体之构造》共分 7 册,附有可能是由画家扬·凡·喀尔卡尔(Jan van Kalcar,1499—1545)所绘的精美插画。这套书展现出骨骼、肌肉和循环系统的结构,还有神经的分布、器官在腹腔和胸腔的排列与结构,以及颅骨和大脑的构形。插图采用当时艺术家常见的画法,也是从达·芬奇以来一脉相承的技法,表现身体各部位保持在动态或某种姿势下的状态,并经常以乡村景色作为背景。以通俗绘画的方式表现专业的医学解剖,除满足当时医学人文主义的价值观外,同时也提升了大众对解剖学的接受度。

《人体之构造》确立了人体解剖的原则,将人体的内部功能看作是一个充满了各种器官的三维的物质结构。这一观点与以往以解剖学模型为对象的人体结构认识形成明显对比,过去的那些模型都带有强烈的盖仑或亚里士多德的色彩,更带有占星学的成分。

《人体之构造》还确立了解剖学术语标准,维萨里在《解剖学图谱》还是用拉丁语、希伯来语、希腊语和阿拉伯语标记身体部位与器官,明显受到盖仑著作的阿拉伯译文影响,在《人体之构造》中,维萨里以拉丁语和希腊语规范了解剖学部位与器官的术语。

维萨里正确描述了蝶骨,指出胸骨由 3 部分组成,骶骨由 5 块或 6 块组成;正确描述了前庭位于颞骨的内部,描述了脐静脉、发现了胎儿在脐静脉和腔静脉之间的管道,并命名为静脉导管。他观察了男性阑尾的尺寸,正确记述了胸膜,大脑解剖描述,第一次描述了人工呼吸。透过详细的观察与绘测,《人体之构造》揭露出不少盖仑解剖学和生理学知识的谬误。例如,人的心脏有 4 个腔室,而非盖仑宣称的,且两个心室之间无孔洞让血液往复流动。例如,肝有两叶,血管是起源于心脏而不是肝。但维萨里也有不明白的地方,他不理解下隐窝,他所作的神经的描述是模糊不清的。

维萨里并不是第一个进行人体解剖的欧洲人,他的作品的价值在于通过逼真、详细和精细的版画,生动地描绘了人体的内部结构,充分展示了人体的美,即使是现在仍然被认为是经典的。尽管维萨里在书中的看法,遭到那些奉盖仑文本为圭臬的解剖学家和医师的批评。然而随着本书内容被反复印证且广为流传,维萨里的专业地位日趋上升,而强调临床观察而非遵循权威的态度,也逐渐成为现代解剖学发展的核心原则。

维萨里透过《人体之构造》一书所建构起来的,反对权威、重视观察的态度,成为近代解剖学发展的关键态度,但该书当中平易近人,甚至是略带点趣味的解剖插图,无疑是让解剖学得以依附在人文主义浪潮中,为社会大众所接受的原因之一。英国医学史家波特(R. Porter)就曾经强调《人体之构造》的插画风格,也同样反映在维萨里的解剖学教学上。维萨里一改过去教师手持经典高高在上指挥解剖的做法,他把教室围绕着解剖台上的尸体,打造的如同圆形剧场般,并在护栏上装点各类骨骼与器官的标本;同时,他也向一般大众收费开放参观。这除了有"解剖知识当以人体为中心"的意义外,也更能满足医学生专业观察的需要,以及一般社会大众猎奇的娱乐效果;当然,也使得原本冷门且卑微的解剖学变成一门引人入胜的学科。

1543年,世界科学史上还发生了一件大事,哥白尼《天体运行论》当年出版,但并未立即造成大众的关注,而同年在比利时布鲁塞尔出版的《人体之构造》却立刻引起关注并让维萨里名利双收,其前提就在于维萨里的解剖学不仅有医学上的贡献,也成功结合了诸多社会与文化的因素。《人体之构造》和《天体运行论》被认为是科学史上具有划时代意义的里程碑作品。哥白尼提出"日心学",推翻了"地心说",开启了"哥白尼革命",对欧洲科学革命起了推动了作用。维萨里创新的《人体之构造》出版,意味欧洲医学走出中世纪,迈进科学的近代医学时代,那年维萨里只有30岁。

四、人体解剖学科的进步与发展

随着解剖知识与记录的累积,越来越多与《圣经》教义或盖仑医学不符的地方被发掘出来。更何况,执刀解剖尸体者常为人鄙夷,有时还会牵涉非法买卖尸体的丑闻。《人体之构造》出版后,解剖学渐渐被认可成为重要的医学专业领域。在欧洲,良好的解剖学训练被视为医学教育的重要基础。《人体之构造》卷首的插图,以及荷兰画家伦勃朗·莱因(Rembrandt van Rijn, 1606—1669)在1632年所绘的《尼古拉斯·吉尔普博士的解剖课》(*The Anatomy Lesson of Dr Nicolaes Tulp*),都见证了文艺复兴时期和近代早期对解剖学的热情,当时在帕多瓦、波隆那、莱顿、乌普萨拉和其他地方的大学,都有医学生、外科医师和其他医师在新建的解剖剧院中齐聚一堂,观察人体解剖的过程。值得一提的是,这时各类解剖学讲义里都强调解剖学家须以客观且无感情的态度面对尸体,除非是要从科学家的角度赞叹上帝造物之精妙。当然维萨里绝对不是第一个强调解剖学是医学专业的人,但透过他独特的教学方式与因新印刷术广为流传的专业书,他无疑是当时最有影响力的解剖学家。由于知识流传比过去更加容易且广泛,维萨里对人体的功能性解剖研究启发了塞尔维特(M. Servetus, 1511—1553)、育斯塔奇(B. meo Eustachi, 1500—1574)、法洛皮欧(G. Falloppio, 1523—1562)和法布里修斯(H. Fabricius, 1533—1619)等人。

小资料

《尼古拉斯·吉尔普博士的解剖课》

1632年1月,荷兰著名画家伦勃朗应阿姆斯特丹《外科医师指南》之邀,为阿姆斯特丹市长、解剖学家吉尔普(Nicolaes Tulp, 1593—1647)绘制《尼古拉斯·吉尔普博士的解剖课》,这堂课就是在解剖剧场进行的公开解剖。荷兰《外科学医师指南》每5～10年要请著名画家绘制当时最杰出的外科医师肖像，1632年的人物就是吉尔普，主题是"解剖课"。这是伦勃朗早期的代表作，它既见证了文艺复兴时期艺术家对解剖学的热情，是艺术与医学结合的精品之作，又因其记录一桩重要的历史事件而成为艺术史上的名作(图5-4)。

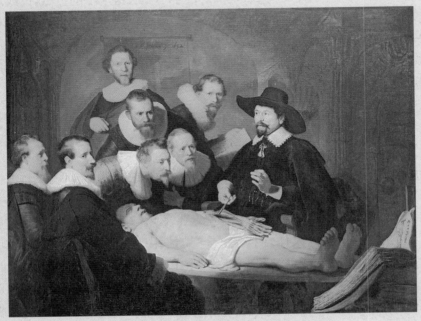

图5-4 《尼古拉斯·吉尔普博士的解剖课》

来源：https://upload. wikimedia. org/wikipedia/commons/4/4d/Rembrandt _-_ The _ Anatomy_Lesson_of_Dr_Nicolaes_Tulp. jpg

总的来说，他们的研究显示出许多人体解剖构造和其生理方面的重要性。诸如连接咽喉到中耳的耳咽管(eustachian tubes)、子宫与输卵管(fallopian tubes)、静脉瓣膜的存在(法布里修斯称此为"小门")、胎儿发育和分娩的机制及肺循环。

这些解剖方法流传了下来，其中一项便是持续临床观察，或用感官从体外来判定人体构造与诊断疾病。首先将维萨里的解剖学知识应用于外科学的法国医师帕雷(A. Paré，1510—1590)，欧洲著名外科医师，曾随军参战，专攻普通外科与军事外科。他将《人体之构造》解剖学知识运用于他的专著《外科治疗》(Treatise on Surgery，1564)。帕雷改进外科技术，如枪伤处理、截肢、骨折和妇产科，并发明许多外科机械，他被称为"外科学之父"。

尽管客观严谨的解剖学在大学里被视为一门医学专业，也被社会大众承认是某种人文主义教育的展现，但 17 世纪初期的解剖学家仍须面对教会强大的压力。如克萨皮纳斯（A. Caesalpinus，1519—1603）在 1593 年观察到心肺血液循环机制的现象并提出一些巧妙的富于启发性的见解，却因为其非正统派的见解，被卡尔文教会定罪。造成这种情况的原因除了某些教会依然坚持盖仑医学的权威性外，更重要的是尸体解剖只能探讨结构，无法对于活体的生理现象有所解释。这种情况到 17 世纪下半叶已有显著改善，马尔比基（M. Malpighi，1628—1694）不仅发现了微血管，更强调医学应该建立在解剖及生理的实验基础上，强烈反对古代的体液论（humorae theory）。他的学生，意大利帕多瓦大学解剖学家莫干尼（G. B. Morgagni，1682—1771），更根据自己的临床诊断及病人死后解剖交叉比较的 700 个病例经验，提出疾病是身体器官机能失常所引起的，严词批驳体液论病理学之不当；其影响之深远，被后世尊为"现代病理学之父"。

维萨里之后，人体解剖学在欧洲逐渐兴盛起来，尸体解剖运用于教学与对人体的研究，但只有拥有执照的解剖师还有资格施行解剖。欧洲最先进入近代化的城市如阿姆斯特丹、伦敦、哥本哈根、帕多瓦和巴黎，都有属于本城的皇家解剖师，17 世纪尸体解剖课程是一项公开的社会活动，1 年 1 次，解剖课程在解剖剧院举行，有学生、同事及买票进来观赏的市民。法国规定学校可使用被处于绞刑的罪犯尸体用于教学，随着教学需求的增多，而可用于解剖的尸体匮乏，甚至出现谋杀以获取尸体的城市犯罪活动。1752 年，英国通过谋杀法，允许学校将被谋杀街头流浪汉尸体用于教学与人体研究，以降低城市犯罪率。至 18 世纪末期，欧洲许多国家通过类似英国的犯罪法允许尸体解剖，允许利用无名尸体、罪犯、慈善机构和医院的尸体作解剖教学与研究。至 17 世纪末到 18 世纪，解剖目的倾向于为外科学和病理学服务，偏向实用。19 世纪，病理解剖学家利用解剖更详尽探究器官可能导致疾病的原因，并将此与医学理论和医学实践相结合，更好地理解与解释健康与疾病。

第三节　生理学成为科学

一、生理学方法的早期探索

人类对生理学的研究兴趣，最早可追溯到 2000 多年前，埃及极为有限的解剖记录；而人体生理学作为一个医疗研究领域，则始于公元前 420 年的"医学之父"希波克拉底。承袭当时流行的体液论，古希腊的亚里士多德将生理学研究重点放在结构和功能之间的关系，希望能找出两者间的特定因果关系与最佳均衡状态。古代希腊生理学与今日相当不同，因为解剖人体的困难与体液论的先天限制，许多讨论仅止于思辨的层次，直到盖仑才力主使用临床观察来探测人体的功能。须特别一提的是，生理现象的诸多讨论，虽早在希腊罗马时期已经出现,但专业的生理学(physiology)一词的产生,却是文艺复兴时期法国医师费内尔(J. Fernel,1497—1558),借用古希腊文"本质与源始之学"(study of nature and origins)造字的杰作,费内尔是第一个描述椎管的医师。

为了理解所谓的"生命现象",早期的生理学解释在体液论的阴影笼罩下,不免充满着神秘主义的词汇。以心脏功能举例来说,亚里士多德即相信,心脏是人体热力(heat)的来源与才思(wisdom)之所寄。亚历山大里亚学院的埃拉西斯特拉图斯(ErasisTratus,公元前304—公元前250)则认为,动脉里有一种气体和元气,让人类可以透过呼吸作用与周遭环境取得平衡及活力。这些观念的提出来自于想象推理居多,并无法以临床观察或解剖加以证实。透过活体解剖,盖仑发现动脉中流动的是血液而非气体;又推论肝脏才是血液系统的中心;消化后的食物先进入肝脏,由肝脏制造血液,"灵气"就加进去了。盖仑更进一步认为动脉血与静脉血是心脏所推动的一涨一落的两股潮流。一个把"生命灵气"(vital spirit)带到人体的各种组织中去;一个把"自然灵气"(natural spirit)带到身体的各种组织中去。

如果采取盖仑的看法,立刻就可以看出中古时期以前的生理学,极为关心人体心脏的机制与血液循环的功能。然而,这两者的运作现象仅限于活体中才能观察到;尸体解剖仅可提供构造上的理解,并无法解答医学家们对于生命现象的疑惑。由上述可知,这些早期的生理学研究,重视的是理解人体结构如何造成"生命现象"。由于"生命现象"只能在活着的生物体中表现出来,因此尸体解剖也不能完全造就现代生理学的发展。

13世纪大马士革的医学家伊本·纳菲斯(Ibn al'Nafis,1213—1288)对盖仑的血液循环学说进行了积极的批判。盖仑认为血液的流向是右心腔→左心腔,而纳菲发现心脏左右心腔之间的隔膜很厚,而且隔膜上面没有像盖仑所设想的那种孔道,血液不可能从右心腔直接流至左心腔。为了纠正盖仑的谬误,纳菲斯提出一种血液小循环(肺循环)理论,即血液在此的流程是右心腔→肺动脉→肺(交换空气)→肺静脉→左心腔。这种血液小循环理论比后来西班牙人塞尔维特的发现要早300多年。1547年,阿尔帕戈(A. Alpago)曾经将伊本·纳菲斯的一些书稿翻译成拉丁语,因此欧洲人完全有条件了解纳菲斯的重要工作,甚至包括直接阅读阿拉伯语书稿,而就在这前后欧洲的医学家便获得了与伊本·纳菲斯相同的"发现"。

解剖学的发展使人们对循环系统的理解有了显著进步,纠正了盖仑关于心脏有中间孔的描述和静脉系统双向潮汐运动错误的观点。维萨里对人体的功能性解剖研究启发了同时代的其他医师,如塞尔维特,他论证血液由心进入肺,再返回到肺的肺循环现象。塞尔维特将其发现撰写在自己的宗教著作《基督的复兴》。塞尔维特因蔑视基督教的"三位一体"学说被宗教裁判裁决处死。他的著作在其生前并未公开出版,只留下3个复制本,他的肺循环观念也未传播到社会和医学界。被淹没了700多年之后,直至20世纪才重新被后人在布满尘埃的档案中发现。

差不多同时,帕多瓦大学的解剖学家、维萨里的同事科隆博(R. Colombo,1515—

1559)也提出类似的观念。尽管有以上种种血液循环与心脏功能的发现，但每个人所提出来的都仍是不完全的答案。造成这种情况的原因，其实都跟活体解剖与实验的无法开展有关。科隆博采取的方法是活体解剖，他重视观察活动物，并解剖人的尸体，他研究了声音、心肺运动、动脉运行、脑的扩张与收缩、脉搏的变化及其他功能。科隆博质疑盖仑的解剖学著作没有一点正确的，因为他认为盖仑虽然使用动物解剖，但却没有提供证据，在科隆博看来，没有证据的解剖发现是不能接受的，因此他对维萨里在某些内容上采用盖仑的学说，而没有提供证据的内容提出同样的批评。与维萨里之前的传统解剖学观念不同，科隆博将器官与血管联结在一起考察阐述，之前的解剖学著作（包括维萨里的）都是将血管与器官分而述之。他通过狗的活体解剖，发现在肺血管中只有血液而没有气，他发现静脉血从心脏流向含气的肺再返回到心脏，作出肺循环模型。此外，他创建"胎盘的解剖"（placenta）单词。1559 年他去世前，他的儿子出版了他唯一的著作《解剖学》（*De Re Anatomica*），共计 15 册，涉及身体的各个部位。

　　16 世纪末期帕多瓦大学的法布里修斯创建了第一所解剖学剧场，面向社会公开解剖教学。他在解剖研究中发现静脉瓣膜的存在。法布里修斯有两位著名的学生，一位是意大利解剖学家卡塞（I. Casserius，1552—1616）。卡塞所著的《解剖学》（*Tabulae Anatomicae*，1627），该书内有许多幅铜雕版图谱，是 17 世纪最有影响力的解剖学著作。另一位是英国学生哈维，在前辈先驱者研究的基础上，哈维提出"血液循环"的理论，他的研究方法和发现给人体解剖学研究带来了一场革命。

　　解剖学知识与生理学的关系，要到专心于活体解剖与实验时，才有机会揭露出来。如果说维萨里的人体解剖表述的是人体的静态结构，那么，哈维就是一位探险家，他试图通过科学实验解开血液在生命中运行的秘密。

二、哈维发现血液循环：《心血运动论》

　　哈维（图 5-5）生于英国肯特郡的一个士绅富农家庭。剑桥大学毕业后即前往意大利帕多瓦大学，当时被称为"文艺复兴运动的母校"，而且也是全欧洲医学研究的中心学习。似乎只有在继承了文艺复兴时期尊重自然、强调科学实验等特质后，才能让哈维的贡献顺利出线。哈维在帕多瓦大学追随著名解剖学和外科学教授法布里修斯，在此期间，哈维除精通各种动物解剖试验，更因此醉心于血液循环的理论。哈维于 1602 年学成返英，开始了他在医学界 50 年的职业生涯，集医师、教授与作家于一身。他娶了伊丽莎白女王御医的女儿。

　　1615 年，哈维被任命为解剖学讲师，同时任英国国

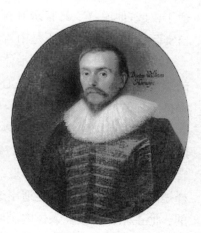

图 5-5　哈维像

王詹姆斯一世和查理一世的御医。当选为英国皇家医学院的院士。1628 年发表《关于动物心脏与血液运动的解剖研究》(*Exercitatio Anatomica de Motu Cordis et Sanguinis in Animalibus*),晚年转向胚胎学研究,1651 年发表《动物的生殖》(*De Generatione*)等。这些成就对生理学和胚胎学的发展起了很大作用。

自 1616 年起,哈维开始在皇家医学院讲授血液循环的理论。当时的授课讲义成为他 1628 年出版《心血运动论》的重要基础。

哈维提出惊世骇俗的"血液循环论",从根本上推翻了当时统治医学界的心脏与血液的经典观点。传统的观点以盖仑解释为主,认为"心搏和呼吸的目的一样,只有一个地方不同,即心搏取决于动物体,而呼吸取决于生命力,两者在目的和运动方式等方面表现一致",都是保证血液的通风和散热。对此,在哈维之前,已有不少解剖学家和艺术家对心脏与血液的关系进行过探讨,指出盖仑或传统观点的错误,比如维萨里,哈维的老师法布里修斯在其《呼吸》一书已证实"心脏和动脉的搏动不足以满足血液的通风和散热。"但前人的研究不足以全面推翻千年来人们已熟悉并接受的知识。

检视哈维对血液循环的重要发现,可以用"血液之流动是在不断地循环之中,其流动是由于心脏的跳动而起"一句话来总结。哈维有这个重要的观念,不是靠思辨,也不是靠推理,而是靠一系列他自己宣称的"反复的活体解剖"。正像维萨里创立了现代解剖学一样,哈维把生理学放到观察与实验的道路上来。哈维通过各种活体动物,如鱼、蛙、蛇、绵羊、牛、禽等的解剖实验观察心脏、心房的结构与功能、血液在心脏、动脉与静脉流动的路径,全面否定盖仑的学说,哈维说:"我已经多次向你们,我博学的朋友们,阐明了我关于心脏运动及其功能的新观点。在 9 年时间里,你们已亲眼看到这些观点被实验所证实,在各种论证中被阐明,并且经历了最博学、技巧最娴熟的解剖学家们的质疑而站稳了脚跟。"

《心血运动论》这本书篇幅虽然不大,但包含了作者多年来对于人与活体动物观察的结果,他的研究成果对现代生理学产生了极大的影响。本书共有一篇简短的绪论和 17 章正文;除了检讨前人理论并指出他们的谬误,哈维强调科学家必须接受真理而不必问道于权威,他说:"我具有研习与讲授解剖学的经验,我的知识都不只是得自书本而是来自实际的解剖手术中;不是由哲学家的立场去观察,而是由大自然的组织去分析。"

在第一章里,哈维根据活体试验所得,看到心脏收缩与血液流动之关系,他说明心脏的唧筒作用:"这两种动作,是心室(ventricles)与心耳(auricle)相继动作的结果,两者间保持某种微妙的调谐与韵律……这完全是由于生理构造的奥妙,犹如机械运转一般。"

哈维采用物理学的方式,以一个定量实验更否定了盖仑的生理学理论。他在进行心脏解剖时,以每分钟心脏搏动 72 次计算,每小时由左心室注入主动脉的血液流量相当于普通人体重的 4 倍。他认为这么大量的血不可能马上由摄入体内的食物供给,肝脏在这样短的时间内也绝不可能造出这么多的血液来。唯一的解释就是体内血液是循环流动的。他主张:"血液在人体内供应无缺,主要是因为往复不断的循环。"哈维的血液循环理论简述如下:血液从左心室流出,经过主动脉流经全身各处,然后由腔静脉流入右心室,经肺循环再回到左心室。人体内的血液是循环不息地流动着的，这就是心脏搏动所产生的作用。

　　哈维提出："动物的心脏是它们生命的根本，是其体内一切事物的主宰，是它们的小宇宙的太阳，所有的生长依赖于心脏，力量来源于心脏。"心脏是力量、元气和热量的源泉，心脏是推动器和助动器，由心脏的搏动推动血液流动，给生命热量与能量。在结合和利用前辈科学家维萨里和他的导师法布里修斯的研究成果，在他们关于心脏与静脉瓣作用的论述基础上，哈维阐述了心房和心室的结构和功能、指出右心室到左心室不存在中间孔，即使神秘的孔隙也不存在。他描绘了血液在人体中流动的轨迹，血液通过动脉流到肢体，通过静脉从肢体回流到心脏，血液由右心室通过肺进入肺静脉和左心室，再通过动脉流向全身肢体。他通过动物活体解剖和人体结扎实验，并借助病人的临床特征佐证自己的发现(图 5 - 6)。

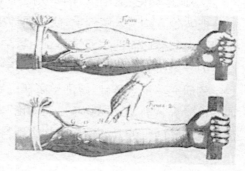

图 5 - 6　《心血运动论》插图

　　1628 年，哈维正式提出"血液循环论"的观点。但是，哈维的发现遭到当时医学界的反对，甚至大肆攻击。然而，哈维坚信：

　　　　真正的哲学家，只对真理和知识充满热情，从来不认为自己无所不知，而是任何时候都准备接纳不管来自何方、来自何人何地更深层次的知识；他们也不会狭隘地认为古人传下来的艺术和科学完美无缺、没有一点可被后人雕琢的余地；相反地，他们中许多人坚持这样的观点，认为我们了解的知识远远不及我们所未知的；他们将自己的信仰固着在他人的行为准则上而束缚了自己的自由，以至于不相信自己做出的正确的结论。

　　由于哈维采取科学实验的方法进行研究，如他说过的："使用实验的方法，穷究自然的奥秘。"终于使得他能逐一反驳指控。

　　在哈维的实验中曾假设人的肢体中还存在着毛细血管，最终完成动脉到静脉血液输送，但他并没有发现毛细血管，因而哈维的环始终圆不起来，一直停留在假想中。

　　40 年后，哈维的理论被他的崇拜者意大利医师马尔比基论证。马尔比基借助最先进的技术——显微镜，才得以观察发现毛细血管。首先利用新发明的高倍显微镜观察、研究并描述微生物的是荷兰科学家列文虎克(A. van Leeuwenhoek，1632—1723)，他称之为"细小动物"(tiny animal)。他的研究打开身体探索的一个新境界——肉眼看不见的生物世界，他被称为"微生物学之父"。受其研究的启发，马尔比基用高倍显微镜，在狗肺、青蛙和蝙蝠中进行观察实验，证明血液在肺里的流动经过了复杂的网络。1666 年，他获得重大发现,在用显微镜研究蝙蝠的翅膀时,发现了微型血管,后来称作毛细血管。正是这些细得用肉眼看不见的毛细血管,可将最细的动脉和最细的静脉连接起来,终使哈维的"血液循环"理论得以成立。之后,马尔比基利用显微镜转向研究植物解剖学和动植物发育解剖学,创造了马尔比基细胞(Malpighi corpuscles),马尔比基肾锥体(Malpighi pyramids of the kidneys)等。而他也被认为是"显微解剖学之父"。

《心血运动论》这部只有72页的小书是生理学史上划时代的著作,他通过发现血液循环把实验方法引入解剖学,使生理学从解剖学中分离出来。恩格斯评价说:"哈维由于发现了血液循环而把生理学确立为科学。"哈维采用物理学的方式研究生理学,他将人体设定为一架机器,创建了解剖学-生理学的研究框架,他为欧洲启蒙运动时期的唯物主义科学的研究奠定了基础,解剖学家在医学物理学和医学化学领域继续身体知识的探索。西方医学界认为,哈维的"心血运动论"提出,对医学发展的意义就"犹如指南针对航海"那样重要。哈维的开拓性贡献让生理科学在其后的300余年逐步发展起来。

三、人体生理科学的建立与发展

17世纪欧洲自然科学的发展从思想到方法上都对医学的进步产生了重要影响,包括英国皇家学会创始人波义尔的化学实验、牛顿的万有引力学说及法国哲学家笛卡儿的唯物论思想。笛卡儿是二元论者,他重视人的思维能力,将机械论的观念用于生理学研究。他们的思想和方法主导了后世生命科学的研究。

17世纪欧洲机械唯物主义盛行。机械论作为文艺复兴的产物并为当时科学的主流,不仅是一门科学,而且还是一种新的世界观。正在成长的生理学不可避免地受到了巨大的影响。在机械论的影响下,人体被认为是一部机器:血液循环、肌肉收缩等生理现象都能以物理法则来解释,而疾病则是运作故障的结果。法国启蒙思想家,哲学家,机械唯物主义拉美特利(J. O. de La Mettrie,1709—1751)所著《人是机器》就是这一思潮的代表作。

在18世纪的欧洲自然哲学和医学研究中,实验成为生理学研究的主流方法,正常与病态生理现象背后的物理、化学本质被广泛的探讨,而临床上的病灶也从病理解剖中得到印证。

(一) 医学流派

欧洲医学界在各种思潮的影响,在生命科学研究中形成三种不同流派。

1. 医学物理学派　医学物理学派(Latrophysicis)亦称自然科学派,主张用物理学原理解释一切生命与病理现象,代表人物是笛卡儿和意大利科学家波累利(G. Borelli,1608—1670)。笛卡儿认为:"宇宙是一个庞大的机械,人的身体也是一部精细的机械,从宏观到微观,所有物体无一不是可用机械原理来阐明的。"

2. 医学化学学派　医学化学学派(Latrochemistry)是源自炼金术的思想,以化学的方法来研究生命并将生命现象解释为化学反应。医学化学家认为身体健康依赖于体液的特定平衡。16 世纪中叶到 17 世纪中叶在欧洲颇为流行，代表人物是瑞士炼金术士帕拉塞尔苏斯（Paracelsus，1493—1541）（图 5 - 7），传说中，帕拉塞尔苏斯一方面作为医师，为了创造完美的生命而后又转为了炼金术师。帕拉塞尔苏斯把医学和炼金术结合起来成为今日的医疗化学。他给炼金术下的结论是：炼金术的真正目的并非炼成黄金，而是要制造有益人体健康的医药品。他采取了炼金士的基本观点，即矿物在地下生长并发展成为更完善的形式，而人在实验室里却能够人工地模仿地下天然发生的东西。他主张一切物质都是活的并且自然地生长，而人能为实现自己的目的而加速或改造这种天然过程。帕拉塞尔苏斯认为炼金术的真正目的并非黄金炼成，而是要开发

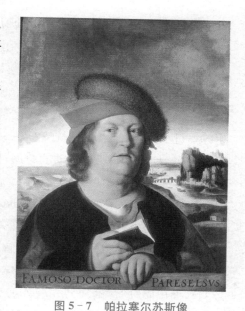

图 5 - 7　帕拉塞尔苏斯像

来源：https://en. wikipedia. org/wiki/Paracelsus#/media/File: Paracelsus. jpg

使人类获得健康的治疗药物。虽然之前已经有人试图将炼金术运用于治疗疾病，帕拉塞尔苏斯却为此理想构思了一套可行的理论，其理论之中心思想就是大宇宙与小宇宙两者完全相互对应，而一切存在皆有生命。

　　在医学上，帕拉塞尔苏斯提出人体本质上是一个化学系统的学说。这个化学系统由炼金术士的 2 种元素即汞和硫，以及他自己所增加的第 3 种元素盐所组成。在帕拉塞尔苏斯看来，疾病可能是由于元素之间不平衡引起的，正像盖仑派医师们认为疾病是由于体液之间的失调所引起的一样，意即任何东西的过量或者不足都有可能造成疾病。同时，帕拉塞尔苏斯认为疾病是由毒药引起的，但毒药并不完全是负面的。他认为疾病也可能用毒药治愈。因此，毒药可能具有有益的医疗效果。帕拉塞尔苏斯的主张导致了这一时期许多化学制剂含有有毒成分：砷、锑、汞、铅和其他重金属。但帕拉塞尔苏斯的学说指出平衡的恢复可以用矿物的药物而不用有机药物。帕拉塞尔苏斯认为疾病的行为具有高度的特殊性，而且每一种疾病都有一种特效的化学治疗法。因此，帕拉塞尔苏斯反对旧时的含有许多成分的万灵药，而主张服用单一的物质作为药剂。这样的转变促进了对于专科疾病的研究，并有助于把有益和有害的药物加以区别。

　　帕拉塞尔苏斯被认为是医学革命家，他打破了学者们用拉丁语讲授的传统而用日耳曼方言，是第一个在大学里这样讲课的人。他邀请了巴塞尔的药剂师和理发师-外科医师的人来听他讲课，使医学职业的工匠们与学者们联合起来。他还用焚烧为一般人们所公认的医学权威盖仑和伊本·西拿的书作为他开讲的仪式。在 16—17 世纪，帕拉塞尔苏斯的学说在欧洲有很大的影响，并逐渐和盖仑的学说相匹敌。大学里一般禁止传授帕

拉塞尔苏斯的学说,但是在大学里他似乎很受欢迎,16世纪后期在巴黎和海德堡都发生了抗议禁止帕拉塞尔苏斯学说的学生运动。

1609年起,比利时化学家海尔蒙特(J. B. van Helmont,1580—1644)使用化学方法研究身体的产物,如尿液和血液。他研究人体及其功能,并运用自己的"化学"知识来理解和治疗人体。荷兰物理学家、化学家、生理学家、解剖学家、莱顿大学医学副校长西尔维斯(F. Sylvius,1614—1672)在1669年创建莱顿大学第一个化学实验室,他以化学思想解释血液循环、肌肉运动的原理,提出人体内存在3种要素:汞、硫和盐,同时相信"酵素"在人体功能中发挥重要作用。波义尔亦是医学化学学派的另一个代表人物。

3. 活力论派　持活力论(Vitalism)者相信生命中的一种"能量"或"元素"调动生命力,也可能是"灵魂"。该学说有着悠久的历史,源自古希腊,但到17世纪,该学说认为生命不能简单地用物理或化学的方式解释。他们以此来回应牛顿力学中的超距作用和笛卡儿的二元论。近代活力学派创始人是德国化学家医师斯塔尔(G. E. Stahl,1659—1734),他出版《燃素论》(Thlogiston),认为所有的生命体都有活力,而医学的任务正是解决生命体的问题,化学则应专注于无生命体或生命体失去活力后的变化,比如尸体腐败的过程,两者的基本原理完全不同。他的观点受到莱布尼茨(G. W. Leibniz,1646—1716)的关注,曾致信与他商讨。

(二) 神经生理学

早在古埃及时期,医师已注意到酒精和鸦片对抑制痛觉与情绪有纾缓的作用;希波克拉底更由观察癫痫(epilepsy)患者,主张脑而非心才是人类情绪与感官的主宰;之后盖仑也自解剖中证实此说。到17世纪以前,神经生理学主要的贡献仅在于神经性疾病的观察与记录,以及脑与神经系统的解剖知识。如维萨里已有脑水的记录、1564年发现海马回(hippocampus)、1649年的松果体(pineal gland)功能论辩等。

1. 伽伐尼与"医用电学"　1791年,意大利医师、物理学家伽伐尼(L. A. Galvani,1737—1798)发现死青蛙的脚部肌肉接触电火花时会颤动,从而发现神经元和肌肉会产生电力,他对"医用电学"产生兴趣。18世纪中叶,科学家在研究电学时,发现电力对人体的影响,产生"医用电学"学科。意大利医师伏达(A. Volta,1745—1827)重复并检验伽伐尼的实验,从最初的相信至最后的质疑,但是两位科学家在分歧中仍然保持着对彼此的尊重。直至18—19世纪因为电学与实验医学的确立,才造就了神经电击疗法(1755年)、脊髓神经反应研究(1811年),及贝-马定律(Bell-Magendie law)的确认(1838年)等,这才奠定了现代神经生理学的发展基础。

2. 哈勒的《生理学纲要》　在近代生理学的发展历程中,生理学家和博物学家哈勒(A. von Haller,1708—1777)有着开拓性贡献。哈勒就读于德国图宾根大学和荷兰莱顿大学。1727—1728年,他在欧洲各地旅游,其间做过医师,最后到哥廷根大学任解剖学、外科学和医学教授。1752年,他的博士论文出版,讨论"明智"与"易怒"不同器官及其差别,他认为神经是"明智"的。1757年,他做了一系列著名的实验甄别神经冲动与肌肉收缩的联系。1757—1766 年间他陆续出版八卷本拉丁文的《生理学纲要》(*Elementa Physiologiae Corporis Humani*)(图 5-8)，记录了他 10 年来的生理学实验，涉及呼吸运动、骨骼运动和胎儿的生长发育等方面。哈勒研究发现，肌肉受到刺激而发生收缩，刺激消失后，肌纤维又恢复正常。他称肌纤维的这种特性为刺激感应力，同时他还发现心脏、肠道等器官也具备这种刺激感应力。哈勒指出肌纤维只要受到轻微的刺激，就可产生明显的收缩；只要有肌肉存在，肌肉就可维持运动。除此以外，肌肉运动通常接受来自神经中枢某种力量的支配。这种力量与刺激感应力不受意识的支配，即使在动物死后，仍能通过实验证明这两种力的存在。尽管哈勒的研究并没有

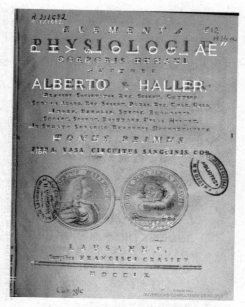

图 5-8　哈勒《生理学纲要》封面

直接涉及神经，但他的研究为后来的神经疾病研究奠定了基础。他被后世医学史家誉为"近代生理学之父"。

(三) 消化生理学

由于古埃及与希腊医家都有"药食同源"的概念，对于消化的疾病与现象自古即有不少记录。不过也因为体液论与活体解剖的困难，直到盖仑医学兴起，对于消化作用，甚至是胃肠生理机制仍有许多误解。16 世纪后，透过解剖知识，医师对消化系统的结构日渐清晰；如回盲肠瓣膜(ileocolic valve)、胰管(pancreatic duct)，与肝脏葛力松(Glisson)系统等在此时发现。如神经生理学仰赖电学，等到 17 世纪化学进一步发展后，消化生理学才开始机制研究：如肠胃二氧化碳、胃酸与胃内之发酵关系(1648 年)，以及之后各种消化酶(digestive enzyme)的深入研究。

17 世纪以来，生理学家日益希望借助物理与化学的量化知识，使用仪器研究生理现象寻求因果关系，展示与解释生理与病理过程。基于对科学的强烈信任，他们无法接受如希波克拉底与盖仑的"灵气说"，这类超出物理或化学解释模式所能描述的概念。到 18 世纪后，生理学又深受实验医学影响，如德国生理学家穆勒(J. P. Müller, 1801—1858)和法国生理学家兼历史学家贝尔纳(C. Bernard, 1813—1878)都认为生理学应该处理实际的临床经验，并植根于精确的科学实验上。

这个新医学价值体系强调"不先入为主"以及实验作为获取知识的方法，在 19 世纪 30 年代又受到孔德(A. Comte, 1798—1857)实证主义(Positivism)在思想方面的支持，于是生理学在 19 世纪快速积累，细分出神经生理学、消化生理学、胚胎学、病理学等次领域，亦造就了穆勒和贝尔纳两位实验医学(experimental medicine)的名家。

模仿自然科学而成立生理学实验室成为一股风潮，带动了比较生理学、反射生理学、语言生理学、比较胚胎学、血液与淋巴化学及外分泌腺体等分支的发展。于是，穆勒的学生施旺（T. Schwann，1810—1882）与魏尔啸（R. Virchow，1812—1902）共同奠定了细胞生理学的基础；而贝尔纳的追随者路易斯（P. C. A. Louis，1787—1872）则建立了病理统计与诊断分类原则，成为日后流行病理学的重要根基。

19世纪，生理学研究走向专业化与学术化，1876年英国皇家生理学会在伦敦成立，1887年美国生理学会成立，该学会是一个非营利组织，宗旨是"致力于教育培养、科学研究和传播生理学领域的知识"。

第四节 外科学家地位提升

古代埃及与希腊、罗马的医学主要以寺院和图书馆为单位发展，到了公元12—16世纪，医学教育和实践才逐渐与大学和医院联结起来。正是透过这些机构才形成医疗结构，乃根据医疗从业人员的训练、地位与价位来分类。由于寺院与图书馆这类教育单位对于经典文本与思辨训练情有独钟，因此强调思考的内科学得以在此氛围下成长，而着重于临床手艺的外科学则不免无法得其门而入。生活在古罗马帝国的人们，习惯将外科医师称为借助器械进行治疗的"手艺工匠"，顶多是内科药物治疗无效时的替代方法。这当然也与当时缺乏麻醉止痛药与相关生理、感染知识有关，以至于外科医师无异于以行医为名的"刽子手"和"屠夫"。有点声望的医师当然不屑也不愿为之，执业者多半也是兼职的理发师或屠户，其社会地位与一般手工作坊的工人相差无几。

一、传统外科医师的境遇

除了中古时期不重视解剖外，文艺复兴中期以前轻视工匠的偏见，也助长了以实践观察为依据的外科学迟迟无法发展。这种偏见大概起因于古代的体力劳动与奴隶制度相联系，存留于中世纪欧洲封建社会，强调"自由"艺术和"奴隶"技艺间的职业贵贱划界线。例如，诗人、逻辑学家和数学家属于高贵的职业，雕刻家、釉工和铁器工人则属于低贱的匠师。这种两分法在医学领域里非常明显；内科医师的工作是高贵的，外科医师则被看作是低级的技术工作者，更何况与外科息息相关的解剖，不仅教学与实验受到轻视，操作解剖也往往被认为是非法的、令人厌恶的行当。何况在没有麻醉与消毒的情况下，文艺复兴时期常见的"取石术"（lithotomy）——以手术刀和镊子经过会阴，打开膀胱后移除结石的手术——都充满了痛苦与致命的恐惧。

早期人文主义医学教育之所以能展开，跟欧洲公元10世纪以来广设大学息息相关，学生可在充满人文主义精神的校院里自由学习自然科学、哲学及医学。只是"贵内科轻外科"的态度,到 13 世纪大学教育兴起后仍然没有改变。举例来看,意大利哲学家兼神学家托马斯·阿奎那(T. Aquinas,1225—1274)仅仅赞扬内科医师是"健康制造者",而对外科医师就不置一词。这是因为,不像内科学训练在大学里可成为人文主义教育的一个分支,17 世纪以前外科手术的训练采用学徒制,学生要在拜师期间熟习并展现技艺,并且了解器械的使用,而不是像内科学教育般沉浸在经典文本之中。再就社会地位和薪资报酬来看,外科医师也无法与内科医师相比。为了谋求生路,外科医师们不仅要接受手术的技艺训练,同时也得担任理发师的角色,而这样的搭配甚至更因为职业公会的成立而被制度化、定型化。例如,成立于 1368 年的英国外科医师公会(The English Guild of Surgeons)和 1462 年成立的伦敦理发师公会(The Guild of the Barbers of London),两者在 1540 年合并为理发师-外科医师公会(The Company of Barber-Surgeons)。类似的理发师-外科医师公会陆续也在欧洲各地出现,更坐实了外科医师只是如同理发师、屠夫之流的手艺者的社会成见,尤其无益于提升其专业形象与社会经济地位。

在文艺复兴晚期,由于维萨里等人的新解剖知识,外科手术的成功率逐渐获得改善。手术在外科医师的手术技巧加上内科医师的逻辑和学习解剖新知下,逐渐获得成为一门专业知识的契机。虽说解剖和手术新知并非立刻就被欧洲社会接受,但是葛伦医学的权威也因此面临许多质疑。尽管此时执行外科手术还有诸多道德和技术上的阻碍,文艺复兴时期的外科手术、艺术和解剖学的进展,毕竟促进了人们以新的实验方法来进行临床的外科实践。

小资料

理发师-外科医师(Barber Surgeon)

希波克拉底誓言要求医师发誓坚决不做结石手术,而将此手术留给专业人士负责。从古代至中世纪,所谓从事手术的专业人士有个专用名称:理发师-外科医师。大多数人的工作是在战争中或战后照顾受伤的士兵,他们平时是行走江湖持切刀的理发师。外科医师的工作被贬为"手工艺而非渊博的科学",如服务于军队的军医,或是在欧洲小镇巡回拔牙的江湖医师。外科医师中还分两个等级,做膀胱结石的医师地位较高,而施行放血和替人取除胼胝的一类小手术的外科医师的地位相对较低。外科医师处理肮脏或坏死的肌肉、肌瘤、骨折、坏疽和梅毒,使用的机械是锋利的刀、烧红的烙铁和恐怖的锯子,因而外科医师被称为屠夫或虐待狂。中世纪医学院外科医师没有学位,没有医师证书,外科医师不需要上学,只能当学徒。因而对外科医师的认可不是通过课程考试,而是凭实践经验,无资格加入医师学会。在社会有地位、有身份、受人尊重的只是内科医师,外科医师与内科医师的服装也不同,内科医师着长袍,外科医师穿短服(图 5-9)。

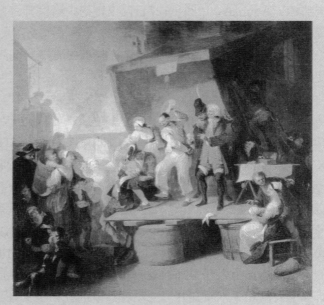

图 5 - 9   奥地利画家毛尔贝奇（Franz Anton Maulbertsch，1724—1796）所绘《理发师-外科医师》（*A Barber surgeon at Work*）

来源：https://en. wikipedia. org/wiki/Franz_Anton_Maulbertsch/2018/10/18

二、外科学之父：帕雷及其外科学创新与贡献

如果说生理学是为了填补维萨里解剖学不足而发展之内科相关学问，那么外科学就是维萨里新知的直接受益者。15—16 世纪欧洲诸国相互攻伐频繁，外科医师经常是战场上唯一的依靠，但旧式外科训练并无法提高伤兵存活率。欧陆军队引进枪后造成的枪伤大幅增加，其伤害往往相当严重，伤口有泥土和衣服的污染。如果以传统方式处理，医师会撑开伤口，倒入沸腾的热油烧灼伤口，但此法无法避免因感染造成死亡。而处理四肢受伤时的手法也同样残忍，多半是截肢后以烧红的铁片来封住伤口。此等情况，在法国外科医师帕雷（图 5 - 10）出现后得到改善，也提升了现代外科专业化的形象。

帕雷出身卑贱，是一名典型的理发师-外科医师，并未有机会亲炙意大利的人文主义。为了多赚取收入，他除在巴黎的主官医院担任助理之外，也经常担任战场的外科医师。帕雷担任军医期间，经常看到伤兵因化脓感染或大出血而死亡，他试图根据维萨里的研究以及其他专家的著作，推出比较温和的手术方式来减轻手术期间的风险与痛苦。

由帕雷对维萨里等人著作之熟习，也不难看出当时印刷术对普及新解剖学知识的重要性。相较于一般军医因为社会地位卑微且重视技艺传统，帕雷是个天资聪颖的学习者，更不愿墨守成规，而是屡有创新。某一次由于处理伤兵创口时沸油用尽，帕雷灵机一动，改从书上得来配方以玫瑰油、蛋黄、松节油等拌成混合油膏涂在伤口上，不仅伤口疼痛降低且得到更佳的愈合效果。此外，他也根据维萨里提出的解剖知识，率先使用结扎线或丝线绑住血管，在截肢时阻止出血，并且改善骨折疗法，日后甚至还提出了对分娩管理的见解。再者，中古时期以来大众长期迷信动物体内的胃石（gastrolith）具有疗效，但帕雷透过临床实验证实这一说法实为无稽之谈。

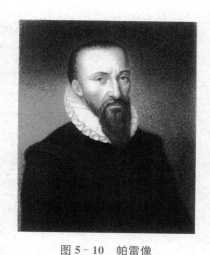

图 5 - 10　帕雷像

来源：https://en. wikipedia. org/ wiki/Ambroise ＿ Paré ＃/media/File: Ambroise_Paré. jpg

　　帕雷在外科上的创新与成就为个人换得财富名望外，也得到贵族将领甚至是 4 位法王的信任。但帕雷被誉为"外科学之父"还有更重要的理由。首先，帕雷强调结合书本知识与临床经验，相当接近现代外科"基础与临床"并重的态度。他不采用拉丁文写作，而是改以法文著书的做法，不仅让同行能更清楚其要旨，也有助于延续和推广外科临床经验。作为一名理发师-外科医师，帕雷不仅没有因为功成名就而转行内科，试图跻身当时的医学上流社会，反倒是在其重视临床学习与手艺的基础上，把维萨里以来的解剖学知识和其他内科理论应用于实际的手术治疗上。在这一信念下，帕雷与其追随者开发出一系列各式各样的手术工具，以应付不同手术状况的需要。1545 年，帕雷出版《外科治疗学》，将外科技术大致分为 5 种操作手段：切除坏死组织、骨骼复原、分离组合黏合、重新结合分裂组织和修复各种组织缺陷。凡此种种，都为今日的现代外科学打下了重要的发展基础。又类似于同时代的内科医师们，帕雷相信观察与科学解释是成功治疗的不二法门，也是提升外科学知识的重要方法。从他开始，外科手术不再只是私家秘籍，而是有坚实科学基础和成功经验为底气的专业医学。他在外科学的贡献和成就提升了外科医师的地位。

三、外科医师协会

　　外科技术的进步和外科手术的改进，提升了外科医师的职业地位。1540 年，英国伦敦成立"理发师-外科医师协会"，英国政府颁布法律，规定外科医师不能理发修面，理发师不能做外科手术。随着外科技术改进，1745 年外科医师逐渐从"理发师-外科医师"的角色中分离出来，形成外科医师协会，1778 年，爱丁堡皇家外科学院可自行颁发文凭。外科医师逐渐意识到，想要私人开业，就必须学习与掌握内科与外科两种技术。

　　法国国立外科医师学会(The Académie nationale de chirurgie)成立于1731年。之后,路易十五切断了外科医师与理发师之间的关联。1768年,废除外科医师培养的学徒制。1800年英国外科医师协会获得皇家特许状。外科医师专业学会的建立,赋予外科医师与内科医师相当的身份与地位,外科医师逐渐摆脱理发师-外科医师的卑微的地位。

　　值得思考的一个问题是,"理发师-外科医师"的特殊地位和粗暴技术对近代外科进步的意义。为了赢得江湖名声和吸引病人,外科医师会改进手术时间和技巧,比如,有医师改变膀胱切除的位置,或是缩短开刀的时间。技术创新首先是由江湖医师发明的,这些人无所畏惧、无所放弃、勇于尝试,因而能找到适合于日常治疗的方法,经过一段时间的实践与市场检验,待技术成熟、积累一定声誉时,逐渐为正规医师所接纳。17世纪起外科医师在技术上逐渐突破,创造或改进诸多新的技术手段。法国医师帕蒂德(J. Petit, 1674—1760)发明螺旋止血带。法国理发师-外科医师佩罗尼(F. Peyronie, 1678—1747)擅长肠疝修补术和肠外伤修复术。佩罗尼曾作解剖学讲师和巴黎王宫医院首席外科医师,也是法国皇家外科学会创始人之一。德国外科之父法布里(W. Fabry, 1540—1634)是德国第一位受教育的外科医师,他是杰出的物理学派代表,出版了20余部著作,讲述各种外科手术的方法与理论,首次在坏疽区域采用截肢术和止血带。他的妻子也是一位优秀的外科医师,改进了剖宫产技术。

小资料

亨特兄弟的解剖与外科教室

　　英国亨特兄弟是外科学的重要人物。1748年威廉·亨特(William Hunter, 1718—1783)在伦敦开设解剖学校,讲授解剖学、外科学、生理学和助产学,并于1762年首次描述了动静脉瘤。这所解剖学校培养了诸多英国著名的解剖学家和外科医师。18世纪50年代左右,他创办了解剖剧场和博物馆。弟弟约翰·亨特(John Hunter, 1728—1793)起初在哥哥的学校学习解剖,1764年自己开设解剖学校,1768年他创建了一个自然博物馆(图5-11),收集近14 000份人体器官、骨骼及各种脊椎动物标本,包

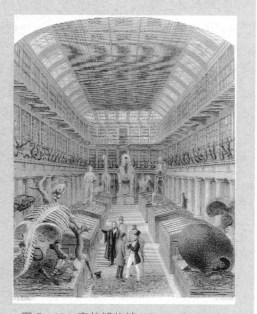
图5-11　亨特博物馆(Hunter Museum)

括植物、动物和人类。他发明结扎血管治疗动脉瘤的技术，将实验方法引入外科学，被学生称为"会思考的外科医师。"他被认为是近代外科学之父，他为外科学提供了实证和实验方法，通过外科实验来确定事实的真相，他的实验与研究以高质量而闻名于欧洲。

亨特兄弟既是近代解剖学的创始人，也是著名的外科学医师。威廉是助产师，约翰是生理学家和解剖学家，致力于比较解剖学和外科学研究。他们开创了外科学与实验相结合的新途径。

来源：https://en.wikipedia.org/wiki/Royal_College_of_Surgeons_of_England#/media/File:1853_-_Hunterian_Museum.jpg/2018/10/18

第五节 疾病新理论

根据古典体液论的说法，健康即为体液混合处于平衡或调和的状态，反之便出现疾病的现象。也就是说，疾病是一种"失衡状态"。这个概念与现代科学医学定义的疾病概念相当不同。根据当前的理论，疾病被视为一个实体（entity），有专门应对此实体的治疗（treatment），其治疗因果关系亦可被实验证明或以科学解释。体液论下的疾病观并没有病灶（lesion）的概念，因此医师也不会寻找特定的病理现象，或者排除致病的外在病原。随着现代科学医学的发展，疾病被视为人体结构受损或运行困难的现象，处理关键在于找出造成病灶之外力以便对症治疗。

一、以"病灶"定义疾病

18世纪，意大利出现一位杰出的解剖学家莫干尼，他是意大利有名的解剖学家马尔比基的学生。马尔比基是毛细血管的发现者，他反对体液论，并认为医学应该建立在解剖及生理的实验基础上。受其影响，莫干尼根据临床诊断及病理解剖的经验，提出疾病是身体器官功能失常所引起，与四体液的不平衡无关。

莫干尼在意大利帕多瓦大学任解剖学教授，他一生带教来自世界各地上千名学生。当时解剖学的目的是通过尸体解剖获取正常的人体知识，莫干尼的解剖学研究是与他的病人联系在一起的。他是第一个认清并用实验证实对疾病的诊断、预后和治疗必须建筑在准确的、比较的解剖学知识基础上的人。他一生解剖了646具尸体，在此基础上，撰写出5卷本的《疾病的位置与病因》(*On the Seats and Causes of Disease Investigated through Anatomy*）。该书于 1761 年出版（图 5 - 12），确立了疾病诊断的基本原则。他认为大多数疾病位于器官或肌肉的特殊部位，提出"病灶"（symptoms）概念。莫干尼坚持精准、详尽和没有偏见的信念，这是他科学质量的基本保证，亦使他的研究完全领先于当时医学思想与实践，被誉为"近代病理解剖学之父"。

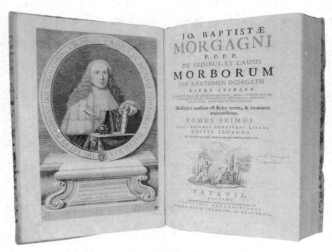

图 5 - 12　莫干尼《疾病的位置与病因》

　　莫干尼在其著作中提出一个很重要的医学问题："疾病的部位及起因是什么?"这个今日看起来显而易懂的问题，却引导了之后数百年对病灶的定义与病理学研究。例如，1809 年在法国的马让迪（F. Magendie，1783—1855）根据活体解剖的知识，呼吁医学上的事实必须透过"实验"来检验；而实验检测的对象，一定要是感官可感受与被记录的现象。

　　19 世纪初期最先以科学实验精神进行病灶研究的著名学派，就是前面提到的穆勒学派。这个学派重视运用技术发现病灶，并以病灶理解疾病与健康的因果关系。他们希望借助物理与化学知识展示与解释生理与病理过程，也强调仪器研究生理现象与发现病灶成因的重要性。穆勒的学生中比较著名的有细胞理论提出者之一德国生理学家施旺、细胞病理学的创立者德国医师魏尔啸、德国医师路德维希（C. Ludwig，1816—1895）等人，他们也把病灶与病因关联解释，从解剖结构的层次深化到细胞生理学的层次。

　　魏尔啸认为医学的进步必须有 3 个要素：①用新的物理诊断方法；②用动物实验了解生理及药理机制；③病理解剖。直到现在第三个要素仍然是病理学界鉴定病灶时遵循的原则。魏尔啸在 1858 年出版影响极其深远的专书《以生理及病理组织学为基础的细胞病理学》，把病理解剖从组织器官层次提升到细胞层次。路德维希在 1846 年设计了测脉仪，成功地将内在生理过程可视化，将复杂的生理现象转化为具体可见的图像。从此，正常生理现象与异常的疾病病理作用便能以线条、图像与数字呈现。于是病灶之存在与病理之诊断，不再像过去一般完全仰赖医师个人的感受、诊断技术及主观经验。由量化实验所产生的数字与图表呈现，不仅具有分类比较的特性，有利于疾病分类，更得以呈现相同疾病之病灶与病理关系。

当穆勒学派从物理与机械功能主义的角度解释生理学与定义病灶之际，法国学者如贝尔纳则从化学的角度切入。贝尔纳发现了许多生理代谢的重要基本反应，例如研究肝脏维持血糖浓度的角色，胰脏的消化生理学，血管舒张神经调节血压的功能，还提出"内环境"（milieu intérieur）及"生物恒定性"等概念。他认为生物不是完全受环境摆布的自动机器。特别是高等生物，会为自己创造内在的环境，遂有人尊称其为"实验医学之父"。这个学派强调生理规律，认为透过控制实验可以发现生命现象普遍的、毫无例外的、具有决定论性质的规律。换言之，病灶之存在即是异常现象的发生，并可由长期统计与反复实验加以验证。在这种思考模式下，病理现象与生理现象便成本质相同的现象，只有量的差异；也就是说，产生异常的量之所在即为病灶之所在。于是，病理不再是一种能以质性描述的状态，而是偏离"正常"生理现象的量性变化过程。

二、疾病的分类

古代希腊的希波克拉底主张生理和病理必须以自然条件解释，从全观的角度分析病人的致病因素，以至于不仅无法发展出病灶的概念，对于疾病的分类也相当模糊。但当时另一个较小的尼德斯（Nidus）学派，则关注于疾病本身与个别的器官，因而根据四体液对疾病加以分类与诊断，并研究特定器官病变所造成的症状。尽管后者比较接近现代科学医学的观点，可惜受限于社会与宗教严禁解剖人体，尼德斯学派无法进一步扩大其学理和应用范围，而趋于沉寂。反倒是希波克拉底的学说经盖仑的推广，主宰了数百年来欧洲中古时期到文艺复兴中期的医学，也导致疾病无法受到医师的重视而发展有限。

从 17 世纪以来，由维萨里解剖学发展而来的机械论的人体逐渐形成风潮，人体与疾病必须可被科学观察并以仪器测度的想法遍地开花。穆勒学派与实验医学的追随者使用自然科学方法研究病理现象，逐渐改变人们对疾病与健康的看法。也由于疾病现象的客观化、技术可验证性，原本捉摸不定的病因学（etiology）转变成为客观存在之病灶与现代病理学（pathology）。由于人体解剖学兴起、各种科学的发展及实验方法的精进，让医学对生理、病理机制的了解有长足的进步。除了因为解剖与外科学进步，从而刺激了在骨骼与器官病变上的分类发展外，随着病理统计、生化分析的进步，新的疾病分类标准也应运而生，如胆管炎（cholangitis）从胆囊炎（cholecystitis）中被分类出来；产褥热病名的废弃与转变为更精确的子宫内膜炎（endometritis）或金黄葡萄球菌（Staphylococcus aureus）感染等。

随着自然科学的快速进步，发展疾病分类标准（taxonomy of diseases）成为医学界的重要任务。以统计形式定义病灶与发现疾病的共同特征，也是造成疾病分类区于精致与分化的关键之一。早在 1763 年，提出生物学分类标准"双命名法"的瑞典植物学家林奈

(C. von Linné，1707—1778)就发表了关于疾病的第一个科学分类论著。1825 年，法国医师路易斯以数值方法（numerical method）研究结核病与伤寒。他主张医学必须将疾病分类，诊断评估则必须参考标准值，并探究治疗与病程之间的关系。德语区的医师翁德利希（C. R. Wunderlich，1815—1877）在 1868 年出版的《疾病与体温》（*Das Verhalten der Eigenwärme in Krankheiten*）一书中，透过大量测量归纳出正常体温，希望赋予体温与疾病关系的意义。1900 年，在巴黎召开了由法国统计学家伯蒂隆（J. Bertillon，1851—1922）主持的第一次国际死因分类修订会议，并发布《国际死亡原因分类法》，又名《疾病和有关健康问题的国际统计分类》（*International Statistical Classification of Diseases and Related Health Problems*，ICD）的第一版。1946 年，世界卫生组织接管了国际疾病分类标准的制定，逐步将局限于死亡原因的分类体系扩大为覆盖面广泛的疾病分类体系，并将其用于医疗卫生领域的各个方面。简言之，现代科学医学的疾病分类主要是建构在化约主义科学的基础上，因此将人体划分为众多由重要器官所形成的生理系统（如神经系统、呼吸系统、循环系统、消化系统等），再由依此系统分设出来的专科医学，分别探讨每个器官病变所产生的病理现象，并加以细分与钻研。为顺应这一发展趋势，新的疾病分类于是透过正规化（normalization）、标准化（standardization）与均一化（unification）的过程，逐渐成为今日大众所熟悉的样貌。

小结

西方医学自 15 世纪开始发生根本性的变化，或称之为"医学革命"，追随着文艺复兴的人文主义思潮，医学革命首先从身体的认知开始，从维萨里到哈维所进行的对生命科学的探索，使生理学成为科学，从帕雷改进外科技术和提高外科医师的地位，到最终确立外科学在现代医学中的地位。17—18 世纪是西方医学发展中另一个重要转折，即以"疾病"为研究对象的医学知识体系转向。之后，医学科学发展进入生物-医学的模式。

思考题

1. 简述古代解剖学与维萨里的解剖学的区别。
2. 思考哈维提出的"血液循环理论"的科学基础和对生物医学发展的影响？
3. 影响近代外科学发展有哪些因素？
4. 如何理解"病灶"的概念？

参考文献

[1] 罗伊·波特. 剑桥医学史[M]. 张大庆等，译. 长春：吉林人民出版社，2000.

［2］威廉·哈维. 心血运动论[M]. 田洺译. 北京：北京大学出版社，2013.

［3］Lawrence B，Colin J. The medical world of early modern France［M］. Oxford：Oxford University Press，1997.

［4］Nancy G S. Medieval and early Renaissance medicine：an introduction to knowledge and practice［M］. Chicagao：University of Chicagao Press，1990.

第 六 章　中国医学的兴盛发展

自隋唐至明清,除了五代十国和辽金元时期的特殊格局外,中国多次出现相对稳定的承平时期,甚至出现了史书上反复美誉的贞观之治、开元盛世、康雍乾盛世。承平时期,国家权力开始向医学领域渗透,组织官修医书、确定医学考试制度,建立卫生慈善管理体系,民间医者潜心著述。从目前保存的医书内容来看,唐宋时期和明清时期的医学面貌呈现显著差异。唐代综合医书整体上论述朴实,秉承疏不破注的传统,继承并保留了大量的诊疗经验,值得重视。明清医家在理论上喜好发挥,治疗用药上则相对固化,部分论述与临证有所脱节。少数几位对后世影响较大的明清医家,其思想都可追溯至唐宋。

第一节 | 综合性临床医学专著出版

隋唐时期,随着对医学理论探讨的系统化和治疗经验的不断积累,医家对疾病的认识不断深化,疾病治疗手段、方法逐渐增多。系统总结临床医学经验,撰写大型临床医学专著提上了日程,出现了《诸病源候论》《千金方》《外台秘要》等集大成之作。

一、中医病因证候学专著

隋大业年间,隋炀帝敕令太医博士巢元方等撰修医书,大业六年(610 年),书成,名为《诸病源候论》。

巢元方,京兆华阴(今陕西华阴)人,生卒年不详。隋朝太医博士,升太医令,成为掌管国家医疗的最高行政长官。据《炀帝开河记》记载,隋开河都护(或云隋炀帝大总管)麻叔谋在宁陵久患风逆,起坐不得,炀帝命巢元方前往诊视,巢元方以嫩肥羊羔蒸熟,掺和杏仁、五味子治愈其病。

《诸病源候论》又称《巢氏病源》,全书 50 卷,67 门,述病源证候 1 739 例。它是中国第一部系统论述病因证候理论的专著,以《内经》基本理论为指导,分析临床各科疾病的病因病机及其症状体征,对隋以前临床各种疾病证候进行了一次系统性整理和总结。其成就大致如下。

1. 广泛记载临床各科疾病　该书记载的疾病包括内、外、妇、儿、五官各科，其中以内科病占多数。内科记病近 40 种，对临床常见的风病、虚劳、伤寒、温病、热病、咳嗽等疾病的证候记载详细，其中风病 59 候，虚劳 75 候，咳嗽 15 候，其他如消渴、脚气、黄疸、水肿、虫证等都有专章论述。外科记载瘿瘤、丹毒、疮、痈疽、瘘、痔、中毒诸病，其中瘘病又分 35 候、金疮 23 候。妇科疾病分妇人杂病、妊娠病、将产病、难产病、产后诸病 140 多候；儿科载病 255 候；五官科的眼科疾病记载最多，达 38 候；其他如鼻息肉、兔唇等亦有记载。

2. 提出病因理论新见解　在病因理论的阐释上，《诸病源候论》突破笼统的三因致病说，发现和描述了新的病源。如"温病候"，提出"疫疠""时气"等是由于感染"乖戾之气"所致，该病有传染性，应通过预防来控制。关于寄生虫病的病源，发现蛔虫病、蛲虫病是由于蛔虫、蛲虫寄生人体，在人体脏腑虚弱时发病；指出寸白虫病是因为吃生牛肉、鱼肉所致；在"水毒候"中对血吸虫病的流行地区、发病时间有了初步记录。对某些特殊病，如疥疮，认为是因疥虫所致，改变了前人的"湿邪"病因论。另外，也认识到某些过敏性疾病与人的体质有关，如认为漆疮多发生于禀性不耐漆的男女老少，耐漆者则不会发病。

3. 详细描述疾病的证候　如对麻风病的潜伏期、发病期及病情严重时的情况均做了形象描述：潜伏期"入皮肤里，不能自觉，或流通四肢，滞于经脉"，初发期"初觉皮肤不仁，或淫淫苦痒如虫行，或眼前见物如垂丝"，病情严重后，"或在面目，习习奕奕，或在胸颈，状如虫行，身体遍痒，搔之生疮，或身面肿，痛彻骨髓"，甚至"眉睫堕落""鼻柱崩倒""肢节脱落"。"消渴病"的症状为"渴不止，小便多""其病多发痈疽"，得此病的人"必数食甘美而多肥"，因为"甘者令人中满，故其气上溢，转为消渴"，对消渴病的病因、病机、主要临床表现做了较详细记载，与现代西医所说的糖尿病相似。

特别值得一提的是，该书在中国医学史上第一次对时气发斑候（麻疹）与时气疱疮候（天花）做了鉴别。"时气发斑候"云，"夫热病在表，已发汗未解，或吐下后，热毒气不散，烦躁谬言语，此为表虚里实，热气燥于外，故身体发斑如锦文"；"时气疱疮候"云，"如表虚里实，热毒内盛，则多发疱疮。重者周身遍布，其状如火疮。若根赤头白者，则毒轻；若色紫黑，则毒重。其疮形如登豆，亦名登豆疮。"

与之前和同时代医书比较，《诸病源候论》还有如下特点：①病源目录次序和《千金方》《外台秘要》都不同，风诸病之后直接接续虚劳诸候；②全书不载方药，但收录有养生导引法；③可见宗教层面的影响，如小乘佛教和道家养生观念的影响；④对伤寒、温病、时行、注病等传染性疾病论述较多。

此外，该书还载有关于肠吻合术、创面缝合术、血管结扎止血术、清创术、拔牙术等外科手术方面的内容。

《诸病源候论》反映了公元 7 世纪中国医学理论与临证医学的发展水平，对后世医学发展产生了深远影响。紧随其后的《千金方》《外台秘要》甚至宋代的《太平圣惠方》都引用了其中的大量内容。宋代考核医师曾以该书为命题依据，宋以后的医著，在病源证候方面的论述也多以此书为依据,故《四库全书总目提要》对其做出了如下评价:"《内经》之下,自张机、王叔和、葛洪数家外,此为最古,究其要旨,亦可云证治之津梁矣。"该书曾传播至日本和朝鲜,对两国医学的发展产生过积极影响。

二、中医方书

六朝伊始,方书数量明显增多,为世人熟知的有晋代葛洪的《肘后备急方》。至隋唐时期,前代的大量方药和名医经验得到进一步整理和集结,出现了具有极高学术价值的大型综合性方书,其中影响深远、流传至今的主要有孙思邈著的《千金要方》《千金翼方》和王焘编的《外台秘要》。

(一) 孙思邈的《千金要方》与《千金翼方》

孙思邈,京兆华原(今陕西铜川孙家塬)人。一般认为生于581年,也有人认为生于541年或560年,卒于682年。毫无疑问,他是一位古代罕见的寿星医家。孙思邈年幼时曾遭风冷之苦,频频寻医求药,几乎耗尽家资。18岁即立志学医,20岁时便行医乡里。由于才华出众,医术高明,隋文帝曾欲招其为国子博士,隋炀帝拔为进士,唐太宗欲聘其编写前朝史志,唐高宗也向他垂询大事,他皆婉辞不就,立志悬壶济世,坚持在民间行医。

孙思邈一生著述30多部,惜多已亡佚。永徽三年(652年),写成《备急千金要方》30卷,由于认为"人命至重,有贵千金,一方济之,德逾于此",故以"千金"命名此书。30年后,又于永淳元年(682年)写成《千金翼方》30卷,意为与《备急千金要方》"羽翼交飞"。

《备急千金要方》和《千金翼方》合称《千金方》,两书广泛搜集唐以前医方,论说中医各科疾病的诊治,深入研究药物学,倡导养生,重视医师的学术修养和医德规范,是中国医学史上百科全书式的著作。其成就主要体现在以下几个方面。

(1) 专题论述医德规范。《备急千金要方》首列"大医习业"和"大医精诚"两篇,系统阐述医师的技术要求和职业道德。孙思邈认为,要成为"大医",一要医术精湛,二要品德高尚。其对医师品德的规范,开中国医师职业道德规范体系之先河。在孙思邈看来,为医者首先应当具有"人命至重,有贵千金"的医道观,竭尽全力救治每一位病人;医者在救治病人时,必须有大慈恻隐之心,一心救人,旁无杂念;对待病人应"普同一等",不问贵贱、贫富、美丑、民族,"均若至亲";对待同行,应当尊重,不得背后诋毁。

(2) 总结唐以前中医学理论和实践。①保存了唐代《伤寒论》的传本。孙思邈将《伤寒论》的内容,较完整地收集在《千金翼方》第九卷和第十卷中,为后世研究《伤寒论》提供了较早的版本;②系统论述临证各科的诊治。《千金方》描述了内外妇儿五官各科疾病的症状,强调综合治疗:主张针药并用,并为针灸发展创设了新的穴位,创制彩色经络图,并常配合按摩、灸治;书中专设"食治"一门,倡导饮食疗法,以食动物肝脏治疗青光眼和夜盲,以谷皮煎汤治脚气病;③广泛汇集唐以前各类医方。两部《千金方》汇集唐以前各类医方6 500余首,既有前代著名医家用方和各地民间百姓验方,也有少数民族医方和外国传入的医方,很多验方流传后世,成为现代医师常用名方。

(3) 受印度医学"万物皆药"思想的影响,孙思邈善于发掘自然物的药用价值。他周游名山大川,实地采集和考察药物,甚至自种和炮制药物,积累了丰富的药物学经验。《千金翼方》记载药物800余种,详述药物的采集时节、加工炮制,并对一些药的药性进行了修正。他注重道地药材,认识到药物的功效与产地密切相关,书中记载了133个州所产的道地药材519种。由于孙思邈在药物学发展史上做出的杰出贡献,他被后人尊为"药王"。

(4) 积极倡导养生。孙思邈从养性、劳形、饮食、房中和禁忌等方面倡导养生,形成了较为完整的养生学体系。养性主要是道德、情绪(心理)和习惯的修养及养生功效;劳形是身体运动对增强体质的作用及导引、行气等操作方法;饮食包括饮食养生原则、食物的选择、饮食习惯和饮食疗法;房中指养生的性生活原则及其保健方法;禁忌是人们在日常生活中预防疾病的各种行为,带有宗教医疗的性质。

《千金方》代表了盛唐医学的水平,这既是中医自身实践经验积累的成果,也是吸收外来文化,取各家之长的结果。它不仅在国内影响极大,而且在亚洲国家广为传播,日本医学界誉《千金方》为"人类之至宝",日本人丹波康赖编撰的《医心方》深受该书的影响。

(二) 王焘与《外台秘要》

王焘(约690—756年,一说670—756年),郿县(今陕西眉县)人,出身官宦之家,祖父(一说曾祖父)王珪曾任唐太宗的谏议大夫、宰相,父亲王敬直尚唐太宗的南平公主,王焘为王敬直与南平公主之子,唐太宗的外孙。王焘自幼多病,母亲亦多病,因而"数从高医游",医学知识应达到一定水平。他曾任职弘文馆(相当于国家图书馆)20余年,有机会博览群书,广泛涉猎医籍,"废寝缀食,锐意穷搜",于天宝十一年(752年)编成《外台秘要》。外台即兰台,古代官中藏书之所,王焘将从官廷藏书中收集到的"秘密枢要"之方汇编成书,因而名为《外台秘要》(图6-1)。

《外台秘要》共40卷,1 104门(今本1 048门),载方近7 000首。该书分门别类论述内、外、妇、骨、儿、五官各科疾病的病因病机与诊断治疗,论述详尽,次序分明,主要成就包括以下。

(1) 整理和保存了大量古代医学文献。每门先论后方,其中医论部分多引自《诸病源候论》,医方部分以引用《千金方》为最多,其余所引各书,均注明其出处、来源、书名和卷数,书中共引前人文献69种,引用条文达2 802条,使后人得以窥睹晋唐间许多散佚方书的内容,为后人的辑书工作提供了线索。故《外台秘要》有很高的文献价值,《四库全书总目提要》有"古书益多散佚,惟赖王焘此编以存"的评价。

(2) 搜集、整理、保存了大量单方、验方。《外台秘要》不仅采摭古方,而且大量搜集、吸收民间及官方行之有效的单方、验方,同时还记载了相关医案,包括治疗经过、验方的搜集过程、服用方法与禁忌等,生动、形象地描述了方剂的疗效和应用范围。

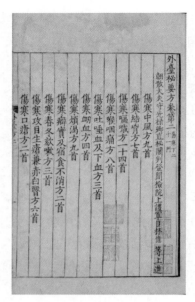

图 6-1 《外台秘要》书影

注：明清手稿合并本。中国国家图书馆藏

（3）总结和反映了多方面的医药学成就。在疾病的诊察上，《外台秘要》最早记述"消渴者……每发即小便至甜"，比英国医生威尔斯（T. Willis，1621—1675）1670 年同样的认识早了 900 多年。首次记载了鉴别黄疸病之轻重、进退的观察小便法，"每夜小便中，浸白帛片，取色退为验""每小便里浸少许帛，各书记日，色渐退白，则瘥"。通过白帛浸染病人的小便，观察颜色深浅，并以此判断疾病的进退。在治疗新经验上，《外台秘要》记述了治疗白内障的"金针拨障术"，有"一针之后，豁若开云而见白日"之功效。

由于王焘本人不是医家，缺乏实践经验，书中内容多为别人成就的总结。另外，他不录《针经》，唯取灸法，认为"针能杀生人，不能起死人"，就有失偏颇。

《外台秘要》成书不久即传至朝鲜、日本，后世日本的《医心方》、朝鲜的《医方类聚》皆大量引用该书资料。中国唐代以后将《外台秘要》选为教科书，宋代林亿在校注《外台秘要》时说："不观《外台》方，不读《千金》论，则医人所见不广，用药不神，"可见他对此书的推崇，也足证《外台秘要》在中国医学史上的地位。

第二节　官修医书

医学自古被视为"生生之具，王官之一守"，重视医学本为国家治理不可或缺的内容，但国家真正开始重视医学却在隋唐之后。

一、全国性医籍整理与集体编写

在中国历史上，由国家组织的医籍整理工作最迟在西汉就已开始。据《汉书·艺文志》记载，汉成帝时期侍医李柱国奉命校方伎，校订了医经、经方等著作 36 部，这是中国史书记载的第一次国家医书校订工作。此后，中国举行过多次医书校订工作，特别是唐宋两代在医书校订工作中取得过突出的成就。

（一）重修医学经典

自太祖开宝年间至徽宗重和年间，宋政府曾多次组织儒臣和医家校刊医书，特别是嘉祐二年（1057 年），宋仁宗采纳枢密使韩奇的建议，于编集院设置校正医书局，任命掌禹锡、林亿、张洞、苏颂、高保衡、孙奇、孙兆等为校正官，有计划地搜集、考证、校勘、整理和刊行历代重要医籍,使宋代之前的医学经典得以保存流传(表 6 - 1)。

表 6 - 1　宋代官方校刊医学经典一览表

书籍名称	校正人员或机构	进呈时间	资料来源
黄帝内经素问	晁宗悫、王举正	天圣五年(1027 年)	李焘:《续资治通鉴长编》卷一〇五
	丁度	景祐二年(1035 年)	王应麟:《玉海》卷六十三
	校正医书局	治平四年(1067 年)	冈西为人著,郭秀梅译:《宋以前医籍考》,学苑出版社,2010
难经	晁宗悫、王举正	天圣五年(1027 年)	李焘:《续资治通鉴长编》卷一〇五
伤寒论	校正医书局	治平二年(1065 年)	冈西为人:《宋以前医籍考》,页 296
金匮玉函经	校正医书局	治平三年(1066 年)	冈西为人:《宋以前医籍考》,页 332
金匮要略方	校正医书局	治平三年(1066 年)	冈西为人:《宋以前医籍考》,页 336
脉经	校正医书局	熙宁元年(1068 年)	冈西为人:《宋以前医籍考》,页 108
诸病源候论	晁宗悫、王举正	天圣五年(1027 年)	李焘:《续资治通鉴长编》卷一〇五
千金要方	校正医书局	治平三年(1066 年)	冈西为人:《宋以前医籍考》,页 523
千金翼方	校正医书局	治平三年(1066 年)	梁永宣:《中国医学史》(第 2 版),人民卫生出版社,2016
外台秘要	孙兆	皇祐三年(1051 年)	梁俊:《中国医政史略》,内蒙古人民出版社,1995
	校正医书局	熙宁二年(1069 年)	冈西为人:《宋以前医籍考》,页 574
黄帝针灸甲乙经	校正医书局	熙宁二年(1069 年)	冈西为人:《宋以前医籍考》,页 184

在宋政府的努力下,《内经》《难经》《脉经》《针经》《伤寒杂病论》《诸病源候论》《千金方》《外台秘要》等宋以前的医学经典得以整理和校正,许多濒临亡佚的重要医籍得以保存和流传。在校正医书局校正的医书刊行后,宋政府考虑到大字本成本过高,医人无钱购买,又组织刊刻了小字本《伤寒论》《千金翼方》《金匮要略方》及其他医学典籍。宋政府的努力为医学经典的传世做出了不可磨灭的贡献,但宋人对古医籍重新编次、增补、改注,甚至删改原文,也给后人学习、研究、整理古医籍留下了很多困惑。

(二) 编撰本草学著作

隋唐时期,国土广袤,经济发展,交通贸易发达,本土药物的数量和种类不断增加,外来药物也随着丝绸之路的开辟而不断涌入。以国家的力量进行全国性的药物普查和整理,以此为基础重新编撰本草学著作也被提上日程。

1. 唐代《新修本草》　唐高宗显庆二年(657 年),右监门府长史苏敬向高宗皇帝上书,建议政府重新编修本草。此举"深副圣怀",高宗皇帝遂下令由太尉长孙无忌、司空李勣为总监,以苏敬为实际负责人,组成一支包括医药人员和行政人员在内共 23 人的编修队伍。

经过两年的努力,唐政府修成《新修本草》(图 6 - 2),并于显庆四年(659 年)颁行全国。该书在《本草经集注》的基础上重修,增加新发现的药物和少数民族地区及国外传入

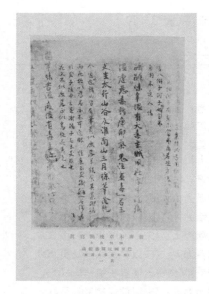

图 6-2 《新修本草》敦煌出土残图

（引自：冈不崩. 万叶集草木图
考[M]. 东京：建设社出版，1937.）

的药物 114 种，所记载的药物达到 851 种。全书 54 卷，包括本草、药图、图经三部分。本草部分记载药物的性味、产地、采制及功能主治；药图部分是根据从各地征集的药材所绘制的药物形态图；图经为图谱的文字说明。《新修本草》通过绘图描记药物的形态和颜色特征，在中国本草学上属于创举，其药图和图经的篇幅超过正文，中国历史上仅此一部。

《新修本草》是最早得到政府支持，由政府组织人员集体纂修的中医文献，具有国家药典的雏形，比欧洲著名的《佛罗伦萨处方集》早 800 多年。该书一经问世，即广泛流传，不仅是医学生的必读之书，也是医师与药商用药、售药的依据。邻国朝鲜、日本对此书也非常重视，两国都曾将该书列为医学生必修课本之一。

《新修本草》的颁行，推动了中国民间本草学的发展，不仅出现了对《新修本草》的补充性著作，如陈藏器的《本草学拾遗》、韩昇《蜀本草》，而且出现了《本草音义》《四声本草》《删繁本草》等工具书。

2. 宋代本草学著作　北宋是官修本草最发达、最兴盛的时期，政府曾 3 次主持本草学著作的编修，并一再修订与刊行民间本草学著作的代表作。

（1）《开宝本草》：开宝六年（973 年），宋太祖诏尚药奉御刘翰等 9 人，参考陈藏器《本草拾遗》《蜀本草》等诸种本草文献，对唐《新修本草》做了校勘、整理、增补，修成《开宝新详定本草》。旋因"新定《本草》所释药类，或有未允"，又命翰林学士等重新修订，于开宝七年（974 年）成书，定名《开宝重定本草》（后世通常所称的《开宝本草》即此书），它除了辑录唐《新修本草》及前代其他本草著作的已有药物外，又新增药物 139 种（一说 134 种），载药 983 种（一说 984 种）。

《开宝本草》的编纂体例，基本沿袭《新修本草》，其独创之处在于它采用了新技术——雕版印刷，在本草史上第一次以印刷代替了手抄。为保持文献来源的清晰，全书在雕版中运用了阳文、阴文、小字加注等手段，对保存古代本草文献的原貌起了重要作用。

（2）《嘉祐本草》：嘉祐二年（1057 年），宋仁宗命校正医书局重新编修本草。掌禹锡、林亿、苏颂、张洞等人以《开宝本草》为正本，参校诸家医书、药谱及经史百家，对《开宝本草》未收药物进行了增补，并将当世常用，而诸经未见的新药也增补进去。嘉祐六年（1061 年），新校订的本草修成，定名为《嘉祐补注神农本草》（后世简称《嘉祐本草》）。全书共 21 卷，收药 1 082 种，新增药物 99 种。《嘉祐本草》的编写体例、文献出典标记均仿《开宝本草》。

（3）《本草图经》：在《嘉祐本草》的编撰过程中，掌禹锡等向宋仁宗建议仿照唐修本草同时别撰《图经》旧例，编撰《本草图经》；为搜集药物资料，宋政府进行了一次全国性的药物大普查，征集了 150 多个州郡的药材标本和实物图谱，并令注明开花、结实、采收季节及功用；外国所产药物则查询榷场及经营客商，辨清来源，选出样品，送交京都，以供制图之用。这是继唐代之后，我国进行的又一次药物普查，在世界药学史上也是一大壮举。各地资料陆续送达后，由苏颂专职对其进行整理，于嘉祐六年（1061 年）编成《本草图经》。嘉祐七年（1062 年）镂版发行，成为中国乃至世界上第一部版刻药物图谱，对后世本草图谱的绘制影响巨大。《本草图经》共 20 卷，收集药物 780 种，其中新增药物 103 种，在 635 种药名下绘图 933 幅。药图记载的北宋药材名实形态与产地分布为后世认识药物品种基源或道地药材提供了重要依据。

《嘉祐本草》和《本草图经》内容密切相关，蜀人陈承将两书合而为一，附以古今论说，增加个人见解，于元祐七年（1092 年）编成一书，名为《重广补注神农本草图经》，全书 23 卷，开中国本草史上把正文、图经、药图三者合而为一的先例，方便阅读。

（4）《证类本草》：宋政府对本草学的重视激发了民间本草学研究的热潮，北宋个人编著的本草学著作较多，其中最有名者为唐慎微的《经史证类备急本草》（简称《证类本草》）。唐慎微为蜀中名医，他在继承《嘉祐本草》和《本草图经》两书成就的基础上，广集诸家本草及经史子集各类文献中论及的药物，更将自己搜集的各类复方、单方分附于各药之后，编成《证类本草》32 卷，约 60 万字，载药 1 558 种（比《嘉祐本草》增药 476 种），附载单方验方 3 000 余首，方论 1 000 余首。

《证类本草》代表了宋代药物学发展的最高成就。由于该书具有较高科学价值和实用价值，它被官方几次修订，作为国家药典颁行全国。宋代每隔几十年重修一次药典，有《大观本草》（1108 年）、《政和本草》（1116 年）、以及《绍兴本草》（1159 年）。重修药典使诸家本草得以保存，推动了本草学的研究，药典性本草著作在此时发展到鼎盛期，为后世药物学的发展奠定了基础。

政府主导编撰的本草学专书还有《本草品汇精要》，该书在明弘治年间（1488—1505）初定，清康熙三十九年（1700 年）重订，可惜均未刊行，直到 1937 年才得以出版。

（三）编撰医方

以政府的力量编撰医方最有成效者为宋明两代，在宋政府和明政府的努力下，一批综合性方书和实用性方书得以编撰。

1.《太平圣惠方》　北宋第二位皇帝宋太宗非常热衷于收集医方，曾下诏太医局，令医官各献家藏方书，得方万余首，于太平兴国七年（982 年）命尚药奉御王怀隐、王祐等校勘编类，于淳化三年（992 年）编成《太平圣惠方》，宋太宗亲自作序，并镂版颁行天下，由各州设医博士掌管。

《太平圣惠方》卷帙浩大，全书 100 卷，分 1 670 门，载方 16 834 首。在书写方式上，每门先论病，以巢元方《诸病源候论》为总论，辅以《内经》《难经》《脉经》等相关经典的论述,次叙处方用药法则和各种疗法,方随证设,药随方施,是一部具有理、法、方、药完整体系的临证实用医书。就内容而言,本书保存了汉唐以来的众多名方,尤其是保存了许多佚书的内容,如《金匮要略》《伤寒论》的内容比现行本原始和古朴,久佚的医书《点烙三十六黄经》的内容在此书得以部分保存。此书是研究宋初及以前医学发展必不可缺的书籍。

《太平圣惠方》卷帙庞大,福建何希彭筛选辑出《圣惠选方》(1046 年)60 卷,载方 6 096 首,作为教学之用。沿用数百年,东传朝鲜和日本等国。1051 年,宋仁宗为加强民间医师的治病水平,令医官使周应节选《圣惠方》之主要内容,编成《简要济众方》5 卷,颁行天下。

2.《太平惠民和剂局方》　1076 年,宋神宗(1048—1085)在京师设立熟药所,令太医局将该所的药方编成《太医局方》,以模本传世。徽宗认为《太医局方》存在"药味脱漏,铢两过差"等不足,诏命库部郎中陈师文与太医令裴宗元等对其进行校订、修正,出版《和剂局方》(全书 5 卷,21 门,297 方)。南宋绍兴十八年(1148 年),"和剂局"更名为"太平惠民局",书更名为《太平惠民和剂局方》(简称《局方》)。此书经多次修订,至理宗淳祐年间(1241—1252)定型,达到 10 卷,788 方。

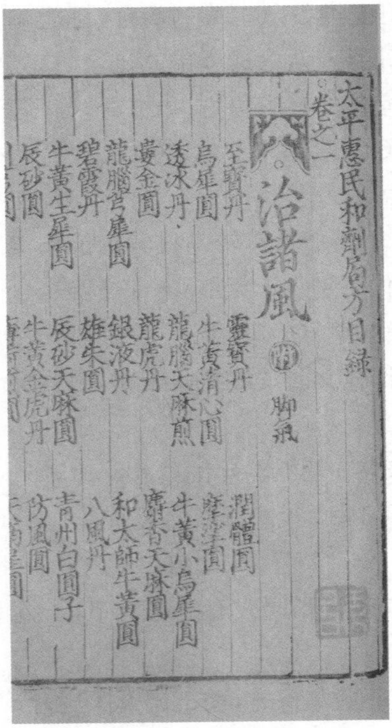

《局方》选方严谨,以病统药,多具效验,并荟萃各种剂型。该书附有药物炮制法和药剂修制法的详细说明,如《指南总论》对方剂的配伍、修制、使用方法做了高度概括,《论处方法》论述了处方规则,《论合和法》强调了药物产地、炮制合和、剂量掌控的重要意义,《论服饵法》对不同病证的服药时间、方法予以详细说明,这些都是官方进行药事管理的依据和准则。此书由官方主持颁布,各地需按其方配药。在宋元时期的江南非常盛行,不仅医家备用,一般百姓也多备置,成为一本"官府守之以为法,医门传之以为业,病者恃之以立命,世人习之以成俗"的重要文献(图 6 - 3)。

图 6 - 3 《太平惠民和剂局方》书影,日本建阳日新堂刻本

来源:https://www.wdl.org/zh/item/13528/

3.《圣济总录》　《圣济总录》是宋徽宗政和年间(1111—1117)编纂的一部大型医书,全书 200 卷,以各科医方为主体,载方近 2 万首,兼说医理及针灸等多种疗法。

该书仿《太平圣惠方》旧例,以病分门,每门先论后方。全书分 61 门,每门分若干病证,每证先论病因病机,次列方药与治法。全书所列病证包括内、外、妇、儿、五官、针灸、正骨等 13 科,内容十分丰富,病证覆盖

面非常广泛。因受宋徽宗喜好的影响,该书设有"符禁门""神仙服饵门",并用两卷篇幅介绍"五运六气"。

4.《普济方》 在宋政府汇编医方的同时,受"不为良相,则为良医"思想的影响,士大夫阶层留心医方,编撰方书蔚然成风,留传至今影响较大的方书主要有:许叔微的《普济本事方》、陈言的《三因极一病证方论》、严用和的《济生方》及苏轼、沈括的《苏沈良方》、张锐的《鸡峰普济方》、王衮的《博济方》等。

经过几百年的努力,中国方剂学逐渐走向成熟,明代出现了中国方剂学的集大成之作——《普济方》。

《普济方》由明藩王朱橚与医学教授滕硕、长史刘醇等编撰,约成书于永乐四年(1406年)。原书 168 卷,在流传中部分散佚,清乾隆年间编《四库全书》时将其收录,改编为426 卷,分为 1 960 论、2 175 类、778 法,收方 61 739 首,原本尚有插图 239 幅。书中不但收录了当时所见的各家方书,而且收录了传记杂说及道藏佛经中的相关内容,保存了大量古代医学文献,内容丰富,篇幅宏大,是中国古代最大的一部医方书。李时珍撰述《本草纲目》时,对该书引述甚多。

经过中国历代政府的陆续刊刻,中医学的经典著作得以流传,历代医家的治疗经验得以推广,这既有利于中医学的学术传承和发展,也有利于医家的经验交流与争鸣,为中医学的繁荣兴盛奠定了文献基础。

二、医事制度

(一) 医事机构

中国传统社会的医事机构大致可分为中央医政机构、宫廷医事机构、地方医政机构三大类,其中中央医政机构和宫廷医事机构在人员设置和机构职能方面经常存在交叉。

1. 中央医政机构 中央医政机构经历了太医署——翰林医官院——太医院的变化。

(1) 太医署:"医署"在西晋时出现,南北朝时演变为"太医署",负责医疗服务和医政管理。隋唐时期,太医署内职责分工清晰,机构设置完备。

隋唐太医署由太医令、太医丞和医类、药类、行政 3 种人员组成。太医令掌医疗之法,并掌管该署的政令,丞为其助理(图 6 - 4)。医类成员包括医师、针师、医博士、按摩博士、助教、咒禁博士、医监、医正等成员,除承担医疗任务外,主要负责医学生的培养;药类成员包括主药、药园师、药童、药园生等成员,除负责种药、制药外,还负责药学人才的培养;行政人员包括府、史等成员,负责记录和其他工作。太医署平常医疗服务的对象为宫廷服务人员、官奴婢、丁匠、囚徒、在京的外藩首领及京城卫兵,遇到地方上流行病爆发时,太医署还要开展施医送药活动。

(2) 翰林医官院:唐德宗时期开始出现翰林医官。宋时专设翰林医官院,"掌供奉医

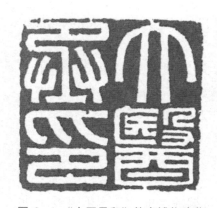

图 6-4 "太医丞印",故宫博物院藏

（引自：陈邦贤.中国医学史（插图版）[M].北京：团结出版社,2006.）

药及承诏视疗众疾之事",既负责内廷医药,又奉诏为朝臣、军队、学校、民间派遣医官,管理医药事务。

翰林医官院设院使、副使各 2 人,统领院内事务,其下有直院 4 人,尚药奉御 6 人,医官、医学、祗候无定员。翰林医官多授武官官阶,宋徽宗政和年间,改为文阶,设和安大夫至翰林医正等 22 阶,新官阶中的"大夫""郎"逐渐演变成对医师的称呼。

翰林医官一般从 40 岁以上、经专业考试合格的医师中选拔。宋淳熙十五年(1188 年)又下诏从各州县民间医师中保举人才,经初试合格后参加次年省试,按 5∶1 的比例选拔进入翰林医官院。录用进入医官队伍后,还要定期考核,成绩差等者一律淘汰。

（3）太医院：太医院之名始于金代,太医院设在宣徽院下,主管医政及医疗事务,兼具医学教育功能。太医院置提点、院使、副使、判官,掌管医药,总判院事;设正奉上太医、副奉上太医、长行太医等负责医疗。太医施治对象广泛,或直接服务于皇室贵族,或承诏为军旅及地方百姓看病;另选医术精良者充当管勾,管理医学生。

元政府提高了太医院的品秩,将其列为独立的行政机构,"总天下医政",掌管一切医药事务,各地医学、医官、医户均由其管辖。明清两代太医院隶属礼部,统管全国医政、医疗、医学教育等一切事宜,且全国医政有向太医院集权的倾向。明代太医院设有院使、院判、吏目、御医等官,其职责包括：为皇室提供医疗服务、向各医疗机构派遣医官、各级医官的征召选任和罢黜、医师的培养和教育、医药机构的管理和制约。清代太医院基本继承明代旧制,增加了医士、医师若干人。清代皇帝的医疗由内务府管理的御药房负责,不归太医院管理。

2. 宫廷医事机构   中国宫廷医官的设置自秦汉以后逐渐增加,职责划分越来越细,隋唐时期有专门为皇帝服务的尚药局、为太子服务的药藏局完备。

尚药局始设于南朝梁代,起初为宫廷药品管理机构,以后逐渐发展为医药并举、专为皇帝服务的皇家医院。隋初尚药局属门下省,炀帝时从门下省内分出殿内省,负责皇帝的生活起居,尚药局为其六局之一。唐代基本继承隋制,只是将尚药局所属的机构由殿内省改称殿中省。尚药局的最高长官为典御或奉御,"掌合和御药及诊候之事",直长为其助手。侍御医经常在皇帝身边侍奉观察病情,调合御药;司医、医佐"分疗众疾",治疗王公大臣等其他人员的疾病;主药、药童掌刮、削、捣、筛药物。

药藏局机构设置仿照尚药局,人员较少。北齐在门下坊设药藏局,设药藏监、丞、侍药等职。唐代改药藏监为药藏郎,分侍药为典药、药僮两职,增加书令史、书吏、侍医、掌固等职。皇太子生病时,命侍医入诊并议定药方,由药僮捣筛药物,侍医调合药物。

宋代宫廷医疗机构的设置比别的朝代简单。但其机构并不稳定,专为太子服务的医疗机构则始终没有成立。

宋代官廷医疗服务的创举是设立御药院。该机构于至道三年(997 年)设置,主要负责皇室药品供应,其主要职责为检验秘方、和合御药、供奉禁中。另外还负责采购药材、保管加工炮制国内外进贡药物、派官员代表皇帝向驻边臣帅赐药、率太医给疫区送药,皇帝出巡时,派相关人员带药随行等。

金元明三代皇帝的诊疗服务由太医院负责,元代在宫廷设尚药、尚食两局,主管皇帝的医疗、饮食,后两局合并,称为尚食局,主要负责皇帝药膳的研制和管理。明代宫廷设有御药房,掌御用药饵的制造和供奉。

元明两代太子的医药服务均有专门机构负责。元代为掌医署,明代设典药局为太子提供医疗服务。由于明代的皇子们分封到各地为王,故另设良医为他们服务。

清代由御药房负责皇帝的医疗,王府的诊疾由太医院负责。自康熙十年(1671 年)起,将御药房划归内务府管理。

3. 地方医政机构　秦汉时期已开始对地方医师进行管理,魏晋南北朝时期有在地方设立医官的零星记载,但其主要服务对象是地方官员,对平民百姓的医疗服务只有临时性的医疗救济。隋唐时期地方医事机构开始出现,隋代郡县均设有医师,唐代在都督府和各州设立医学,其成员包括医药博士、助教、医学生,既掌疗民疾,又负责地方医学教育。永泰元年(765 年),还做出了根据各府、州人口配置不同数量医师的规定:"三都、都督府、上州、中州各有助教一人。三都学生二十人,都督府、上州二十人,中州、下州十人。"

宋代地方医官制度仿唐制,只是将基层医官设置由唐代的州级下沉到县级。宋代地方医政有特色的是在地方州县普遍建立驻泊医官,由翰林医官院派医官轮流充任。

元代在地方专设管理民间个体医师的官医提举司,官医提举司受太医院管辖,除负责医户的差役和词讼外,还负责各地药材的进贡验收。

明代地方医官之设起于洪武十七年(1384 年),在府、州、县设立医学,并设官管理,据不完全统计,从洪武二十八年(1395 年)至万历八年(1580 年),全国大部分州、府、县均设立了医学。明代地方医学承担的职责不限于教育,还负责本地区的医政管理、医疗服务等工作。清代地方医官的设置沿袭明代制度,但其规模远远比不上明代。

(二) 国家药局

宋元明三代,国家都曾设立过为贫民服务的国家药局,其中成效最显著者为宋代的惠民和剂局。

1076 年宋政府在京都汴梁设立太医局卖药所(又称熟药所),制造成药出售。崇宁二年(1103 年),在汴梁城的东西南北各增加一个卖药所,并将修合熟药(即炮制药物)的工作从卖药所分离出来,新创两处修合药所,专门负责药物的炮炙与加工。政和四年(1114 年),尚书省认为,《周礼》有"医官救万民之疾苦"的典故,且"出卖熟药所之名,非原创惠民之意",建议改修合药所为医药和剂局,出卖熟药所为医药惠民局,1151 年京城及各地的官办惠民局达到 70 余家,形成了国家控制遍布全国的医药网络。惠民药局的创立不仅是中国,而且是世界药政史上的一大创举。

宋置平江军,旋擢平江府,即今江苏省苏州市。平江图系宋代平江府碑刻地图,图下方标有"惠民局"所在地。原碑藏苏州市碑刻博物馆(图6-5)。

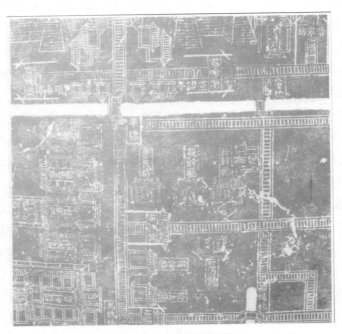

图6-5　宋平江图拓片

(引自:傅维康,李经纬.中国医学通史·文物图谱卷[M].北京:人民卫生出版社,2000.)

通过和剂局制药、惠民局发卖的形式,宋政府建立了国营药业制度,且确立了一套较为先进的管理制度。

1. 药局内部分工明确且人员配置齐备　据《宋会要》记载,和剂局和熟药所都设监官总领局务,另设办验药材官、和剂局修合官、大宗正司、京朝官、小使臣、局兵、巡防兵、知官、分手、书手、库子等职,负责采买药材、制药、运送、仓储、记录、卖药等工作。时人周密曾感慨:"惠民和剂药局,制药有官、监造有官、监门又有官。"

2. 药材采买渠道明确　药局下设药材所,起初每年派人到州郡收买药材,后来由京官库拨用,为保证药材的质量,专设办验药材官检查药材的真伪优劣。

3. 建立定时卖药制度　绍兴六年(1136年)规定,熟药四所,分双单日启闭,启日出卖汤药,闭日计算前日卖药钱数。夜间派人轮流值班卖药,以应民间急需。如果值班者晚上遇人急需而不卖药,处以杖刑一百的处罚。

4. 建立出厂留印和销毁陈药的制度以保证药品质量　和剂局所制药品,惠民各局所卖药品,都有出品者的印记。和剂药局设有监官,监督药材的质量,如发现陈旧变质药材,应申请及时销毁。

5. **按时结算资金并定时送缴**　药局设立之初,规定卖药的利润为 1/10,由于生意兴隆,获利颇丰,第一年即获利 25 000 余缗。药局增至 7 所后,销量大增,获利更多,每年获利达到 40 万缗。为管理资金,绍兴六年规定,每 5 日将所收钱款送收购部门收买药材,剩余上缴充买杂用。

6. **疾病灾疫救助制度**　惠民药局虽非施药局,但作为国营药店,必须与太医局或翰林医官院一起承担给军队、灾区、疫区贫民施医送药的社会责任。早在熙宁九年,太医局熟药所刚刚成立之时,就合治瘴药 30 种,派使臣送到安南行营。绍兴十六年(1146 年),宋政府令翰林医官院差医官 4 名到临安府内外城为贫民看病,其所用药物由和剂局支给。据隆庆元年(1163 年)上谕,和剂局每年夏天给军队发送夏药,逐年累积达 20 万贴之巨。淳熙十四年(1187 年),因多地军民感染疾病,诏令和剂局取拨合用汤药,选官分发各州,令当地职医结合病情发送到病人手中。

宋代国家药局的开设,在一定程度上缓和了当时药商以假乱真、民众缺医少药的矛盾,在方便民众就医购药、解除病痛和传播医药知识方面起了积极作用。但到南宋后期,官药局弊病丛生。一是亏损严重。由于药材价格上涨,惠民局依然坚持低价卖药,出售的药价比时值低 1/3,药局因而亏损严重,户部每年要补贴数十万缗。二是腐败严重。管理者、制药者、卖药者以次充好,甚至与药贩子沆瀣一气,制卖假药;即使偶有好药贵药,也被权贵所占,贫民难受其惠,所以民间称“惠民局”为“惠官局”,“和剂局”为“和吏局”。嘉熙年间(1237—1240),太府寺请罢官药局,和剂局、惠民局已是名存实亡。

元仿宋制,也在各地设立惠民药局,以官钱置本,收息市药以救疗贫民疾病。各处所给官钱,以人口数为比例配给。其中中书省(俗称“腹里”)最多,为 3 780 锭,甘肃最少,为 100 锭。明代也设立过为贫民疗疾的惠民药局,但其影响已远不如宋代。

三、医学教育

(一) 医学教育沿革

医学知识的传授、医师的培养曾长期靠家传或师授,南北朝时期,医学教育初露端倪。南朝宋元嘉二十年(443 年),太医令秦承祖奏置医学,以广教授,开中国政府开办医学教育之先河。隋唐时期医学教育已比较完善,在发展中央医学教育的同时,地方医学教育也开始推行。

宋代对医学教育的重视超过前代。宋仁宗“庆历兴学”时期,中央设立隶属于太常寺的太医局,专掌医学教育。宋神宗“熙宁兴学”期间,太医局从太常寺独立,正式列入政府的行政序列。宋徽宗“崇宁兴学”时期,专设“医学”,与其他三学(太学、律学、武学)同级并列,隶属于国家最高学政机构国子监,大大提升了医学教育的地位。由于此时既有地方医学,又有中央医学,时人将中央医学称为太医学。太医学仿太学实行“三舍法”,三舍分斋教学;地方医学教育则仿唐代旧制。

金代医学教育由太医院主管,其中央和地方都设有医学教育,但远不及同时代的南宋。

元代各地设立医学,中央不设医学,只是设立了管理医学教育的机构——医学提举司,凡各地医师的考核、选拔、医书的编审、药材的辨验,都属其职责范围。其他如太医院、提举司、礼部、尚医监等机构也参与医学教育且相互制约和协调,共同构成元代的医学教育管理体系。元代开始实行医户制度,医学生主要从在籍医户及行医货药人家的子弟中选取,个别良家子弟愿意就读者也可以收录。各地医学设于三皇庙内,医学生和医师定期到三皇庙祭祀和交流医学经验。

明代沿袭元代的医户制度,从太医院到各地医学的生源大多来自世医家族。太医院是管理全国医学教育的机构,府、州、县均设医官管理地方医学。明政府比较注意医学继续教育,医士、医师均要继续学习并参加考试。

清代医学教育大体沿袭明代,但趋向衰落。中央医学教育由太医院掌管,从御医、吏目中选拔品学兼优者充任内教习和外教习,内教习教授药房太监学习医书,外教习教授初进太医院教习厅的肄业生及官医子弟学习医学。地方医学仿明制设官管理。

(二)医学分科

据《周礼·天官》记载,早在周代,朝廷所设医官就有食医、疾医、疡医、兽医的区分,这是有关中国医学分科最早记录,这种分科体系成为此后医学分科的雏形。秦汉至南北朝时期,虽未有明确医学分科的记载,但实际的医学分科仍有所进展。

隋唐时期,太医署已有明确的医学分科,且对分科教育进行明确规范。隋太医署医学分医科、按摩、咒禁三科。唐在沿袭隋制的基础上,有两个重大发展:①在太医署令、丞之下设医、按摩、针、咒禁四科,比隋代增加一科——针科;②在医科之下设体疗、疮肿、少小、耳目口齿、角法5个二级分科。这样,唐代医学分科就形成了一种包含两个层级、八个专科(体疗、疮肿、少小、耳目口齿、角法、针、按摩、咒禁)的分科系统。其中,医科之下所设的5个小科,是古代医学分科史上十分重要的变革。隋唐太医署的医学分科不仅是临床的分科,而且是教育的分科。特别是唐代太医署,在医学分科的基础上,又对各科所应修习的医书及研修年限做了明确规定,以后各代遵循这一传统,都在医学临床分科的基础上对医学教育内容做出明确规定。

宋代的医学分科在前代基础上有重大发展。其分科体系,史料有嘉祐九科、政和八科、绍兴十科、隆兴九科、乾道八科、绍熙庆元九科等多种记载,但实际上长期实行、影响较大的分科体系只有两个:一是元丰九科,二是崇宁"医学"之"三科通十三事",其中又以元丰九科影响更大,这九科分别为大方脉、风科、小方脉、眼科、疮肿兼折伤、产科、口齿兼咽喉科、针兼灸科、金镞兼书禁科。大方脉科专治成年人疾病,相当于现在的内科;小方脉即儿科,风科是治疗风病的专科,疮肿相当于现在的外科,折伤科及金镞相当于现在的骨伤科,书禁科主治镇邪驱鬼。总体而言,宋代的分科体系是此前分科传统的升华、此后医学分科的样板,在医学分科史上具有里程碑意义。在目前所见材料中,明确在医学分科意义上使用"科"这一名词,是在宋代开始的。

元代医学始分十三科,其具体内容,史书未见明确记载。至元二十二年(1284年)合并调整为十科,即"大方脉杂医科、小方脉科、风科、产科兼妇人杂病、眼科、口齿兼咽喉科、正骨兼金镞科、疮肿科、针灸科、祝由书禁科"。与宋代的九科相比,元代医学分科体系有三方面的变化:①新设了"杂医科",附于大方脉之后;②新设"妇人杂病科",附于产科之后;③改"伤折"为"正骨",与"金镞"合科,更符合创伤外科的业务实际。

明代医学最初设大方脉,小方脉,妇人,疮疡,针灸,眼,口齿,接骨,伤寒,咽喉,金镞,按摩,祝由等十三科。与元代相比,明代将"风科"改为"伤寒科",增设"按摩科"。隆庆五年(1571年),太医院调整医学分科,于原十三科内减"按摩""祝由"两科,将"接骨"与"金镞"合并,改名为"正骨",将"疮疡"改名为"外科";增设"痘疹"科。此次医学分科调整也有三点值得关注:①在中国医学分科史上首次设立"痘疹科";②"外科"一词得到官方确认;③首次取消了祝由咒禁科,直至清末,这类专科再未出现在官方医学科目中。

清代医学分科几经变化,据任锡庚《太医院志》记载,最初仍仿明制,分为大方脉、小方脉、伤寒、妇人、疮疡、针灸、眼、口齿、咽喉、正骨、痘疹十一科。嘉庆二年(1797年),将"痘疹科"并入"小方脉科",将"咽喉""口齿"合并为一科,称之为太医九科。嘉庆六年(1801年),将"正骨科"从太医院分出,划归上驷院蒙古医师长兼充。道光二年(1822年),道光帝以"针刺火灸,究非奉君之所宜"为由,取消"针灸科"。同治五年(1866年),御史胡庆源奏请整顿医官,将"伤寒科""妇人科"并入"大方脉","疮疡科"改称"外科"。至此,太医院归并为五科,即大方脉、小方脉、外科、眼科、口齿科。清代对太医院的几次调整中,有实质性的大变动只有两次,即"道光禁针"与同治合科。"道光禁针"一事,今人议论颇多:批评者认为道光帝寓于封建礼教,取消针灸,对针灸学的发展造成了重大损失。赞同者认为道光帝此举出于安全考虑,也有其合理的一面。同治年间的医科合并,发生在太医院经费短缺、教习废弛的特殊形势下,很难视为一种正常的科系调整。由此观之,在清代太医院医学分科体系中,占主导地位依然是沿袭明代、略有微调的"太医九科"。

(三)医学考试

自隋唐重视医学教育以后,由官方组织的医学考试提上了日程。唐代医学考试分理论考试和实践考试两大类。理论考试分月、季、年举行,月试由博士主持,季试由太医令、丞主持,岁终总试由太常寺丞主持;实践考试以平时治疗的质量为准,"凡医师、医正、医工疗人疾病,以其痊多少而书之以为考课。"若学生学业超群,医术超过现任官者,可以破格录用,在学九年无成者,予以开除。

宋代的医学考试制度变化较大。在实行"三舍法"之前,太医局的考试分入学考试和在学考试两大类:入学考试有公共课考试和专业课考试,公共课考试考《难经》《素问》

《巢氏病源》《圣惠方》《神农本草经》等经典,专业课考试依据所习专业设定考试内容;在学考试,以临床实践考核为主,由太医局轮流差遣学生给太学、律学、武学学生及诸营将士诊病,年终根据各人的治疗效果评出等级,决定奖惩。实行"三舍法"以后,医学考试分补试、私试、公试3种:补试相当于以前的入学考试,除考医学经典外,增加病案分析题;私试和公试相当于以前的在学考试,私试由本学长官负责,每季1次,共分3场,每月考1场;公试由皇帝降敕差官主考,每年1次,春季举行,分两场;考试内容根据所学专业有所区别。公私试成绩作为升舍与否的依据。

元代医学生的考试包括理论考试和实践考试两大类。医学生平时学习太医院确定的13科学习书目,各路医学提举司每年给医学教授下发太医院拟定的120道题目,由医学教授令医学生根据自己所属专科每月做题1道,年终总计优劣,这就是理论考试。实践考试则以每月朔望到三皇庙交流为据,医学生和在籍医户在祭拜先医后,说出自己曾经治愈病人的姓名、疾病、治法和药方,交于本路教授,年终评出优劣,送上级备案。

明代太医院医学生每季考试1次,3年大考1次。医丁和医学生、医士均参加大考。考试合格者,一等为医士,二等为医师;不及格者可学习1年再补考,3次考试不及格者,予以黜免。5年考试均属优等者,经医官奏请,酌予升授。已充任医士、医师者,还须继续学习,并参加考试。地方医学也有考试,其考试内容与考试方式时有变化,孝宗时仿太医院考试办法,由堂上官会同医官举行考试。正德年间,广东以治验效果考察医师,万历时则以每月背诵医书作为考试内容。

清代太医院医官的晋升降革,除以差务勤惰、医理精通、疗疾效果为依据外,考试成绩是重要条件之一。考试取一等者,按名次尽先拟补,一等用完,将二等之差务勤能者分别续补。三等者停其升转。不列等者革除。

(四) 针灸教学的创举:《腧穴针灸图经》与针灸铜人

《腧穴针灸图经》又称《新铸铜人腧穴针灸图经》,成书于宋仁宗天圣四年(1026年),由翰林医官、尚药奉御王惟一奉诏编撰。由于有感于"针艾之法""人命所系,日用尤急,思革其谬,永济于民",宋仁宗诏令精通针灸之术的王惟一整理历代针灸学著作,重新绘制腧穴经络图位,以"定偃侧于人形,正分寸于腧募"。王惟一总结宋代针灸学新经验,结合临床实践,著成《腧穴针灸图经》3卷。该书不仅详述了手足三阴三阳经脉和督、任二脉的循行路线与腧穴,并绘制出经脉腧穴图。书中记载腧穴657个(除去双穴重复,则有腧穴354个),并讨论腧穴主治,论述主治病证及针灸方法。该书完成后,宋政府曾将其颁行各州,并刻于5块石碑之上,于天圣八年(1030年)起放置于大相国寺的"针灸石壁堂"以昭示大众,便于学者观摩。

在撰著《腧穴针灸图经》的同时,王惟一又奉命铸造针灸铜人模型两具,以供针灸教学与考试之用。由于这两具铜人铸造于天圣年间,后人称之为"天圣针灸铜人"。此铜人为成年男性,青铜铸成,躯体外壳可以拆卸,胸腹腔能够打开,腔内五脏六腑可见;体表刻14条经络循行路线,经络上穴位悉备,穴位与体腔相通。教学时,它是针灸学生学习针灸经络穴位的依据；考试时，则作为考具之用。考试之法，将水银注入铜人体内（一说注水），在体表涂上黄蜡遮盖穴位，应试者若准确扎中穴位，水银就会流出，即"针入而汞出"，稍有偏差，则针不入。

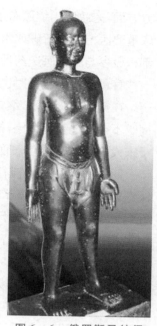

天圣铜人是中国乃至世界最早铸成的针灸铜人（成都老官山汉墓出土的木质经穴漆人被认为是中国最早的经穴人体医学模型，可能也是最早的针灸模型），它既是古代精密的医学模型，也是教育史上形象实物教学法的重要教具。更是实践考试形式的一大创新。它的出现，曾在海内外引起极大关注。明正统八年（1443 年），明英宗命令仿宋"天圣铜人"重铸针灸铜人，是为正统铜人。正统铜人制作完成后，天圣铜人下落不明。近年学者发现，俄罗斯圣彼得堡藏有明正统铜人（图 6-6）。

图 6-6　俄罗斯圣彼得堡藏明正统针灸铜人

（引自：梁永宣. 中国医学史[M]. 2 版. 北京：人民卫生出版社，2016：118.）

四、医疗救助

中国传统社会的医疗救助大致可以分为两大类：流行病防治和鳏寡孤独贫疾救济。

（一）流行病防治

史书记载中国政府以医药办法救治流行病开始于东汉灵帝时期。灵帝在位时曾发生过 3 次严重的疫病流行，每次他都派使者巡视疫疠流行情况，并赐给医药。南北朝时期，刘宋政府也曾在瘟疫流行时，5 次遣医赐药，并对死后无亲属者赐以棺材。

政府积极防治流行病开始于唐代。除了在大疫发生时立即派医人前往救治外，唐代皇帝还采取了一些积极预防流行病的办法：一是向民间颁布医方。开元十一年（723 年），唐玄宗亲制《广济方》5 卷，颁示天下；天宝五年（746 年），他又令郡县长官从《广济方》中选出重要者，在村坊要道旁张榜公布，方便百姓；贞元十二年（796 年），唐德宗也亲制《集要广利方》5 卷，颁行州府，题于通衢要道，以助民疗疾。二是加强常用药的准备。玄宗曾命令太医署每年准备伤寒、时气、疟痢、伤中金疮之药，以备不时之需。三是派人收埋骸骨，不使之暴露野外。高祖、太宗、玄宗、代宗都曾下诏，命令官员收埋无主尸骸。将医方颁布到民间，让民众了解医学常识，使百姓在疫病发生时不致茫无头绪，对于增强民众抵抗疾病的信心很有好处。而太医院每年准备常用药的办法，也能使相关部门在面对疫病时能有备无患，从容应对，至于收埋骸骨，显而易见有利于切断病源，防止疾病的继续扩散。唐代防治流行病的措施被以后历代政府沿用。

宋政府将医药作为其实施仁政的手段，在流行病的防治中表现得更积极。在颁布医方方面,宋政府相继颁布了《圣惠方》《庆历善救方》《简要济众方》《集验方》于各地,并选取重要医方刻于石碑或木板上,置于通衢要道,以方便民众阅读。在流行病发生时,君臣都积极参与到施医送药活动中。宋仁宗曾敲碎自己所用的珍贵药物"通天犀"以救民疫,一些官员在疾病流行时也解囊资助临时病坊,惠民药局则在流行病发生时积极施散中成药。在掩埋骸骨方面,继宋神宗诏令开封府以官地收葬尸骸后,宋徽宗又下令各地选择高旷不毛之地置漏泽园,掩埋无人收埋的尸骸,且对墓穴面积、深度提出了具体要求。由于宋代政府特别是北宋政府措施得力,宋代的流行病少于其他朝代。

明政府继承历代流行病防治的传统,也有颁布医方、掩埋骸骨及疫病流行时的施医送药活动,但明朝皇帝颁方赐药的重点是亲贵大臣,其惠民药局的经营不如宋代,流行病发生时的施药能力因而大打折扣。虽然明朝历代皇帝在掩埋尸骸上都非常积极,但光此一项举措,对流行病防治的效果还是非常有限,故明代的疫病流行多且造成的损害大。

清代属于医政逐步废弛的朝代。在康雍乾时期曾在疫病流行时采取过散药、掩埋骸骨的活动,但乾隆以后,疫病防治逐渐松弛。清代流行病防治中值得称道的只有天花的预防一项。清军入关后,满族人得天花者甚众,引起了清廷的重视,清政府采取了推广人痘接种和隔离患者的双重办法,防止天花蔓延。人痘接种术的较好预防效果引起了其他国家的注意,17世纪,此技术迅速流传到亚洲和欧洲各国。

(二) 鳏寡孤独贫疾救济

自东汉以来,史书上就有地方官给狂痴、孤老、鳏穷者发放粮食进行救济的零星记录。到南北朝时期,政府除给鳏寡孤独和贫病之人发放救济粮食外,开始对他们施医赠药,甚至设馆收治。北魏孝文帝曾令地方官派医为民诊疾,所需药物,由医师酌量发给,对年老贫病者,开始设"别坊"收治。南朝齐的文惠太子曾建"六疾馆"以养穷民,梁武帝也在都城建康(今江苏南京)设立孤独园,收容鳏寡孤独者和病人。

隋唐时期,对鳏寡孤独贫穷老疾进行救济的主体增多,政府开始有意识地对其进行规范。唐玄宗开元二十五年(737年)规定,"鳏寡孤独贫穷老疾,不能自存者,令近亲收养。若无近亲,由乡里安恤。如在路有疾患,不能自致者,当界官司收付村坊安养,仍加医疗。"此项规定将鳏寡孤独贫疾的救济主体规定为近亲,其次为乡邻,最后才是政府。可是,自南北朝以来迅速发展的寺庙已开始在社会救助中扮演重要角色,隋代西京大兴禅寺设立了专门收治麻风病人的疠人坊,唐代寺庙的"悲田坊"大量收治贫病孤老人员。面对来自佛教的挑战,政府不得不有所应对,武周长安年间(701—704),官府派员管理悲田坊;开元二十二年(734年),政府禁止在京城行乞,将京城乞丐全部送进"病坊",由政府支给钱粮。会昌五年(845年),武宗灭佛后,寺庙僧尼还俗,"悲田坊"无人负责,政府遂将其收管,改为"养病坊",作为官方管理的慈善救济机构。

宋代加强了流入城市的老幼废疾的救济,设立了福田院、居养院、安济坊、慈幼局等机构,以加强社会救济。

　　福田院和居养院,均为收养老弱无依者的机构。福田院设立于京师,其经费起初来自内府拨款,后改为泗州施利钱。除平时收养的老弱孤穷外,熙宁二年(1069年)冬季,京师大雪,政府又下令给福田院额外经费,让他们收养额定人数以外的老幼贫病无依无靠沦为乞丐者,到春天天气回暖后放还回家。此后,冬季收养成为定制。居养院各处均有。元符元年(1098年),淮东路设官房,收养鳏寡孤独贫困不能自存者,月给口粮,病者给医药。崇宁四年(1105年),诏令京师至外路都行居养法,并对居养人的口粮、日用钱、冬季柴炭钱做了具体规定。

　　安济坊收养贫病无钱医治者。大中祥符二年(1009年)置养病院。崇宁元年(1102年),开封府尹吴居厚奏请在诸路设将理院,收容贫病无靠者,并给予医药。将理院修成时,徽宗赐名安济坊。安济坊根据病情的轻重安排居住,以防传染,又有厨舍以调制汤药饮食。崇宁四年(1105年),鉴于各地建有安济坊,而京城阙如,徽宗令开封府尹参照外州办法,在京师也设立安济坊。宋室南渡初期,为稳定民心,也大办慈善机构。绍兴十三年(1143年),临安府钱塘仁和县将近城寺院充当安济坊,差医师负责医治,令熟药所供给汤药。安济坊的组织比较齐全,有管理人员、病房、医师、病历记载与死亡记录,对医师的治疗效果进行年终考核,其组织已初具"医院"雏形。

　　慈幼局为收养弃婴的机构。宋政府对遗弃婴儿曾采取过"雇人乳养,并送至宫观寺院,养为童行"的政策,对大一些的"孤贫小儿可教者",还采取过"入小学听读",并给予食品衣物等政策。慈幼局为后世育婴堂、孤儿院之嚆矢。

　　明清两代政府虽也设立了养济院、育婴坊等救助机构,在麻风病盛行的地方设置设立了麻风院收养麻风病人,但政府在鳏寡孤独贫病救济方面的作用远不及前代。

第三节　医学流派

　　魏晋至唐宋,医家偏重于经验方的收集,理论研究较少。当临床经验积累到一定程度后,往往会激发理论的概括和争鸣。自南宋政府将《太平惠民和剂局方》颁发各地后,医师和病家按证索方,依方用药,起初确实为民间请医施药带来了便利,但随着时间的推移,泥守《局方》的流弊愈益显现。"古方"与"今病"之间的矛盾,引起了医家们的不断讨论,到金元时期,随着中医学学术讨论、交流与争鸣的发展,涌现出一批杰出医家,逐渐形成了不同医学流派。

一、金元时期的著名医家与学术流派

　　《四库全书总目提要》提出,"儒之门户分于宋,医之门户分于金元。"金元时期,中国医学界出现了两个著名的学术流派——河间学派和易水学派,其中的刘完素、张从正、李

杲、朱震亨被后世称为"金元四大家"。

（一）河间学派

河间学派是以河北河间名医刘完素为代表的医学流派，创始人刘完素在精研《内经》病机19条的基础上，创立"火热论"，主张药用寒凉，降心火益肾水。刘完素再传弟子张从正力主攻邪祛病、朱震亨主张滋阴降火，两者发展了刘完素的学说，分化出攻邪派和滋阴派。

1. 刘完素与火热论　刘完素（约1120—1200），字首真，号通玄处士，金代河间（今河北河间）人，故被称为刘河间。刘完素自幼喜好医术，25岁开始研读《内经》，35年间从未间断，到60岁尚手不释卷。金章宗曾3次召他为官，他均不为所动，因而被赐号"高尚先生"。完素一生行医民间，所治患者无数，因医术高明，有"长沙复生"之誉。

刘完素一生著作颇丰，其代表作为《素问玄机病原式》《黄帝素问宣明论方》《素问病机气宜保命集》，这三部书被合称为"河间三书"。

刘完素的学术观点是"火热论"，强调"火热"为多种疾病的主要病机。他以运气学说为理论基础，提出外感病是"六气皆从火化"；内伤病为"五志化火"的著名论断。在治疗上，刘完素以清热通利为主，善用寒凉药物，被后世归为"寒凉派"。在他看来，"阳气怫郁"为火热病发生发展过程中的中间环节，六淫及五志太过均可导致阳气怫郁，由阳气郁结，气机阻滞，而化生火，因此，解除阳气郁结，使气机通畅为治疗火热病的主要思路。创造了防风通圣散、双解散、三一承气汤等著名方剂。刘完素对火热病的治疗法则，多有创见，对后世温热病的治疗产生了极大影响，故有"热病宗河间"之说。

刘完素阐发"火热论"，善治火热病，但在临证治疗中并非唯寒凉是用，仍然强调辨证论治。

2. 张从正与攻邪论　张从正（1156—1228），字子和，号戴人，金代睢州考城（今河南民权）人（一说河南兰考人）。张从正长期在豫东南行医，花甲之年被征到太医院担任太医，不久辞归乡里，悬壶济世。

张从正的著作现存《儒门事亲》15卷，前3卷为其亲撰，其余各卷多系张氏讲述，麻知几、常仲明等门人共同整理编撰而成。张从正深感治病必以除邪为首务，提出了"病由邪生，攻邪已病"的基本观点，在理论上力倡攻邪，在临证中善用攻邪之法。后世将其归为"攻邪派"。

张从正认为人体疾病主要是由邪气侵犯造成。邪气包括三大类，有在天之邪（风、寒、暑、湿、燥、火）、在地之邪（雾、露、雨、雹、冰、泥）、在人之邪（酸、甘、苦、辛、咸、淡）。天、地、人三邪分别侵犯人体上、下、中三部，"天邪发病，多在乎上；地邪发病，多在乎下；人邪发病，多在乎中"。

治疗上，张从正主张攻邪，其攻邪之法有三：汗、吐、下。凡灸、蒸、熏、渫、洗、熨、烙、针刺、砭射、导引、按摩等具有解表作用的方法，都属于汗法；凡引涎、漉涎、嚏气、追泪等上行者，都属于吐法；凡催生、下乳、磨积、逐水、破经、泄气等具有下行功效者，都属于下法。张从正倡导先攻后补,寓补于攻。他根据《内经》五味入五脏的理论,提出善用药者应使患者进五谷,养胃气,反对唯人参、黄芪是补的观点。在他看来,病退谷进、邪去精生,才可真正收到邪去正安的效果。

张从正十分注意结合社会环境、精神情志来诊治疾病,提出治病要"达时变",强调因时(气候变化)、因地(地理环境)、因人(贫富贵贱、禀性体制)、因势(社会政治经济状况)制宜,创造性地发展了心理疗法、饮食疗法,既丰富了前人的理论,也扩大了情志疗法的范围。

3. 朱震亨与相火论和滋阴派　　朱震亨(1281—1358),字彦修,世称丹溪翁,元婺州义乌(今浙江义乌)人(图6-7)。师从罗知悌学医,得刘完素、张从正、李杲之真传。著有《局方发挥》《格致余论》《脉因证治》等书。朱震亨学术思想是在力倡"相火论"的基础提出"阳常有余,阴恒不足"的观点。他发挥了《内经》以来各家关于"相火"的见解,阐述了"相火"之"常"与"变"的规律:相火常动,人体生机不息;相火妄动,则伤残元气,煎熬真阴,阴虚则病,阴绝则死。引起相火妄动的原因主要有情志过极、色欲无度、嗜食厚味等。

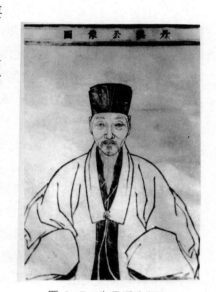

在治疗上,他提出滋阴降火之法,善用滋阴降火之剂,滋养人体不足之阴精,清降人体亢动之相火,后世将其归为"滋阴派"。明清医家治疗温病的养阴、救津、填精等法,均为受其影响发展而来。

在养生方面,朱震亨倡导养阴抑阳,主张饮食清淡、房事适度,尤其强调"收心养心",调节心神使全身功能活动正常,通过道德修养克服私欲妄念,使阴精内奉而健康长寿。

此外,朱震亨从气、血、痰、郁论治杂病,对后世治疗疑难杂症产生了深远而巨大的影响。清代医家程钟龄《医学心悟》将其经验归纳为,"杂病主治四字者,气、血、痰、郁也,丹溪治法,气用四君子汤,血用四物汤,痰用二陈汤,郁用越鞠丸,参差户用,各尽其妙。"后世有"杂病法丹溪"之说。

图6-7　朱丹溪木刻像

(引自:傅维康,李经纬.中国医学通史·文物图谱卷[M].北京:人民卫生出版社,2000:129.)

(二)易水学派

易水学派是以河北易州张元素为代表的医学流派,创始人张元素建立了以寒热虚实为纲的脏腑辨证体系,并创立药物升降沉浮学说与引经报使学说。其亲传弟子李杲尽得其传,提出"脾胃内伤、百病由生"的理论,创制补中益气汤等名方,后世称为"补土派"。王好古初事张元素,后师从李杲,重视脏腑内伤阳气虚损的一面,发挥为阴证论。罗天益也师从李杲,发展了脾胃内伤学说。诸家一脉相承,完善了脏腑辨证体系,为后世温补学派的兴起奠定了基础。

1. 张元素与脏腑辨证论　张元素(约 1151—1234),字洁古,金代易州(今河北易水)人。8 岁应童子举,27 岁试经义进士,因犯庙讳而落榜,遂弃仕学医。他博览医书,刻苦钻研,医术渐精,因治愈刘完素的伤寒而医名大振。

张元素的著作有《医学启源》《脏腑标本寒热虚实用药式》《珍珠囊》《洁古本草》《洁古注叔和脉诀》《洁古家珍》等,其中《医学启源》《脏腑标本寒热虚实用药式》为其代表作。

张元素深入探讨五脏与六腑、经脉、五运六气的相互关系,借助五行学说构建以五脏为为中心的脏腑辨证体系,以此阐发脏腑生理特点、病证、病机、治则、方药,并确立了"脏腑标本寒热虚实用药式"以指导临床实践。

张元素发挥《内经》有关中药气味升降的理论,提出"气味中又分厚薄,阴阳中又分阴阳,气薄者未必尽升,味薄者未必尽降"的主张,认为人体脏腑各有自己的属性、特点,对中药气味的反应各不相同,不同中药对五脏六腑的治疗作用也有差异。发展了中药归经理论,以藏相学说、经络学说为理论基础,结合中药形、色、气、味等特性,判断中药的"归经"和"引经"特点,指导临床用药。

张元素的脏腑辨证说及遣药制方论,至今仍在临床上具有指导作用。

2. 李杲与脾胃论　李杲(1180—1251),字明之,晚号东垣老人。金代真定(今河北正定)人。李杲家业富裕,幼习儒术,因母病为庸医所误而发奋学医,付资千金拜易州张元素为师,尽得其传,更有创新,成为一代名医。

李杲的代表作为《脾胃论》,另有《内外伤辨惑》《兰室秘藏》等。

李杲发挥张元素脏腑辨证之长,区分外感与内伤,尤其强调脾胃对人体生命活动的重要作用,创立脾胃学说,治疗上善用温补脾胃之法,被称为"补土派"。

李杲认为人与自然相应,脾胃属于土,为人身气机升降之枢纽。要保持身体健康,就应顺应四时之气,起居有时,饮食有节,保持脾胃正常的升清降浊功能,使元气充沛。若饮食不节、劳役过度、情致内伤,必然导致元气不足,脾胃升降功能失常,疾病因而产生。李杲脾胃学说的主要论点是强调脾胃与元气的密切关系。在他看来,元气源于先天精气,依靠后天胃气的滋养。如果脾胃受伤,则元气不能充足,诸病因而发生。后世将这种理论概括为"内伤脾胃,百病由生"。

在治疗上,李杲发挥《内经》"有胃气则生,无胃气则死"的观点,重视补脾益胃,创立了补中益气汤。在用药过程中,他主张忌寒凉淡渗及辛热之品,以免重泻阳气,更助阴火。在饮食方面,他强调食养,认为应注意温食、减食、美食。在情致方面,他强调省言养气、安养心神,以助元气恢复。

李杲的脾胃理论强调了调治脾胃的积极意义,为治疗脏腑虚损病证开创了新路径,丰富并发展了脏腑辨证学说,对后世脏腑病机理论的不断深化有很大启发。

3. 王好古与阴证论　王好古(约 1200—1264),字进之,号海藏老人,元代赵州(今河北赵县)人。进士出身,博通经史。初师张元素,后受业李杲,尽得其传。曾从军出征,"随病察脉,逐脉定方"。在赵州以进士官本州教授,兼提举管内医学。晚年退居草堂,杜门养拙。平生著述甚丰，代表作有《阴证略例》《医垒元戎》《此事难知》，另有《汤液本草》《斑论萃英》等存世。

王好古推崇仲景学说，特别注重伤寒阴证的研究，关于阴证的发病原因，王好古认为有内外两方面的原因，内因是人体"本气先虚"；外因有3个：一是过食冷物，二是误服凉药，三是感受霜露山岚雨湿雾露之气。此三者均可损伤人体阳气，造成阴证。在阴证的发病原因中，王好古更重视人体"本气先虚"的作用，他认为无论内伤或外感发病，都是由于人体本虚，这是阴证发病的关键因素。

关于阴证的辨证，王好古主张内伤三阴学说，十分重视辨疑似证，以避免临床上的误诊误治。他从阴证似阳证及阴证疑似证两个方面仔细分辨，并突出了色诊、脉诊。王好古认为阴证的病根在肾，而肾阳虚的患者，不宜升发，故特别提出了"温肾"法的重要性。

王好古还扩大了六经病的治疗范围，打破了伤寒与杂病的界限，既把六经辨证的原则用于杂病，又把杂病方药用于六经诸证，将伤寒与杂病的治疗统一起来。在选方用药上，善于加减化裁，灵活变通，扩大了很多方剂的应用范围，体现了辨证论治的灵活性。

金元医家的学术争鸣和创新，极大地丰富和完善了中医学学术理论，打破了中医学"泥古不化"的现状，活跃了中医学学术氛围，开创了学术讨论、交流与争鸣的局面，对后世医学经验的积累、理论研究的深入、学术体系的完善起了极大的推动作用。

二、温病学派

古代医家将外感四时温热邪气所引起的、以发热为主要临床特征的多种急性热病统称为温病。温病的概念实际上涵盖了现代传染性与非传染性两大类疾病，而以前者居多，其中传染性强、引起大流行者，古代常称之为温疫。

（一）温病学知识的长期积累

对于温病的认识可以追溯到先秦两汉时期。《素问》有"冬伤于寒，春必病温"的论断。其后，《难经》有"伤寒有五，有中风，有伤寒，有湿温，有热病，有温病"的记载，明确提出了温病的名称。张仲景的《伤寒论》称"太阳病，发热而渴，不恶寒者，为温病"，对温热病的症状进行了描述，并创用清热诸方，为后世温病治疗学的发展奠定了一定基础。

晋唐时期对温病的认识逐渐深化，晋代葛洪的《肘后备急方》列有"治伤寒时气温病方"，记载了不少有关温病、疫病的内容。隋代巢元方列举"温病诸候凡三十四论"，提出了温病病因为"乖戾之气"，认识到温病具有"转相染易"的发病特征。唐代的《千金方》和《外台秘要》收录了相当数量的温病防治方法，为后世所吸引和借鉴。

宋金元时期，医家对温病的认识趋于深化。庞安时在《伤寒总病论》中提出温病的治法应当大异于伤寒，开后世寒、温分治之先声。郭雍《仲景伤寒补亡论》称"冬伤于寒，至春发病者，谓之温病；冬不伤寒而春自感风寒湿气而病者，亦谓之温；及春有非节之气，中人为疫者,亦谓之温",突破了《内经》"冬伤于寒,春必病温"的成说,为后世温病学中新感、伏邪说之导源。刘完素主张以寒凉清热之法治疗外感热病,成为温病学发展史上的一个重要转折。元末明初,王覆在《医经溯洄集》中明确反对"以温病、热病混称伤寒",标志着温病学思想开始从伤寒学体系中分离,温病学破茧而出指日可待。

(二)温病学派的创立

明清之际,随着城市的发展和人口密度的增大,加上自然灾害和战争的危害,疫病大规模流行,以往外感热病的常用方,如《伤寒论》麻黄汤、小青龙汤等,无法有效医治和控制疫病的发展。医家们不得不另辟蹊径,他们在仔细研读历代温病理论、结合临床实践的基础上,对传统用方和理论进行革新,凝练出温病学的新理论。明末吴有性的《温疫论》标志着温病学说及温病学派的创立。

吴有性(约1580—1660),字又可,江苏吴县(今江苏苏州)人。崇祯十四年(1641年),河北、山东、江苏、浙江等省发生大疫,吴有性通过亲身观察和诊病施药,在继承前人温病论述的基础上,结合自身实践经验,创造性地提出了温病不同于伤寒的系统理论,于1642年撰成《温疫论》。《温疫论》对温病学的贡献体现在3个方面:①在病因学方面,创立戾气之说;②在发病学方面,创造性地阐述了温疫的发病特点、感染途径和传染规律;③在治疗方面,创立了一些独特的温疫治疗原则。

《温疫论》是中国医学史上第一部疫病学和温病学专著。在人类发现细菌学及其他致病微生物之前约200年,戾气学说对传染病的主要特点做了全面描述。此书通过对传统病因学说的批判、对伤寒与温病的对比和鉴别,以及对温病病因、发病规律及诊疗原则的阐述,初步建立起温病学说的独立体系,对明代以后温病学说的发展产生了深远影响。清代温病学家吴瑭读《温疫论》后,深为叹服,"遂专心学步焉"。《四库全书总目提要》称此书著成后,"温疫一证,始有绳墨之可守"。《温疫论》的问世,标志着温病学说的形成,在世界传染病学发展史上写下了重要篇章。吴有性也因其勇于创新的精神和卓越的学术成就而为后世医家所尊崇,清代医家王清任提出,自古医家能不引古经一语,自建所信而著书立说者,唯张仲景与吴又可两人。

(三)温病学派的发展

吴有性的《温疫论》问世后,清代医家继续对温病理论和临床实践进行探讨,逐渐建立起温病学的辨证论治体系,温病学派的队伍也日益壮大,涌现了以叶桂、薛雪、吴瑭、王世雄为代表的杰出医家。

1. 叶桂与《温热论》 叶桂(1667—1746),字天士,号香岩,江苏吴县(今江苏苏州)人。祖父叶时、父亲叶朝采均精通医术。叶桂自幼习医,14岁父亲逝世后,又先后师从17位名医,终成一代医学大家。叶桂一生忙于诊务,无暇著书立说,晚年由其弟子顾景文据其口授,整理成《温热论》一书。该书是温病学发展史上的力作,其主要成就有:①阐明了温病的病因、感染途径、发病规律和传变趋势;②创立卫气营血辨证论治纲领;③发展了温病的诊断和治疗方法。

2. 薛雪与《温热条辨》 薛雪（1681—1770），字生白，号一瓢，江苏吴县（今江苏苏州）人。薛雪出生书香门第，少学诗词，工书画，善拳勇，精通医道，尤擅湿热病治疗，在当时享有盛名，《苏州府志》称其"与叶桂齐名"。

薛氏医学方面的代表作有《医经原旨》和《湿热条辨》，尤以后者影响深远，为中国医学史上第一部专论湿热病的著作。

《湿热条辨》分 35 条辨析湿热病的病因病机与辨证论治要领。指出湿热病是内外因相互作用的结果，"太阴内伤，湿饮停聚，客邪再至，内外相引，故病湿热"。其感染途径自表而入者极少，自口鼻而入者占大多数，"湿热之邪，从表伤者，十之一二；由口鼻入者，十之八九"；湿热多由阳明、太阴两经表里相传，"属阳明太阴经者居多，中气实则病在阳明，中气虚则病在太阴"。关于湿热证的辨证论治，薛雪根据其临床表现，"始恶寒，后但热不寒，汗出，胸痞，舌白，口渴不引饮"，概括出湿热病变的不同发展阶段，并权衡各阶段湿热之轻重、正邪之盛衰，提出有针对性的治疗法则。

薛雪对湿热病的诊断和条分缕析的探讨，加深了人们对湿热病的认识，促进了温病学的发展。

3. 吴瑭与《温病条辨》 吴瑭（1758—1836），字鞠通，江苏淮阴人。少习儒术，19 岁父病故，自恨不通医道，乃弃举子业，专事医术。吴瑭勤奋好学，精研各种医学典籍，26 岁时读到吴有性的《温疫论》，遂专心学习温病学，对叶桂的学术成就十分推崇，遂私淑叶桂，著《温病条辨》以畅《温热论》之义。

《温病条辨》共 7 卷，仿《伤寒论》体例，以三焦为纲，病名为目，分篇分条论述温病的证候与治疗。其主要内容可概括为 3 个方面。

（1）明确了温病学的研究范围。吴氏将温病分为风温、温热、温疫、温毒、暑温、湿温、秋燥、冬温、温疟 9 种，温疫为其中具有强烈传染性的一种。

（2）以三焦理论概括温病传变规律。吴瑭创立的温病上、中、下三焦传变理论，对温病传变规律进行了新的概括，也形象地展示了温病由浅入深发展的 3 个过程。

（3）创立三焦辨证治疗体系。根据温病在三焦发展的不同阶段和对应的不同证候，吴瑭提出了不同的治疗原则，并对具体病的治法、方药及加减变化进行了详尽描述。吴瑭创立的方剂至今仍是临床常用方剂。

吴瑭创立的三焦辨证体系，弥补了叶桂卫气营血辨证理论的不足，丰富了辨证论治的方法，为温病学理、法、方、药的系统化做出了突出贡献。

4. 王士雄与《霍乱论》《温热经纬》 王士雄（1808—1868），字孟英，晚自梦隐，号半痴山人、随息居士，浙江钱塘（今浙江杭州）人，后移居上海。王氏出生世医家族，曾祖父为名医王学权。士雄自幼潜心习医，14 岁父丧，舅父为其延请良医为师，并为其书房提名"潜斋"，寓潜心钻研之意。由于其时疫病猖獗，王氏遂专心钻研温病学说，撰有《霍乱论》《温热经纬》等代表作，另有《潜斋医话》《随息居饮食谱》《归砚录》《回春录》等著作，尤以前两本书影响深远。

《霍乱论》在总结前人相关论述,总结作者个人治疗经验的基础上,对霍乱的病因、病理、辨治、医案、方药、以及预防、病后调理等问题,进行了系统阐述。此书在道光年间刊行后,即被誉为霍乱病辨证论治之专书,近代曹炳章更将其誉为"治霍乱最完备之书"。该书最大的贡献是将霍乱分为时疫霍乱和非时疫霍乱两大类,指出时疫霍乱多由饮水恶浊所致,应采取疏通河道、广凿井泉等措施加以预防,此种见识已涉及卫生防疫措施,具有一定科学性。

《温热经纬》为温病学集大成之作。该书"以轩岐仲景之文为经,叶、薛诸家之辨为纬",首选《内经》《伤寒杂病论》有关温热病证治之经旨、注释,次辑叶桂、薛雪、陈平伯、余霖等论治温热病、湿热病、瘟疫病之心得;最末精撷温病验方113首。在汇集前人相关论述的同时,王士雄以按语方式表达自己的见解。本书最具特色之处是王氏自创一说,立"新感""伏邪"为治疗温病的两大辨证纲领,强调两者的不同,并对其证候、病机、传变、辨治进行了系统阐述。《温热经纬》资料丰富,包罗甚广,汇集了有关温病学说的各种论述,也就临床遇到的疑难问题一一作了解答,既反映了作者本人在温病论治方面的精深造诣和独特见解,为世人提供了诊治温病的重要临床参考书。

叶桂、薛雪、吴瑭、王士雄被称为清代温病学派四大家,是温病学发展、成熟时期的重要代表人物。戴天章、陈平伯、余霖等众多医家根据自己的研究和临床实践,从不同侧面、不同角度为温病学说的发展和完善做出了贡献。温病学说的建立及其临床实践,与传统伤寒学互为补充,使中医学对于外感热病的理论认识、诊断方法和防治手段更为丰富和完备。

第四节 | 本草学的发展

明清时期,南北不同风格的本草互相融汇,中国本草学到达了一个高峰。诸多各具特色的本草著作大量涌现,其中最负盛名的当推《本草纲目》。这些本草著作推动了中国药物学的发展,而且流传到海外,推动了朝鲜、日本等国的药物学发展,也让欧美诸国领略了中国博物学发展的新成果。

一、李时珍与《本草纲目》

李时珍(1518—1593),字东璧,晚年号濒湖山人,蕲州(今湖北蕲春)人,出生于世医之家。祖父为铃医,父亲李言闻(号月池)为当地名医。时珍自幼习儒,14岁中秀才,后3次乡试不第,23岁时弃举子业随父学医。行医过程中,李时珍发现以往本草著作错讹颇多,遂决心重修本草。从嘉靖三十一年(1552年)至万历六年(1578年),李时珍历时27年,参阅800余种文献,三易其稿,纂成本草学巨著——《本草纲目》,使中医药物学发展到巅峰。此外,李时珍还著有《濒湖脉学》《奇经八脉考》等著作。

《本草纲目》的主要成就包括以下几点。

1. 集明以前本草学之大成 该书以《证类本草》为蓝本,以个人之力搜罗群书,结合实地考察和历经尝试编纂而成。全书收药 1 892 种,除《证类本草》原载的 1 518 种药物外,新增 374 种;书中附有药图 1 000 余幅,载方 11 000 余首。该书对明以前的本草学进行了全面总结,对后世本草学产生了巨大影响。

2. 创立了先进的药物分类方法 本着"物以类聚、目随纲举"的宗旨,按照"从微至巨""从贱至贵"的原则,李时珍将药物按自然属性分为"水、火、土、金石、草、谷、菜、果、木、服器、虫、鳞、介、禽、兽、人"16 部,以此为纲,各部下再分若干类目,纲举目张,非常清晰。这一分类方法在当时具有一定的先进性。

3. 科学地论述药物知识 李时珍在论述药物时,采用总名为纲,释名、集解、正误、修治、气味、主治、发明、附方等 8 项分析为目,对每味药物进行科学论述。特别是气味、主治、发明 3 项,凝结着李时珍对医学、药学长期研究的心得,是在深入研究、考证相关文献的基础上,总结实际考察、临证应用经验而得到的。

4. 丰富了古代自然科学知识 该书不仅是一部药物学巨著,还是一部中国古代自然科学知识的百科全书。其中既有对人体生理、病理、疾病症状、卫生预防的论述,也有植物学、动物学、矿物学、物理学、化学、农学、天文、气象等方面的知识介绍。书中第一次提出"脑为元神之府"的著名观点,认识到大脑在人的思维中的重要作用,对后世"脑"学说的发展有积极影响。

5. 保存了大量古代医药文献 李时珍在撰著《本草纲目》的过程中参考了 800 多种书籍,辑录了大量 16 世纪以前的医药文献,有些书籍已经亡佚,其内容被《本草纲目》收载,为后世保留了难得的古代文献资料。

《本草纲目》自万历二十一年(1593 年)在金陵刊行(金陵版)后,于万历三十一年(1603 年)在江西南昌翻刻了第二版(江西版),其后屡经翻刻再版,不仅在国内流传,也流传到国外。

二、《本草纲目》的翻译与海外传播

自 17 世纪起,《本草纲目》逐渐流传到东南亚、欧洲和美国,陆续被译成日、朝、法、德、俄、英等多种文字,成为中国被译成外文最多的药学著作之一。

(一)《本草纲目》在日本的传播

《本草纲目》问世不久即传入日本。1607 年,日本学者林罗山从长崎购得一套江西本,呈送给江户幕府的创建者德川家康,幕府首脑对其特别珍视,常置座右备查,日本称其为"神君御前本"。此后,各种版本的《本草纲目》陆续流入日本,日本科学界和医药界人士竞相传抄和引用,甚至直接翻刻。1637 年,首次出现以江西本为底本的日本翻刻本,这是最早的"和刻本"。此后 100 年间,《本草纲目》在日本翻刻 9 次。1699 年,冈本为竹节译的《图画和语(本草纲目)》问世,此为《本草纲目》较早的日文译本。1934 年,全译本《头注国译本草纲目》出版,此为《本草纲目》的现代日语版(图 6-8)。

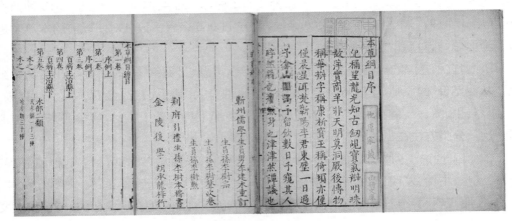

图 6-8　日本国会图书馆藏金陵版《本草纲目》

来源：http://dl.ndl.go.jp/info:ndljp/pid/1287082? tocOpened=1

《本草纲目》在日本江户时代(1603—1868)受到广泛关注和研究,推动了日本本草学研究的发展,并形成了京都本草学派和江户本草学派。

京都本草学派的创始人为稻生若水,此人毕生研究《本草纲目》,以它为教材教育学生。著有《本草图卷》《炮炙全书》《庶物类纂》。其门人松冈玄达亦负盛名。此派学者中最有影响的是小野兰山,以讲授《本草纲目》闻名,其代表作有《本草纲目启蒙》,在日本曾多次修订重印。

江户本草学派最有名的学者是贝原笃信,他一面潜心研究《本草纲目》,一面实地考察,写成《大和本草》,成为日本本草学和植物学书籍的开山之作,也是《本草纲目》在日本传播取得的最大成果。《大和本草》与《本草纲目》的分类方法大体相同,但比《本草纲目》更具有实用的博物志特征,被达尔文誉为"古代的日本百科全书"。

(二)《本草纲目》在朝鲜的传播

《本草纲目》在朝鲜的流传时间,正式见于历史记载的是李朝三十八年(1712 年)。此后,各种刊本的《本草纲目》陆续传入朝鲜,成为朝鲜医家的重要参考书,朝鲜医家对原书进行了大量采编和精简。其中 1779 年出版的《济众新编》是引证《本草纲目》最著名的著作,该书大量引证《本草纲目》《医学入门》《医学正传》等中医学著作,系统编撰当时的常用处方。1801—1834 年,韩医洪得周将《本草纲目》的附方编成 50 卷,题名《一贯纲目》。与此同时,朝鲜学者徐友渠大量引用《本草纲目》中的资料,编撰了 113 卷 52 册的《林苑经济十六志》,这是一部关于朝鲜自然经济和博物学的巨著。1868 年,朝鲜京城名医黄度渊刊行《药性歌》,按《本草纲目》的分类法对药物进行分类,且大量引用《本草纲目》正文。19世纪末，朝鲜医家池扬永摘录《本草纲目》精华，著成《本草采英》一书，其稿本一直流传至今。

（三）《本草纲目》在欧洲的传播

西方人对《本草纲目》最先感兴趣的原因是由于其矿物学和植物学方面的广博知识与资料。1732年，法国来华传教士范德蒙德(J. F. Vandermonde)从《本草纲目》金石部摘译了有关资料，并采集了80多种矿物标本，经巴黎科学院院士朱西厄(B. de Jussieu, 1697—1779)转交到巴黎自然博物馆。这份译稿在19世纪末由法国学者整理后，以《中国之石》为题刊载于《古今之石》一书中。

1735年，巴黎出版法文版的《中华帝国全志》(*Description Géographique, Historique, Chronologique, Politique et Physique de l'Empire de la Chine et de la Tartarie Chinoise*)，这是一部全面介绍中国的巨著，其第三卷为《本草纲目》的节译本，向欧洲人介绍了《本草纲目》的概貌。当时，欧洲正兴起"中国热"，该书出版后，立即轰动欧洲，法文版当年售罄。1736年，在海牙发行第二版，随后被译成英文、德文、俄文，引起欧洲学者的极大兴趣。随着《中华帝国全志》在欧洲的流传，《本草纲目》日益为欧洲学者所了解，引起了科学家们的深入研究。

18世纪，瑞典植物学家拉格斯特伦(M. von Lagerström, 1696—1759)在印度得到《本草纲目》中文本后，特地到中国采集了1 000多种植物标本送给其朋友——瑞典著名生物学家林奈，后者将紫薇属植物用拉格斯特朗的姓来命名，以表示对朋友的感谢。

19世纪初，还未成为植物学家、医师的法国人雷慕莎(J. P. A. Rémusat, 1788—1832)在巴黎森林修道院参观时，被《本草纲目》著作中大量的动物、植物插图所吸引，因而发奋学习汉语，克服语言上的难关，随后展开了对《本草纲目》的研究，1813年，年仅25岁的雷慕莎提交了有关《本草纲目》和中国医药的研究论文，获得巴黎大学医学系的博士学位。这是西方以《本草纲目》为题材授予学位的开端。此后，法国人开始重视对中医药学的专门研究，相关论文论著陆续问世，其中勒帕日(F. A. Lepage)的《中国医史研究》(1813年)、于安(M. Yuan, 1806—1873)的《关于中国药物学的信札》(1847年)、德博(J. O. Debeax, 1826—1910)的《论中国药物学和本草学》(1865年)、巴黎药学院教授苏比朗(J. L. Soubeiran, 1827—1892)同驻华领事铁桑(D. de Thiersant, 1826—1898)合作的《中国本草》等比较有名。《本草纲目》对英国学术界的影响，19世纪才显露出来，1826年，英国人里夫斯(J. Reeves, 1774—1856)发表《中国人所用某些本草药物之解说》，取材于《本草纲目》。

《本草纲目》对英国学术界的影响，19世纪才显露出来。英国皇家学会会员韩伯里(D. Hanbury, 1825—1875)在英国《药物学杂志》上发表论文介绍《本草纲目》，1862年整理为论文集出版，后来又出版了专著《药物学与植物学论文集》，此书后半部分专门介绍《本草纲目》。1871年，史密斯(F. P. Smith, 1833—1888)医师发表《中国本草学及博物学之贡献》，对《本草纲目》中的植物学、博物学资料表现出浓厚兴趣。英国生物学家达尔文称赞《本草纲目》是"中国的百科全书"。他对《本草纲目》中的植物学、动物学资料很感兴趣。

俄国最早介绍李时珍及其《本草纲目》的是曾在北京俄国传道团任职的医学博士塔塔林诺夫（A. A. Tatarinoy，1817—1886），他的长篇论文《中国医学》，肯定了《本草纲目》的医药价值。曾任俄国驻华使馆医官、俄籍学者贝勒（E. Bretschneider，1833—1901），是欧洲著名的《本草纲目》研究家，他的重要著作为《中国植物志：中国土产及外来植物随笔》，该书的第三部分《中国古代本草学的植物研究》着重考订了《本草纲目》的植物种名。他称赞李时珍"不愧为中国自然科学界卓越今古之一作家"。

（四）《本草纲目》在美国的传播

美国通过日本间接得到《本草纲目》。美国国会图书馆所藏的金陵版《本草纲目》还保留有日本著名本草学家森立之的校读。目前，美国很多大学的图书馆中，还可看到明清时期出版的《本草纲目》。

美国人对《本草纲目》的研究始于 20 世纪。美国学者米尔斯（R. Mills，1884—1944）在朝鲜时，曾与朝鲜学者一起用英文翻译《本草纲目》，同时收集标本，但未能完成译稿。1920 年，米尔斯回国后，将译稿和标本交给英国人伊博恩（B. E. Read，1887—1949）教授，伊博恩与朝鲜学者合作，对《本草纲目》卷 8～37、卷 39～52，共 44 卷的内容进行了翻译，并用英文作了较全面介绍。该译本为西方读者了解《本草纲目》提供了一条捷径，虽不是全译本，但书中的精华基本得到了介绍。美籍德裔汉学家劳费尔（B. Laufer，1874—1934）称其是一部"包罗万象的有名的《本草纲目》"。

1973 年，美国著名科学史家席文（N. Sivin，1931—　）与库帕（W. C. Cooper）合作发表参考《本草纲目》写成的论文《人身中之药物》，同年，席文又出版了 14 卷本的《科学家传记辞典》，撰写了长篇的李时珍传记，对李时珍的生平及《本草纲目》作了较全面的介绍，该著作是西方作品中最完整的李时珍传记之一。1981 年，美国研究化学和科学史的专家本菲（O. T. Benfey，1925—　）教授，在日本刊物上发表《作为丹家中毒的解毒剂的菠菜》，所依据的资料即出自《本草纲目》。

18—19 世纪以来，《本草纲目》陆续被介绍到世界各地，为各国医药界及博物学界开阔了视野，他们从中国医药宝库中发现了许多可资借鉴的珍品，把本草学的研究推向新水平。英国科技史学家李约瑟对李时珍及其《本草纲目》评价极高："毫无疑问，明代最伟大的科学成就，是李时珍那部在本草书中登峰造极的著作《本草纲目》。"

正因为世界对《本草纲目》重视与认同，2011 年，金陵版《本草纲目》入选世界记忆名录。

三、其他重要本草学著作

《本草纲目》以外，明清时期还有许多个人本草学著作，它们内容丰富，各有特点，如下表 6 - 2 所示。

表6-2　明清时期其他重要本草学著作

书　名	成书年代	作　者	主要内容	特　点
本草发挥	元末,一说明初,具体时间不确定	徐用诚	载药270种,分部同《证类》,卷四为总论,列述药性理论。各药下简介性味功治,引录金元医家有关本草的记述	综合性本草。明太医薛铠曾校定之,后收录于《薛氏医案二十四种》,逐广为流传
救荒本草	1406年	朱橚	收载可供灾荒时食用的植物414种,其中276种为新增品种。记述其名称、产地、形态、加工烹饪的方法,每物配一图	专题性本草,食药两用的植物学专著。在农学、药物学、植物学方面均有重要价值
滇南本草	明正统年间,具体时间不确定	兰茂	收载具有滇南地方特色的药物400余种,其中土茯苓、川贝母属首次记载	我国现存最早、保存内容最丰富的古代地方性本草专著
本草集要	1496年	王纶	分为三部八卷,上部总论,中部考证,下部按药物功效分为12门	按药物功效分类的方法,发展了陶弘景的通用药分类法
本草蒙筌	1565年	陈嘉谟	载药742种,对药物的气味、产地、采集、加工、贮藏与治疗等进行了较详细的叙述	关于药物贮藏、真伪优劣、炮制方法等内容有参考价值。采用对语体裁,便于记诵
炮炙大法	1622年	缪希雍	将药物分为14部,以简明扼要的文字叙述了439种药物的炮制方法、炮制所用材料及炮制后药物性质的变化	在雷敩药物炮制法的基础上,增加了后世的制药内容,详细叙述了方剂中药物的调配方法和注意事项,对学习和研究药物炮制有较高实用价值
本草述	1664年	刘若金	载药约490种,无总论,各论不分项目,主要内容源于《本草纲目》。各药以讨论药性药效及药理为主,略引金元明医家论述后,附个人阐解	对药物的讨论精于《本草纲目》编撰体例、收录药物切于临床使用,附方多为简便之剂
本草备要	1683年 1694年	汪昂	1683年初刊时载药402种,1694年再刊时增订为475种。选辑《本草纲目》《本草经疏》内容,结合其他本草著作,由博返约,汇集而成	该书内容深入浅出,便于诵读,是我国本草学发展史上的普及性著作
本草从新	1757年	吴仪洛	载药720余种,根据《本草备要》考订补充而成,增加了《本草备要》未收录的药物,如太子参、西洋参等	清代影响较大的普及性本草著作,流传较广
本草纲目拾遗	1765年	赵学敏	载药921种,其中《本草纲目》未载或叙述不清者716种,引证文献极为丰富,载的药物以草药类为主,药物分布广泛,收录有金鸡纳、日精草、香草等外来药	弥补《本草纲目》之遗,对清中期药学知识进行了系统总结,具有重要的文献价值

（续　表）

书　名	成书年代	作　者	主要内容	特　点
植物名实图考	1848 年	吴其浚	收载药物 1 714 种,将药物分为十二大类,对所载植物的名称、产地、品种、形态、性味、功用(侧重药用价值)均做了详细的叙述,并绘制了植物形态图,突出了植物特征	对植物名实进行了详细考证,为植物分类提供了宝贵资料。绘图较为精细。具有较高科学价值。一直受到海内外学者的重视

小|结

　　隋唐时期,经过长期积累的中国医学进入了快速发展时期,病因证候学专著、综合性方书相继问世,医者用药被纳入国家规范的渠道,世界第一部国家药典《新修本草》问世。两宋政府是中国传统社会最重视医学的政府,在朝野的积极推动下,前朝医学典籍得以修订,本朝医学新知得到整理,药典几经完善,为金元医学的发展奠定了基础。金元明清时期,中医学术兴盛,涌现了金元四大家、温病学派等彪炳青史的医学大家和医学流派,李时珍和他的《本草纲目》更将中国的本草学推向了巅峰。

思|考|题

　　1. 隋唐时期中国医学发展取得了哪些成就?

　　2. 如何看待国家在医学发展中的地位和作用?

　　3. 如何评价金元医家对中医学的贡献?

　　4. 明清时期中国医药学发展有何特点?

参考文献

［1］曹东义. 中医外感热病学史[M]. 北京：中医古籍出版社,2004.

［2］范行准. 两宋官药局[J]. 医文,1943,1(1)：29－40.

［3］夫马进. 中国善会善堂史[M]. 伍跃等,译. 北京：商务印书馆,2005.

［4］米歇尔·福柯. 疯癫与文明[M]. 刘北成等,译. 北京：生活·读书·新知三联书店,2003.

［5］傅维康,李经纬. 中国医学通史·文物图谱卷[M]. 北京：人民卫生出版社,2000.

［6］冈西为人. 宋以前医籍考[M]. 郭秀梅译. 北京：学苑出版社,2010.

［7］李经纬. 中医史[M]. 海口：海南出版社,2015.

［8］梁峻.中国古代医政史略［M］.呼和浩特：内蒙古人民出版社,1995.

［9］梁永宣.中国医学史［M］.2版.北京：人民卫生出版社,2016.

［10］马燕冬.古代医学分科史考论［J］.中华中医药杂志,2010,25(6)：810－815.

［11］欧阳修,宋祁.新唐书［M］.北京：中华书局,2015：1314.

［12］仁井田升.唐令拾遗［M］.栗劲等,译.长春：长春出版社,1989：165.

［13］汝企和.北宋官府对医书的校理［J］.北京师范大学学报(社会科学版),2006, (2)：141－145.

［14］尚志钧,林乾良,郑金生.历代中药文献精华［M］.北京：科学技术文献出版社,1989.

［15］王振国.新世纪　中外医学史［M］.3版.北京：中国中医药出版社,2016：113, 114,125.

［16］王振国.中国古代医学教育与考试制度［M］.济南：齐鲁书社,2006.

第一节 | 科学技术对医学的推动

随着资本主义制度在欧洲的确立及工业革命的不断发展,欧洲各国陆续实现了从手工业向大机器工业的转变,生产力的巨大发展促进了社会经济和文化的繁荣。在资本主义的原始积累阶段,对科学技术直接的依赖还较少,但经济的进一步发展却要依靠科学技术的进步,许多国家认识到这一点,所以从 17 世纪以来国家对科学技术的参与越来越多,科学家的研究工作也从个体活动为主变成更多的有组织的活动。

一、政府参与科学活动

政府对科学活动的参与首先表现在由政府创建或支持的科学机构的出现。17 世纪以后,欧洲各国开始出现政府创办或支持的科学学会,这些组织的前身大多是由科学家自发组织的科学社团发展而成的。有趣的是,欧洲科学中心的变迁与这些机构建立的先后顺序有某种巧合(表 7 - 1)。17 世纪初以前科学中心在意大利,17 世纪中叶到 18 世纪中叶英国取代了意大利成为科学中心,18 世纪中叶到 19 世纪初科学中心又转移到了法国(图 7 - 1),19 世纪德国又逐渐成为欧洲的科学中心。这一现象说明,国家对科学技术的支持是促进科学技术发展的一个重要影响因素。由于这些科学机构的建立和国家对科学活动的组织和资助,欧洲的科学家之间建立了较为密切的学术交流和研究协作关系,这对科学技术的发展和科学知识的传播起到了巨大的推动作用。与此同时,欧洲的高等教育也得到国家的支持而迅速发展,为科学后备力量的储备做出了贡献。近代欧洲自然科学就是在这样一个对自身发展越来越有利的环境下得到充分发展,并取得一系列重大成就,其中当然也包括医学科学在内。

表 7 - 1　欧洲各国科学学会建立时间和地点

时　间	地　点	名　称
1657 年	意大利佛罗伦萨	西芒托学院
1662 年	英国伦敦	皇家学会
1666 年	法国巴黎	法兰西科学院
1700 年	德国柏林	柏林科学院
1724 年	圣彼得堡	俄罗斯科学院
1739 年	斯德哥尔摩	瑞典皇家科学院
1863 年	华盛顿	美国国家科学院

二、自然科学的三大发现

19 世纪自然科学的三大发现，即能量守恒与转化定律、生物进化论和细胞学说，是近代欧洲自然科学发展的必然产物，这些发现对于自然科学及医学都具有重大的意义。自然科学的三大发现，充分地揭示了自然界的辩证关系，成为辩证唯物主义自然观的科学基础。

能量守恒与转化定律是自然界发展最普遍的规律之一。人类很早就认识到运动的守恒性，但主要是从哲学的角度提出的，直到 19 世纪，科学家们克服了机械论否认机械运动向其他运动形式转化的局限性，抛弃了热素学说，从各个不同的角度证明了能量守恒定律的正确性，其中以迈尔（J. Mayer，1814—1878）、焦耳（T. Joule，1818—1889）和黑尔姆霍尔茨（H. Helmholtz，1821—1894）的工作最为重要。迈尔是德国医师，是最早发现能量守恒定

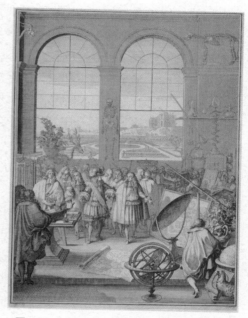

图 7 - 1　法国国王路易 14 参观法兰西科学院（Académie royale des sciences）

来源：https://en. wikipedia. org/wiki/French _ Academy _ of _ Sciences # /media/File：Sébastien_Leclerc_I,_Louis_XIV_Visiting_the_Royal_Academy_of_Sciences,_1671. jpg

律的科学家之一。1841 年，迈尔撰写了一篇题为《论力的量和质的定义》的论文，提出运动、热、电都可以归结为一种力的现象，并可按一定规律相互转化。1842 年，迈尔写了第二篇论能量守恒与转化的文章《论无机界的力》，发表于《化学与药学年鉴》上。1845 年，他发表第三篇论文《与新陈代谢相联系的有机运动对自然界的贡献》，提出："物体的量，守恒不变，这是一条最高的自然法则，它既适用于物质，也适用于力。"不久，英国物理学家焦耳通过实验精确测定热功当量，从而使能量守恒定律得到确认。德国医学家黑尔姆霍尔茨指出生理学中的活力论错误的实质，

就是把生物体看做为永动机,但实际上不可能从任何物体中获得无限的力。恩格斯在与马克思讨论能量守恒定律时认为,应当把能量守恒定律理解为物理学中各种力(能量)的相互转化关系。19世纪70年代明确将这条定律改称为"能量守恒与转化定律"。

生物进化的思想在18世纪的法国就有了广泛的影响。拉马克(J. Lamarck,1744—1829)坚信自然界总是循序渐进地产生各种生物的,最先产生简单的生物,而后产生复杂的生物,从而形成一个由简单到复杂、由低级到高级的连续系列。他提出了"用进废退"和"获得性遗传"的两条进化法则。达尔文原本是怀疑拉马克的进化论的,但是当1831—1836年间乘贝格尔号军舰环球考察后,达尔文成了进化论的支持者。经过多年的实际调查和比较研究,达尔文证明了自然界的各种生物皆为自然选择的结果,指出自然选择(包括人工选择)是生物进化的唯一途径,"物竞天择,适者生存"是生物界发展的基本规律。1859年,达尔文出版了《物种起源》一书,建立起生物进化的理论。达尔文的进化论由于打破了物种不变的形而上学观点和上帝造万物的宗教神学传统,因而遭到了当时许多具有传统学术观点的科学家和宗教界的反对。但是,真理的光芒是挡不住的,生物进化论揭示了生物发生和演化的客观规律,进化论的思想最终被科学界所接受。当然,达尔文的生物进化论也不是完美无缺的,它夸大了繁殖过剩的现象及其影响,过于强调生存斗争而忽略了生存合作,重视渐变否认飞跃等。随着科学的发展,进化论还在不断地被丰富和完善。

细胞学说的建立经历了从结构到功能,从简单到复杂的一个漫长的探索过程。1665年,英国学者胡克(R. Hooke,1635—1703)就提出了细胞的概念。1675—1683年,荷兰的列文虎克制造了能放大270倍的显微镜,并描绘出观察到的骨细胞和横纹肌细胞的图谱。显微镜的发明和应用,使人类观察进入到微观世界。19世纪初,光学显微镜技术得到了稳步发展。意大利学者亚米齐(G. Amici,1786—1863)成功地制造出了复合透镜,使各种不同透镜产生的误差大体互补,他又把实物浸泡在液体中,从而大大改善了影像。光学显微镜技术的日臻完善,使人们有机会更细致地观察细胞。1831年,英国植物学家布朗(R. Brown,1773—1858)对动物的一系列脏器和组织进行了观察,发现了动物细胞的内部构造。到19世纪30年代,人们对细胞的结构及其在生物体中的地位已有了相当的认识。

三、三大发现对医学发展的影响和意义

三大科学发现对近代医学特别是基础医学的促进作用是十分明显的。首先,能量守恒与转化定律的建立证明了能量守恒与转化不仅适用于物理学中的机械运动,同时也适用于包括人类在内的生物界的物质代谢运动。在定律发现的过程中,医学家和生理学家的实验和论证充分地说明了这一点。为研究人类功能有关学科(如生理学、生物化学等)的发展指明了一条研究的方向,19—20世纪的许多生理生化方面的成果都遵循着这条

定律。

其次,生物进化论的建立第一次解决了人类的起源问题,使人类对自身有了更深刻的认识。这对以研究人为对象的医学意义极为重大。在达尔文之后,德国科学家海克尔(E. Haeckel,1834—1919)在研究有机体的胚胎发育时发现,生物的胚胎发育过程重映了其种族进化的主要阶段。这一论点成为生物进化论的重要证据,并推动了胚胎学的发展。此外,进化论的确立把生物变量作为一个当然的事实摆在人们面前,同时也作为一个问题将生物变异是如何产生又是如何遗传的问题提了出来,促使许多科学家进行研究,从而为遗传学的发展提供了动力。

第三,光学显微镜技术的发展和细胞学说的确立对促进基础医学发展的意义更为重大。从形态学的意义讲,它从大体解剖的研究深入到微观的细胞水平,从而分化出一些新的学科,如细胞病理学、病原微生物学、寄生虫病学及细胞水平的组织学等。

从上述可以看出,三大科学发现对医学发展的推动是明显的,近代医学的分科发展就是在近代科学、哲学的一系列成就的催化下进行的。

第二节 临床医学的诞生

近代医学发展的重要特征是,医院占据越来越重要的地位,随着自然科学思想和技术成果普遍应用到医学中,医疗技术的新发现和诊断仪器的新发明层出不穷,推动了医院诊断技术的进步与发展,医学向医疗专业化和医师职业化方向发展。医学专业化表现在传统学科的进步与发展,比如内科学学科的发展;某些学科从传统学科中独立发展,比如产科与儿科学的建立;以及新科学的出现,如精神病科。医师职业化的特点在于,医师团体的建立、外科医师的角色转型和医师地位的提升,医师职业特征与专业化能力的强化。在自然科学技术和实验科学思想的影响下,至19世纪,医学发展进入生物医学体系的时代。

一、临床医学的诞生

教会医院由教会修道院疗养院和济贫院发展而来。自16世纪起,随着欧洲宗教改革,医院的性质发生变化。1536年,亨利8世颁布《修道院解散令》,教会中止对医院资助。脱离教会之后的医院资金短缺,在伦敦市民的请求下,英国亨利8世签署合同将3所医院捐赠给伦敦市,其中有伦敦最古老的医院圣巴多罗买(The Royal Hospital of St Bartholomew),1628年哈维在此发现了"血液循环"、18世纪波特(P. Pott,1714—1788)和艾伯内西(J. Abernethy,1764—1831)在此医院奠定了现代外科理论。与此同时,天主教的法国医院逐步由富人出钱,修道院向穷人提供免费医疗服务。启蒙运动时期,医院作为一种慈善机构得到了迅速的发展。在法国和意大利,医院既照料病人,同时也收容乞丐、孤儿、老弱者、妓女、失业者、疯子等五花八门的社会不幸者。法国大革命前夕,著名外科医师特农(J. R. Tenon)出版的《关于巴黎医院的报告》(1788年)指出,巴黎医院卫生条件差、拥挤不堪、设备匮乏、病死率高。当时巴黎最著名的主官医院一张病床竟安置3个病人,对传染病人也没有隔离,外科手术在病房进行。在新教领地,医院由宗教疗法转向科学治疗,对护士的培养由职业培养向专业教育发展。18世纪,按疾病分类,医院相应地分出各类专科,急诊病治疗增多。19世纪末的芬维克夫人(E. G. Fenwick, 1857—1947)亦是在此发展护理专业。

现代临床医学是伴随着19世纪早期"医院医学"的出现而诞生的。在启蒙思潮的影响下,现代意义的医院首先在法国诞生,医院只提供医疗服务,员工仅限于受过专业教育的医师和外科医师,医院目标是以科学的方法治疗病人。法国大革命孕育的平等主义和人权观念促使人们要求废除医院,代之以家庭护理,人们认为新的社会将使人们更加健康。然而,人们不久就意识到医学上的放任自由并不能改善健康状况,加之军队服务的需要,法国政府通过立法建立起新型的中央政府控制的医学教育和医院服务体系。在以医院为核心的新的医学教育体系中,外科与内科获得了同等重要的地位,尸体解剖得到法律的允许,从而逐步形成了以病理解剖为基础、以物理诊断为特征的医院医学。19世纪三四十年代,巴黎成为世界医学的中心,一批又一批的学生从欧洲和北美涌向巴黎。这些学生回国后,许多都成了著名的医师。伦敦、费城和维也纳引进巴黎的医院医学模式,很快建成本国的医学中心。医院医学摆脱了单凭经验诊治病人的束缚,以更加客观的物理诊断为工具,采用数学分析的方法,极大地促进了临床医学的发展。

18世纪是医院机构职能由病人护理场所向医疗创新和疾病发现的转折点,医院逐渐成为医学教育和研究的中心、医疗体制的最重要机构及医学权威的象征。外科医师和内科在医院传授向学生传授医学知识,通过直接观察病人的症状指导学生了解教科书上描述疾病特征。

(1) 英国医师西德纳姆(T. Sydenham 1624—1689),是英国的"希波克拉底",其代表作《医学观察》(*Observations of Medicine*, 1676)是英国医学教科书,该书在200年间一直是英国的医学标杆。17世纪,欧洲医学界开始重视解剖学与生理学,但西德纳姆认为医师应当以治疗病人的疾病放在首位,他说:"与医师最有直接关系的既非解剖学之实习,也非生理学之实验,乃是被疾病困扰的患者,故医师的任务首先是正确阐明痛苦的本质,也就是应多观察患者的情况,然后再研究解剖学、生理学等知识,寻找疾病的解释和疗法。"

西德纳姆的医学贡献在于疾病的发现与疾病分类两个方面。他认为对疾病必须要有明确的定义,描述出疾病的本质,客观绘制出每种疾病特征的完整图景。他相信疾病是有独特的种类,就如动物和蔬菜有不同种类和属性,大多数形式的疾病状况都具有明确的类型。根据他的分类原则,疾病可分为风湿病、舞蹈病、丹毒、胸膜炎、肺炎、癔症、痛风。此外,还有急性和慢性病,他推测急性病占 2/3,慢性病占 1/3,他认识到急性病可转为慢性病。医学疾病谱上有他发现的并以他名字名命的"西德纳姆霍乱"。

(2)临床教学及现代医院医学的奠基人是荷兰著名人文主义学者、博物学家和医师布尔哈夫(H. Boerhaave,1668—1738),1689 年获莱顿大学医学博士,学位论文《论心灵与身体的区别》(De distinctione mentis a corpore)。1701 年,他受聘莱顿大学讲师,1714年,他被任命为莱顿大学校长,并继任荷兰著名医师比德洛(G. Bidloo,1646—1713)的应用医学教授职位。

布尔哈夫创建莱顿大学的临床教学的现代体系。他建立了莱顿第一个教学医院,医学教学就是教授在医院的病床给学生讲学。甚至,为了更好地展示临床教育的效果,医师与病人会被安排在带家具的大房间里进行上课。布尔哈夫充分利用病床教学的机会,与学生探讨临床的症候与病理变化的关系,他是临床病理讨论会(Clinical Pathological Conference,CPC)的先驱。

布尔哈夫本人是解剖学家,也是临床医师。他认为医学的根本目的在于治愈患者,医学应以患者为中心,寻找对患者最有价值的治疗方法。他的行医原则是中止一切远离患者的医学理论,他首先描述了布尔哈夫综合征(Boerhaave's Syndrome)。布尔哈夫的教学改革吸引了欧洲各地的学生来莱顿学习,他的名望提升了莱顿大学医学院的名气,欧洲王室都送学生到莱顿大学向他求学。1715 年,俄罗斯彼得大帝访问荷兰时,专程去听过布尔哈夫的课。布尔哈夫著有《医学原理》(Institutiones Medicae,1708 年)、《箴言》(Aphorisms,1709 年)和《医学论文集》(Opera Medica Omnia,1723 年)。

1728 年,布尔哈夫被选入法国科学院,1730 年后,入选伦敦皇家学会。莱顿大学有以他名字命名的布尔哈夫博物馆(Boerhaave Museum),那里有布尔哈夫曾工作过的、闻名于世的莱顿解剖剧场。

1873 年,第一所大学教学医院大楼在莱顿大学建立,教学大楼的设计理念是以护士实习与手术技术为核心的,20 世纪之后,逐渐修正为以实验室为主,遵循以医师与病人的安全与舒适为前提的设计理念。

二、临床专科的建立

(一)产科学建立

公元前 2000 年,印度医学中已有关于妇科疾病、生育、怀孕和避孕的知识。古希腊《希波克拉底文集》中有 16 例妇产科疾病的记录,亚里士多德的《动物史》中涉及动物的生育知识,罗马医师也有治疗妇产科疾病的记录。中国早在公元 5 年就有妇科专书问世,《隋书夕经籍志》载有 12 种,唐朝已有妇科专著《妇人方》,孙思邈的《备急千金要方》专设"妇人方"三卷,对妇女月经生理与疾病、妊娠病、临产征象、孕产期保健及接生都有深入的认知。《经效产宝》是中国现存最早的产科名著,论述了妊娠杂病、难产诸病及多种产后证的具体治疗方法和治疗原则。宰赫拉维的著作中已有妇产科培训内容,指导训练助产士如何处理异常分娩,取出死胎与去除胎盘,以及剖宫产的实施方法等。

16 世纪欧洲外科医师帕雷曾改进接生技术,复原古代的胎足倒转术以保护胎儿的头部。18 世纪前,欧洲的产科医师都是接生婆,很少有男性医师担任产科医师。妇产科史上最值得一提的是法国外科医师钱伯伦(Chamberlen)家族。该家族擅长产科接生,17 世纪为了逃避宗教迫害,移民英国,在伦敦行医。第二代钱伯伦(Pete Chamberlen the elder)是理发师-外科医师、男性产科医师,也是英国玛丽王后的产科医师,1630 年为玛丽王后接生查理二世,后成为英国安妮王后的御医。他的侄子小钱伯伦继任皇家御医职位,负责接生。钱伯伦家族之所以能够获得皇家的信任,在于他们发明接生利器——产钳。产钳是一种用作协助分娩的器具,主要是协助难产的孕妇。此为钱伯伦家族秘密武器,不为外人所知,钱伯伦家族恪守此技术秘密长达 150 年。1670 年,钱伯伦家族后人曾向法国妇产科医师莫里肖(F. Mauriceau,1637—1709)演示用产钳接生,想将此技术转卖给他,结果演示失败,导致母子双亡。18 世纪钱伯伦家族将产钳技术出售给荷兰妇产科医师。1723 年,有妇产科医师在法国科学院演示产钳接生,1735 年之后,产钳在英国医学界公开出现。

莫里肖是法国著名的产科医师,在法国主宫医院学习妇产科技术,1688 年出版《论肥胖与分娩疗法》(*Traité des Maladies des Femmes Grosses et Accouchées*)。他发展了传统的臀位分娩、描述了输卵管妊娠等技术。他的功绩在于使妇产科学成为一门科学,他是 17—18 世纪成为欧洲妇产科界的领军人。法国医师鲍德洛克(J. Baudelocque,1746—1810)提出正常分娩机制理论。莱瑞特(A. Levret,1730—1780)研究了宫外孕、前置胎盘、不同胎产式。斯格特(J. Sigault)于 1777 年发明耻骨联合切开术。英国医师斯麦里(W. Smells,1697—1763)出版《产科学》,首创测量子宫内胎儿头颅的方法。德国医师勒德雷尔(J. Roederer,1726—1763)在其《产科学大纲》(*Elementa Artis Obstetriciae*,1753)中对胎儿血液循环、胎位、分娩机制等问题进行解剖学与生理学研究。英国曼彻斯特医师怀特(C. White,1728—1813),1773 年发表《论孕妇和产妇的处理法》,强调要注意产房的清洁和隔离产褥热患者与健康产妇等接生手术的清洁法,改善了曼彻斯特医院的情况。

1773 年,德国的医学院开始讲授产科学,18 世纪 50 年代成立第 1 所大学附属助产士学校,1760 年,意大利佛罗伦萨开设产科学讲座。美国的产科医学起步较晚,美国"妇科学之父"是西姆斯(J. M. Sims,1813—1883)同时是位外科学先驱。但现代历史学家认为他在研究中使用了奴隶作为实验对象,对其医疗行为有所不满。

(二)精神病学科建立

上古时期,人们并不能辨别出精神病患者,而是将这类与正常人相异的病人视为具有超自然能力的人。这种认识延续到古希腊和罗马时代,希波克拉底认为精神疾患如同身体其他的疾患一样,是由自然因素所引起的,需要医学治疗。他提出精神上的失调,可能源自生理上的异常。在西方的精神医学史上,早期有关精神失调的记录都是用希腊文写的。然而,这一认识因罗马帝国的衰落而没有再深入探讨。中古时期,受基督教影响,精神错乱被认为是魔鬼附身的现象,教会以驱魔术对待病人,用尽各种残忍又野蛮的方法来为病人"治病"。例如,用火烧病人、或用棍子打、或用烤红的铁棒烧病人前额,想使病人恢复理智,甚至在病人头部开个小洞,想放出污气,治愈病人,无计可施后,只好将病人以铁链困住,长期关在疗养院中。

　　与中世纪的基督教医师不同的是,阿拉伯医师并没有把精神病视为邪灵附体。世界上第一座精神病院建在巴格达,时间是阿拉伯黄金时期的 705 年,800 年埃及开罗建有精神病院一所。阿拉伯医师在治疗中亦运用了浸浴、药物、音乐及职业治疗。通过心理学方法为病人治疗,阿拉伯医师最早开发出心理治疗及道德治疗等方法。

　　在中国的医学史上对精神疾病的看法很久前即有记载,如癫狂、癫痫、奔豚病、花疯、或怒郁、思郁、忧郁、诈病及烦躁、虚烦、怒、悲、惊、悸、恐、健忘等疾病或症状描述。相较于西方,中国的医疗较少受到宗教的影响,病患也未遭到悲惨医疗待遇。在晋、唐五代时期,中医学曾引入了邪气、鬼气说,让其一度偏离传统医学的脉络。

　　欧洲医学界直到 16 世纪才告别中古以来的巫魔想法,对精神病的诸种特征形成基本认知,法国哲学家福柯(M. Foucault,1926—1984)在《疯癫与文明》一书中详细记述了近代欧洲医学界对精神病的认知历史,归纳分析了知识界对精神病认知观念的演变及其医疗界治疗更替。他归纳当时对精神病的几种认知:躁狂症和忧郁症、歇斯底里和疑病症。17 世纪前,忧郁症的讨论局限在四体液及其性质的说法中,认为忧郁症与大地和秋天相关,是一种"黏稠、阴冷、干燥的"汁液。17 世纪上半叶,欧洲医学界曾展开过一场关于忧郁症起源的讨论:是否必须具有忧郁症气质才会患忧郁症? 忧郁症是否总是阴冷干燥的? 难道它不会是温暖湿润的吗? 当时的观点为认为患忧郁症时,元气(精神)完全陷入某种躁动,但这是一种微弱的躁动,没有任何狂暴的力量。18 世纪,元气说丧失科学优势,人们转而在液体和固体成分中探寻疾病的秘密。而躁狂症患者的神经僵直总是让人感到干枯,躁狂症通常都伴有体液的耗尽。总之,忧郁症的世界是阴湿的、滞重的,而躁狂症的世界则是热的、躁动和松脆的。疑病症在古典时期被认为是"属于体力衰竭,或因虚弱或因生命功能运转失灵而导致的疾病",歇斯底里则属于"生理功能的痉挛性疾病"。此两类症状逐渐被纳入精神疾病领域。直至 18 世纪末医学界才一致认为歇斯底里和疑病症应该是精神病。

　　17—18 世纪医师治疗精神病的方法通常有以下几种。

　　(1) 强固法。17 世纪人们对疯癫的认识还停留在"精神元气"骚动或虚弱的体液学说层面。当神经疾病中经常出现惊厥,那是因为神经纤维太脆弱,理想的医治方法应该能够"扶持"精神元气,"帮助它们克服使其骚动的发酵因素"。

　　(2) 清洗法。当时认为疯癫的症状主要是:内脏堵塞、错误观念泛滥、忧郁气沸腾、暴力行为,体液和精神腐败,对付症状的疗法就是彻底清洗。最简单的方法是用一种明亮清洁的血液置换忧郁患者过量的、黏滞的、被苦涩体液所渗入的血液,也可用防腐药物。清洗的目的是消解体内形成的、造成疯癫的发酵因素,因此可用苦药,如咖啡或肥皂。

(3)浸泡法。此处涉及两个观念:一是与涤罪新生的礼仪相联系的沐浴观念,另一个是生理学意义的浸泡概念,即相信浸泡能改变液体和固体的基本性质。17世纪水疗法成为医治疯癫的一种主要方法。疯癫疾病被认定是热病,使人精神亢奋、固体膨胀、液体沸腾,大脑变得"干燥和松脆"。因此,冷水浴被列为第一种"消炎处方",它能将体内多余的火分子排出去。

(4)运动调节法。疯癫会使身心失调、体液阻滞、神经纤维僵直,思维和注意力固定在一个逐渐压倒一切的观念上。因此,需要恢复思想、精神、肉体和心灵运动,比如散步和跑步。

欧洲社会何时出现精神病院,无法确定。现存最古老医院是1247年成立的伦敦贝斯林曼皇家医院(Bethlem Royal Hospital),初期这只是一家供旅行者休息和无家可归者居住的收容所,1330年变成医院,1377年开始收容精神病人。因此,"Bedlam"一词在很长一段时间里是精神病(madness)的代名词。精神病人概念出现前,收容或隔离疯癫病人的医院称作"疯人院"(asylum)。欧洲疯人院收容社会病人很复杂,医院设计成监狱形状,给疯癫病人带上镣铐防止他们发疯与逃跑,用冷水冲洗或浸泡病人予以治疗。1642年成立的法国巴黎巴塞特医院原是一所军事医院,后来收容精神病人变态狂,法国贵族和性虐恋狂萨德(M. de Sade,1740—1814),就是收容并死在该院。萨德主义即性虐恋就来源于此萨德。

1793年,该院精神病医师皮内尔(P. Pinel,1745—1826)主张将精神疾病视为一种需要同情治疗的疾病,这样才能有助于受害者的康复,他是近代欧洲第一个提出以人道主义的理念看待精神病人的医师。1796年,他得到国会的批准,在法国妇女救济院内解除了49位精神病患者的镣铐。针对精神病的治疗,他反对以宗教仪式治疗病人,使用道德疗法(moral therapy)治疗精神病人,主张让每位精神病患者都有工作,这是现代所谓职业治疗或工作疗法(occupation therapy)的雏形。皮内尔被称作为"现代精神病学之父",他在精神病学上的重大贡献是精神分类的定位,1809年他报告早发性痴呆或精神分裂症病例,这是此类疾病的最早案例记录。

第一个将精神病分类概念化是德国精神病学家克雷珀林(E. K. Kraepelin,1856—1926)。1883年,他系统地对精神病进行分类,建立了叙述性精神医学的基础,也被称为现代精神医学病、精神药理学和精神病遗传学的创始人。他提出精神病的病因由器质性、心因性的演变到目前综合性的病因看法。他认为精神病的主要起源是生物和基因功能障碍,他的理论主导了20世纪的精神病学。

19世纪法国神经学家、解剖病理学教授沙可(J. M. Charcot,1825—1893)大大推动了神经学和心理学领域的发展。他的绰号是"神经症领域的拿破仑",他在巴黎著名的教学医院沙布尔提厄(Salpêtrière)医院从事医疗和教学工作长达 33 年(图 7 - 2)。

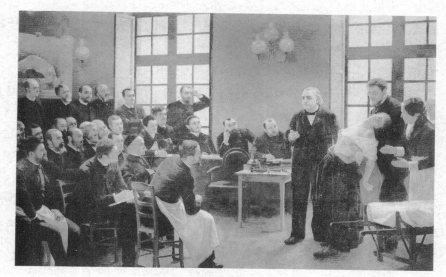

图 7 - 2　沙布尔提厄的临床课(A Clinical Lesson at the Salpêtrière)

注:这一幅医学史上的名画,记录了沙可教授在课堂上演示"催眠治疗术"

来源: https://en. wikipedia. org/wiki/Jean-Martin_Charcot#/media/File: Une_leçon_clinique_à_la_Salpêtrière. jpg

1882 年,沙可在该院建立了神经科门诊,这是欧洲第一个神经科门诊。沙可在神经学领域有很多贡献,首先命名并描述了多发性硬化,第一个发现了夏科氏关节病,一种关节表面恶化导致丧失感觉,他还是腓骨肌萎缩征(Charcot-Marie-Tooth,CMT)的最先发现者之一。1868—1881 年,他对帕金森氏症(Parkinson's disease)进行详细的研究,做出了不可磨灭的贡献,并将该疾病定名为"帕金森氏症",以纪念帕金森医师(J. Parkinson,1755—1824),他在 1817 年出版的《论颤抖的麻痹》(*An Essay on the Shaking Palsy*)一书中首次详述了帕金森氏症的相关症状。

(三) 弗洛伊德与精神分析学

略晚于沙可的奥地利心理学家、精神分析学家、哲学家、精神分析学的创始人弗洛伊德(S. Freud,1856—1939)曾将沙可上课的"沙布尔提厄的临床课"复制品挂在自己的工作室。1881 年,弗洛伊德获取了维也纳大学医学博士学位后,进入一家维也纳医院工作,其间在做脑性麻痹、失语症及微观精神解剖学方面的研究。这些临床经验为他将来对潜意识以及精神抑制机制的深刻理解和精神分析学的提出奠定了基础。

精神分析学是弗洛伊德在 19 世纪末期创立的一门学科。当时精神病学普遍受生物学的影响,对于心理现象的构成、发展及治疗,以工业革命时代流行的机械主义的方式进行,1885 年,弗洛伊德到巴黎拜著名精神及人脑科学家沙可为师,并受到沙可研究歇斯底里的影响,开始了他关于早期或童年创伤经历和情绪病的研究。其首个研究个案是联同布鲁尔(J. Breuer)完成,病者化名 Anna O 的病患记录。他们初期利用催眠和讲谈疗法,心理病患者提供了解心灵困扰的技术,后来鉴于弗洛伊德认为催眠虽然可以发现病患者的过去创伤经历的片段,但却没法为患者带来治疗的方法,弗洛伊德因而开始建立另一套潜意识理论。精神分析学的基本原则如下。

(1) 包括遗传的性格构造在内,人心理的发展是由幼时的经历决定的。

(2) 人类的行为、经历和认知大部分是由非理性的欲望所决定的。这些欲望大多是无意识的。

(3) 试图将这些无意识的欲望引至意识层面会引起自身保卫机制的心理抵抗。

(4) 意识和潜意识(被抑制的)与现实之间的矛盾会引起心理疾病如精神衰弱等。

(5) 这些被抑制的潜意识可以通过专业手段来使患者意识到。

弗洛伊德提出的精神分析学后来被部分人认为并非有效的临床治疗方法,精神分析法当时饱受争议,甚至被认作伪科学,但他的研究激发了后人提出各式各样的精神病理学理论,在临床心理学的发展史上具有重要意义。著有《梦的解析》《精神分析引论》《图腾与禁忌》等。提出"潜意识""自我""本我""超我""俄狄浦斯情结""利比多"(Libido)"心理防卫机制"等概念,认为人类男性天生具有弑父娶母的欲望和恋母情结(即俄狄浦斯情结),女性天生具有弑母嫁父的欲望和恋父情结(又叫厄勒克特拉情结),以及儿童性行为等理论。如今其理论的大部分细节已经被心理学界抛弃,但理论框架和研究方式深深影响了后来的心理学发展,而且对哲学、美学、社会学、文学、流行文化等都有深刻的影响,被世人誉为"精神分析之父",20 世纪最伟大的心理学家之一,被称为"维也纳第一精神分析学派"(以别于后来发展出的第二及第三学派)。20 世纪 40—80 年代弗洛伊德精神分析学两度传入中国,对中国知识界产生极其深刻的影响。

除此之外,弗洛伊德对精神药物的出现贡献极大,如 1950 年合成了 chlorpromazie(氯丙嗪;冬眠灵)对现代精神医学影响深远。精神药物的出现,改善了精神医学的治疗与护理方式,且由于药物之清楚分类(如抗精神病药,抗焦虑剂,抗郁剂等)也对精神疾病有了较清楚的归类。整个治疗如心理治疗、药物治疗、产业治疗、职能治疗、康乐治疗和环境治疗等,也就更能针对不同的精神疾病,甚至同一个精神疾病的不同病程和时期,提供较适当的协助。

(四) 梅毒与皮肤科学

1497 年,欧洲大陆爆发大规模的梅毒流行,似瘟疫般一时间传遍欧洲各国,因梅毒具有可怕的症状,更因其与不道德性行为联系在一起,各国都将梅毒标上邻国的名称。法国人称其为"那不勒斯病",意大利称之为"法国病",英国人称为"西班牙病"等,最后被普遍接受的名字是法国病。1530 年,一位法国诗人在其诗中描绘了一位名叫"Syphilis"的青年人,他患有"法国病",之后"Syphilis"替代"法国病"成为该疾病的专用名词,"Syphilis"在中文中被译为"梅毒"。16—17 世纪欧洲医师对梅毒的症状逐渐有了清晰的认识。1838 年,法国医师里科尔(P. Picord,1799—1889)准确地区分了淋病与梅毒不同,梅毒成为皮肤病学的一个重要分支。1905 年,德国微生物学家绍丁(F. R. Schaudinn,1871—1906)和梅毒学家霍夫曼(E. Hoffmann,1868—1959)发现梅毒是由苍白螺旋体引起的。1909 年,德国细菌学家埃尔利希(P. Erhlich,1854—1915)将他发明的肿凡钠明(606)应用于梅毒治疗并取得疗效。

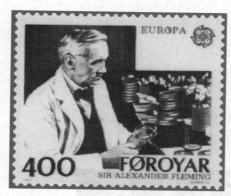

图 7 - 3　1983 年芬兰发行的纪念弗莱明的邮票

来源：https://en. wikipedia. org/wiki/Alexander_Fleming#/media/File：Faroe_stamp_079_europe_(fleming). jpg

1929 年,苏格兰生物学家弗莱明(A. Fleming,1881—1955)发现青霉素,但他并不知道青霉素的潜在意义。1939 年,弗洛里(H. Florey,1898—1968)等人重新开发弗莱明发现的青霉素,用于梅毒治疗(图 7 - 3)。

弗洛里发现了治疗梅毒的方法,为人类带来了福音。1945 年,弗洛里、弗莱明和化学家钱恩(E. Chain,1906—1979)共同获得诺贝尔生理学或医学奖。

皮肤学科始建于 16 世纪。意大利医师梅尔库里亚勒(G. Mercuriale,1530—1606)被认为是第一位以科学的方式治疗皮肤病的医师,他编写了第一本皮肤病学著作。1700 年,意大利医师瑞曼埃尼(B. Ramaaini,1633—1714)是最早用奎宁治疗疟疾的医师,他编撰第一本职业皮肤病学《工人疾病》(*De Morbis Artificium Diatriba*,1700)。18 世纪英国医师特纳(D. Turner,1667—1740)重新整理了梅尔库里亚勒的著作,1714 年出版的《性病学》(*De Morbis Cutaneis*)是由法国著名的皮肤病科医师阿斯特吕克(J. Astruc,1684—1766)所著,他收集了 16 世纪以来欧洲文献中所有关于性病的资料,详细地叙述皮肤病的解剖位置与皮肤各层及其附属器官的关系。1801 年11 月 27 日,法国圣路易医院宣称治疗 1 例皮肤病例,此被认为是科学皮肤病学的开始,该医院后来发展为世界第一个皮肤病研究中心,建立了临床讲学制度,也成为专科教学的基地。该学科创始人阿利贝尔(J. L. Alibert,1769—1837)领导的学派被称为法国派。1856—1878 年,奥地利医师赫布拉(F. Hebra,1816—1880)出版《皮肤病图谱》,是为现代皮肤病的开山之作。

(五) 护理学科的建立

"护士"这个词最初来自拉丁语"nutrire",意为抚养。16 世纪后期,该词才表达出关心体弱者的现代意喻。古代宗教社会是都有侍奉宗教的修士,基督教世界和穆斯林世界一开始便有专职护士。天主教修女和军队中的护士经常提供类似护理的服务。早期教会开设的养病院和济贫院内担任护理工作的主要是修女,她们为病人提供简单的生活照顾和精神安慰,但护理工作仅限于简单的生活照顾,没有正规的护理训练、护理教育和专业护理设备。16 世纪，护理工作不再由具有仁慈博爱的宗教人员担任，而由新招聘的护理人员担任。19 世纪，德国开设了医学培训班，训练女性成为专职护士。

英国人南丁格尔（F. Nightingale，1820—1910）在德国学习护理后，1853 年曾担任伦敦慈善医院的护士长。1856 年欧洲爆发克里米亚战争时，她在战地开设医院，为士兵提供医疗护理服务。在战场上，南丁格尔用统计学的方法，分析出英军死亡的原因是在战场外感染疾病，士兵在战场上受伤后缺乏适当护理而伤重致死，真正死在战场上的人反而不多，她积极倡导改善军队卫生，整治卫生环境，加强士兵营养，健全医院管理制度。南丁格尔率领 38 名训练不足的"护士"自愿到战地医院护理伤病员。南丁格尔经常在黑夜中提灯巡视病房，又被誉为"提灯女士"（The Lady with the Lamp），这一形象改变了社会对女性护士看法。1860 年 6 月，她将英国各界人士为表彰她的功勋而捐赠的 22 万英镑作为"南丁格尔基金"在英国伦敦的圣多马斯医院创办了世界上第一所护士学校——"南丁格尔护士训练学校"，为护理教育奠定了基础（图 7 - 4）。

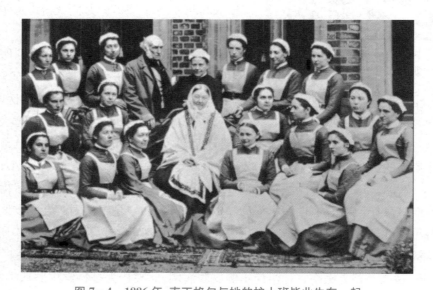

图 7 - 4　1886 年，南丁格尔与她的护士班毕业生在一起

来源：https://en.wikipedia.org/wiki/Florence_Nightingale#/media/File：Florence_nightingale_at_st_thomas.jpg

南丁格尔创建了护理学理论，她一生写了大量的笔记、书信、报告和论著。她在 1856 年编写的《健康和工作效率对英国军队医院管理的影响》一文，对英国陆军医院的建设起了很大作用。她撰写的《医院札记》和《护理札记》两本书和多篇论文都是护理教育和医院管理的重要文献，对今天的护理工作仍有指导价值。其中，《护理札记》被称为护理工作的经典之作，是当时护士学校广泛应用的教科书。1912 年，南丁格尔逝世后第二年，在华盛顿举行的第九届红十字国际大会上，正式确定建立国际护理界最高荣誉奖——南丁格尔奖。

　　1874 年,加拿大在安大略省的医院开设第一个护士培训课程。1901 年,新西兰颁布"护士注册法",标志着现代护理学科的建立。

　　(六) 临床的分科逐渐确立

　　18—19 世纪,随着科学技术和医学知识的进步和各类医疗机械的发明,临床分科逐渐细化与专门化。在欧洲的大城市,专科医院开始出现。

　　1816 年,英国医师柯蒂斯(J. H. Curtis,1778—1860)在伦敦开设了耳病医院,即现在的皇家耳科医院。1803 年,德国哥廷根医学院开设了眼科课程;1812 年在维也纳建立了第一个眼科诊所;1850 年,黑尔姆霍尔茨发明了检眼镜,开创眼科学史的新纪元。1854 年,西班牙人加西亚(M. Garcia,1805—1906)在巴黎发明了喉镜,为喉科学奠定了基石;1863 年,英国医师麦肯齐(M. Mackenzie,1837—1892)在伦敦医院设喉科医学,编撰教科书,并将耳鼻咽喉科合在一起,形成五官科,这种学科分类法沿用至今。至1860 年,英国至少有 66 所专科医院,有圣马克肠道科医院(1835 年),皇家国立整形医院(1841 年),皇家玛斯顿儿科医院(1851 年),圣约翰皮肤病院(1863 年),圣彼特泌尿科医院(1864 年)等。1856 年,德国医师卡帕斯(J. Casper,1796—1864)出版《实用法医学手册》,成为法医学专业的经典教科书。

　　19 世纪下半叶,儿科学成为医学院的一门独立课程,泌尿学和矫形学成为外科学下独立的分支。随着麻醉术的发明,口腔学和牙科学也开始建立起来。1872 年,哈佛大学设立神经病学和精神病学教席。

三、外科学的突破性进展

　　近代之前,外科医师地位低下的一个重要原因,是手术中难以承受的疼痛,病人极力逃避手术。病人宁愿痛苦,也不愿做切除、截肢或烧灼手术。而手术中大出血与感染造成的高死亡率,使外科医师背上"刽子手"的恶名。帕雷创新地用结扎方法止血,这一方法同时可以起到止痛作用,"极度的绑扎能使人体局部丧失感觉能力",以便迅速完成截肢。这一方法在中世纪之后被外科医师普遍采纳。18 世纪,外科医师的地位有了一定的提高,也出现专门的外科医院,但外科的发展仍然缓慢,其主要原因是外科手术中的疼痛、失血和感染三大难关都没有得到解决,手术病人死亡率高,手术治疗往往是病人最后不得已的选择。因而,19 世纪中叶以前的外科医师地位仍不如内科医师,他们所能做的手术也限于治疗外伤为主,腹腔手术更是绝对的禁区。

　　(一) 麻醉术的发明

　　麻醉药和麻醉法在古代的许多国家,如中国、印度、巴比伦、希腊等国的医学文献中都有麻醉术应用于手术的记载,但麻醉效果都不够理想。1540 年,德国医师与植物学家科尔杜斯(V. Cordus,1515—1544)曾合成乙醚,在科尔杜斯和法国医师帕拉塞尔苏斯的相关著作中提到乙醚有消除疼痛的作用。化学的发展促进了麻醉药物的研究和应用。

1772 年,英国化学家普里斯特利(J. J Pristley,1733—1804)发现笑气(氧化亚氮,N_2O)和氧气,1800 年,英国化学家戴维(H. Davy,1778—1829)首先发现了笑气的麻醉作用,他自己吸入氧化亚氮,发现身体上炎症部位的疼痛有所缓解,从而推测该物质可用于手术麻醉。1818 年,英国著名物理学家和化学家法拉第(M. Faraday,1791—1867)曾在著作中提到乙醚有致人昏迷的作用,其效应与氧化亚氮相似。但这些发现并未引起医学界的重视。1824 年,英国医师希克曼(H. Hickman,1800—1830)用二氧化碳、氧化亚氮和氧对动物进行麻醉实验,在截肢手术获得成功。之后他要求进行人体试验,但未被允许。

19 世纪中叶,科学家对氧化亚氮和乙醚的麻醉作用进行了一系列的探索性实验,终使这两种麻醉剂的效果为世人认可。1842 年,美国医师朗(C. Long,1815—1878)在乡村使用乙醚麻醉成功完成颈部肿瘤摘除术,之后他用乙醚麻醉进行了一些小手术。由于朗居处僻地,其开创性功绩并不为世人所知。1846 年 9 月 30 日,美国医师莫顿(W. Morton,1819—1868)在英国化学家杰克逊(C. Jackson,1805—1880)的协助下,用乙醚麻醉拔牙获成功。备受鼓舞的莫顿在同年 10 月 16 日赴波士顿麻省总医院,在外科医师沃伦(J. Warren,1778—1856)进行的颈部肿瘤切除手术中,进行乙醚麻醉表演(图 7 - 5),这次公开表演的成功轰动了世界,揭开了现代麻醉史的序幕。1844 年,美

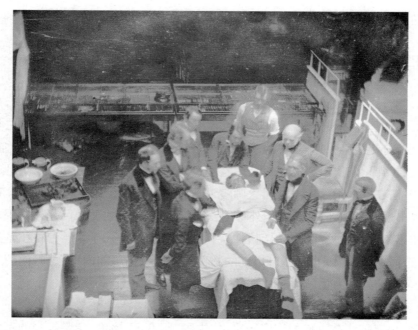

图 7 - 5   1846 年 10 月 16 日波士顿麻省总医院,莫顿在沃伦的手术中施行了麻醉术

来源:https://en. wikipedia. org/wiki/John_Collins_Warren#/media/File:Southworth_%26_Hawes_-_First_etherized_operation_(re-enactment). jpg

国牙医威尔斯(H. Wells,1815—1848)用氧化亚氮给他的一名学生作麻醉拔牙,获得成功,不久,他应邀到哈佛大学医学院进行氧化亚氮麻醉拔牙表演,但因麻醉深度不够表演失败。威尔斯后来虽然成功地做了多次无痛拔牙,但其成就一直未被学界公认。1868年,美国医师、芝加哥医学院创始人安德鲁斯(E. Andrews,1824—1904)改进了氧化亚氮的麻醉方法,在吸入氧化亚氮的同时吸入20%的氧气,改善了麻醉的安全性和有效性,麻醉技术方为人们广泛接受。

除乙醚和氧化亚氮外,其他麻醉剂和麻醉方法也在19世纪先后被发现。1847年,英国爱丁堡的妇科医师辛普森(J. Simpson,1811—1870)首次应用氯仿作麻醉剂获得成功。1872年,法国医师欧莱(P. Ore,1828—1869)应用静脉注射水合氯醛进行麻醉,虽效果不佳,但开创了静脉全身麻醉的先例。1892年,德国医师施莱希(K. Schleich,1859—1922)创用可卡因皮下注射进行局部麻醉,因毒性强,未能推广。1905年,德外科医师布劳恩(H. Braun,1862—1934)将肾上腺素和可卡因合成普鲁卡因之后,这种局部浸润麻醉法才展现其实用价值。1898年,德国外科学家比尔(A. Bier,1861—1949)试验用可卡因进行蛛网膜下腔阻滞性麻醉获得成功,并将此法推广应用于临床。各种麻醉剂和麻醉方法的应用,消除了手术中的疼痛,提高了手术安全系数,扩大了手术范围,促进了外科学的发展。

(二)消毒防腐方法的发现

19世纪前,外科医师习惯于用烧灼法或沸油冲淋法处理伤口,之后,绷带包扎法逐渐替代传统的方法,但感染率和病死率却升高了。19世纪初奥地利医师塞麦尔维斯(I. Semmelweis,1818—1865)对感染途径和感染原因有所关注。1846年,他的一位学生在解剖患产褥热死亡的尸体时,不慎割破手指,继而出现类似产褥热症状,最后死亡。塞麦尔维斯由此得到启发,确信产褥热是通过接生的产科医师的手传染给产妇的。他提出一系列术前预防措施:接生前医师必须先用肥皂刷手,然后用含氯石灰(漂白粉)液体洗手。所有接生使用的器材及可能与患者接触的一切用品均用此法消毒。1861年,塞麦尔维斯出版了《产褥热的原因、概念及其预防》一书,书中详细地记录了他在产科学方面的改革,指出按照他规定措施消毒之后,产科死亡率由18%降到1%。然而,由于他冒犯了保守的上司而被迫离开了医院,最后不幸死在精神病院。塞麦尔维斯的贡献后来获得了人们的肯定,并将他誉为"母亲的救星"。

欧洲医学界直到微生物学建立之后,才真正认识到化脓性感染是细菌入侵的结果,外科学也才真正建立起消毒防腐的观念。英国外科医师利斯特(J. Lister,1827—1912)在微生物学研究的启示下,认识到创伤感染是由侵入的微生物所致。1865年,利斯特施行了他的第一例抗菌手术:手术前,先用苯酚(石碳酸)溶液清洗所有的手术器材和手术用品,并用苯酚液对手术室的空气都进行喷雾消毒,手术最终获得完全成功。1865年他发表《治疗复杂骨折的新方法》,1867年又发表《论外科临床中的防腐原则》,从而奠定了外科消毒、防腐的基础。

　　1877 年,德国医师伯格曼(E. Bergmann,1836—1907)创用蒸汽灭菌法,确定无菌外科的观念。1883 年,法国医师泰利隆(O. Terrillon)倡导用煮沸、干热、火焰等方法消毒外科器械。1885 年,德国医师诺伊贝尔(G. Neuber,1850—1932)首创手术时穿手术隔离衣。1888 年,德国菲尔布林格(P. Fürbringer,1849—1930)倡用氯化汞(升汞)溶液和酒精消毒术者的双手。1889 年,美国医师霍尔斯特德(W. Halsted,1852—1922)特制了橡皮手套以保护护士的手,橡皮手套后来为全体手术者所采用。1897 年,德国医师弗吕格(C. Flugge,1847—1923)用实验证明面向创口讲话能造成创口感染。同年,奥地利医师拉德凯(J. M. Radecki,1850—1905)在弗吕格的启示下,倡议手术者用口罩将鼻、口遮住,以减少外科手术的感染。19 世纪末期,术前消毒、洗手、戴手套、戴口罩及穿手术袍等措施成为外科手术必须遵守的惯例,这是改变外科医学地位的一大革新(图7－6)。

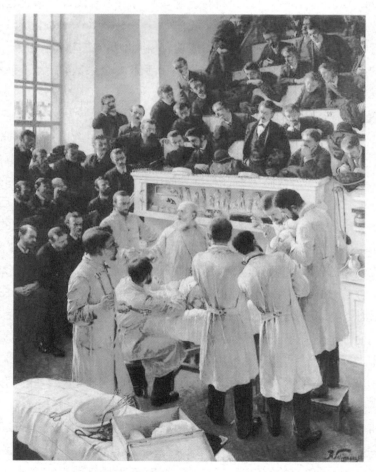

图 7－6　奥地利外科医师 Theodor Billroth(1829—1894)穿白大褂施行外
　　　　科手术,正在观看的医师们都还着正装

来源:https://en.wikipedia.org/wiki/Theodor_Billroth

（三）输血技术的突破

早在古埃及时期，人类就认识到血液与死亡的关联和血液之于生命的重要意义。在古印度和古希腊的医学知识体系中，血液都占据重要位置，是希腊医学理论四体液学说的成分之一。出于对血液的崇拜，中国古人更是赋予"血液"以神秘的力量，"歃血为盟"的古老仪式便是古代社会为维系信仰和价值观而产生的一种约束手段。在医药方面，以血当作药物使用的历史相当久远。在埃及，医师视血为治疗麻风的特效药。罗马人相信喝人血可以治疗癫痫症，明代李时珍的《本草纲目禽部》中说明鹅血有"咸平微毒解药毒"的功能。

17世纪欧洲医师尝试以动物血输入人体以治疗疾病，人类历史上第一例有记录的异种输血，是法国御医德尼（J. B. Denis，1640—1704）在1667年6月15日施行。他将12盎司（约340.19克）绵羊血液输入一位放血过多的15岁男孩体内，男孩最终因输血得以存活。丹尼斯之后又成功地为一位劳工输血，但丹尼斯在第三次进行输血治疗时发生了医疗事故，病人是瑞典男爵邦德（G. Bonde，1620—1667），他在第二次输入牛血时死亡。丹尼斯被控谋杀罪，最终被判无罪，但丹尼斯由此退出了医学界。尽管邦德的真实死因被证实为砒霜中毒，但使用动物血输血的实验在法国引起了激烈的争论，1670年被明令禁止。19世纪医师又开始输血的试验，1875年，德国生理学家兰多伊斯（L. Landois，1837—1902）发现人与人之间输血出现输血反应，是因为两种血液混合后出现红细胞凝集现象，当时并不清楚凝集现象的机制。1881年，英国妇产科医师布伦德尔（J. Blundell，1790—1877）在狗与狗间进行多次输血成功的实验之后，施行人与人之间的输血，结果有成功亦有失败。

1896年，奥地利医师兰德施泰纳（K. Landsteiner，1868—1943）开始研究免疫机制和抗体的本质。1900年，他发现了红细胞凝集反应的本质，1901年，他证明宣布人类血液可以分三型，即A、B、O三型，1909年，他又分辨出AB型血型。他认识到同样血型的人之间输血不会导致血细胞被破坏，但不同血型之间输血会导致上述的凝集。1930年，他获得诺贝尔生理学或医学奖。1937年他又与维纳（A. S. Wiener，1907—1976）共同发现了Rh血型系统。

手术患者因失血过多而死亡，是外科医师难以逾越的障碍，作为一种治疗措施的输血术，可算是一种支持性与替代性的疗法。血型系统的发现解决了人与人间的输血的关键技术，帮助医师解决了手术中因失血过多导致手术失败的难题。

第三节 实验医学：新仪器、手段与方法

17世纪初，英语中出现"laboratory"一词，系出自中世纪拉丁语系中的"labotatorium"，指人们工作的地方，它与"elaboratory"（精制室）为同源词，后者指的是人们精心制作东西的房间，特别是从贱金属中炼制出真金。启蒙运动时期，"laboratory"

成为专指研究化学和其他自然科学场所的词汇。医学实验研究的历史,可追溯到公元前3世纪亚历山大里亚时期的人体解剖研究,古罗马时期的盖仑和17世纪的哈维等人都是实验医学的探索者,但直到19世纪中叶,实验室才成为医学知识创造的中心。

一、显微镜与细胞学说建立

玻璃是制造显微镜的基本材料。早在公元前,中国人就已发明出了透镜制造技术,采用的材料是水晶。公元4世纪左右,罗马已在门窗中使用玻璃。13世纪,马可波罗将中国制镜技术传入欧洲,欧洲人学会了磨制眼镜的技术,当时意大利玻璃制造技术就已经非常发达。随着眼镜制造业的兴盛,人们发现凸透镜可以产生物体的放大影像。于是人们开始使用凸透镜来观察细小的物体,凸透镜因其具有放大功能而被叫做放大镜,凸透镜在科学研究中开始发挥它巨大的作用。1595年,荷兰的磨镜师詹森(Z. Jansse,1585—1632)发明了第一个由3个镜筒连接而成的简易复式显微镜,中间的镜筒较粗,利于手握,另外两个镜筒分别插入它的两端,可以自由伸缩,从而达到聚焦的目的,有两个凸透镜,分别固定在镜筒的两端。一是物镜,只有一个凸面的单凸透镜,一是目镜,有两个凸面的双凸透镜。当显微镜的两个活动镜筒完全收拢时,它的放大倍数是3倍;当两个活动镜筒完全伸出时,它的放大倍数是10倍。第一位在科学上使用并改进显微镜的是意大利科学家伽利略,1611年他描述了通过复式显微镜观察到的昆虫。

(一)单式显微镜的顶峰——列文虎克的显微镜

列文虎克,荷兰代尔夫特人,一位仅仅受过初级教育的天才科学家和显微镜制造者。列文虎克出身于布商家庭,为了检验布的质量,他自己磨制透镜,在掌握了高水平的磨制透镜技术后,他组装一个透镜显微镜。列文虎克一生磨制了550个透镜,装配了247架显微镜,至今保留下来的有9架,现存于荷兰尤特莱克特大学博物馆,其中一架放大倍数可达270倍,分辨率为1.4微米。列文虎克制镜水平高超,直至19世纪初都无人企及。他利用自己发明的显微镜窥探前人肉眼无法透视的细微世界,他证实了毛细血管的真实存在,使哈维血液循环论划上一个完美的句号。他指出在露天积水中是可以找到微生物的。1677年,他用自制的高倍放大镜观察池塘水中的原生动物、蛙肠内的原生动物、人类和哺乳类动物的精子。之后又在鲑鱼的血液中观察到红细胞核。1683年,他在牙垢中发现了细菌,正确地描述了微生物的形态有球形、杆状和螺旋样等多种形式。1673—1723年,他将观察到的微生物现象以学术报告提交英国皇家学会。

列文虎克在科学史上的贡献是可圈可点的。如果说望远镜的发明和改进,拓展人类的视阈,使人类能够越出地球,观察天体与宇宙宏观镜象,那么显微镜的发明则将人类引入一个肉眼无法穿透的微观世界,窥探生命的奥秘。列文虎克是生物学发展史上的一位重要人物。但是,那时显微镜不能消除使物体形象失真的色差,分辨率和放大率都受到限制,人们还不能更清楚地分辨细胞内部的结构,因此,人类对微观世界的认识并没有太多进展。

（二）胡克的显微镜和细胞学说

17 世纪末英国博物学家、发明家、英国皇家学会实验室总监胡克在显微镜的帮助下发现并命名了组织中的"细胞"（cell）。胡克根据英国皇家学会一位院士的资料设计了一台复杂的复合显微镜。1665年，胡克应用自己研制的那个简陋显微镜观察软木塞薄片时，他观察到了植物细胞，尽管这些细胞早已死去，只留下细胞壁，胡克在其中发现了许多蜂窝状小室，形状类似教士们所住的单人房间，于是他想到用单人房间的"cell"一词命名植物细胞为 cellua，该词来源于拉丁文。这是历史上第一次成功地观察到细胞（图 7 - 7）。

同年，胡克出版《显微术》（*Micrographia*），首次描述了在显微镜下看到的细胞形态，并将这种结构称为"细胞"。

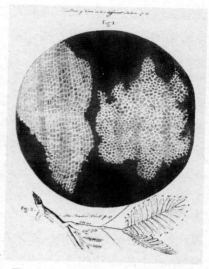

图 7 - 7　胡克《显微术》中的细胞图，1665 年

来源：https://en. wikipedia. org/wiki/Micrographia ♯/media/File：Robert-HookeMicrographia1665. jpg

细胞学说的建立经历了从结构到功能，从简单到复杂的漫长探索过程。19 世纪初，光学显微镜技术得到了稳步发展。意大利学者亚米齐成功地制造出复合透镜，使各种不同透镜产生的误差大体互补，他又把实物浸泡在液体中，从而大大改善了影像。光学显微镜技术的日臻完善，使人们有机会更细致地观察细胞。

1831 年，英国植物学家布朗对动物的一系列脏器和组织进行了观察，发现了动物细胞的内部构造。

19 世纪 30 年代，人们对细胞的结构及其在生物体中的地位已有了相当的认识。德国植物学家施莱登（M. Sehlieden，1804—1881）是细胞学说的建立者之一。他出生于德国汉堡，大学时原本研读法律，但后来兴趣转向植物学。他喜欢使用显微镜来观察植物的结构，他在担任耶拿大学教授时，记录了植物不同部位是由细胞所构成的现象。之后他辨识出布朗所发现的细胞核。1838 年，施莱登出版《论植物发生》（*On the Development of the Organization in Phaenogamous Plants*），提出细胞是组成一切植物的基本单位。他明确指出："在每个单独的细胞中都存在着生命，建立起这样的概念是必要的，并应以此作为研究生物整体的基本原则。"

德国动物学家施旺在生物学领域贡献巨大，以他名字命名的"施旺细胞"（Schwann cell，神经膜细胞）发展了细胞学说，他对胃蛋白酶的发现与研究也作出了贡献。1839 年他发表《关于动植物结构和生长相似性的显微镜研究》（*Microscopic Investigations on the Similarity of Structure and Growth of Animals and Plants*），把施莱登的观点扩大到动物界。施莱登和施旺两人都认为,植物和动物的所有组织、器官都是由细胞组成。动植物的外部形态千差万别,但其内部构造却是统一的。细胞是独立的、自己能生成、生长的单位。

细胞学说揭示了动植物之间、高等生物与低等生物之间的联系,指出了生物体的发育过程是通过细胞的形成、生长来实现的,为生物学各学科的进一步发展奠定了基础。施莱登和施旺提出了细胞在所有组织中都是普遍存在的这一理论,细胞在所有组织中都扮演着重要的角色。这一理论是现代组织学、胚胎学和病理学概念的基础。

细胞学说确立的意义不仅仅与有机体构造的学说有关,而且还与有机体发育的学说有关。在历史上,人类对自身的发育问题一直抱有浓厚的兴趣,19 世纪以前在胚胎发育方面有着各种各样的观点,其中"预成论"是最有影响的学说。古希腊时代的哲学家德谟克利特、恩培多克勒和柏拉图等人都是预成论的支持者。17 世纪,列文虎克宣布他观察到"精液中的小动物"。18 世纪初,荷兰物理学家哈特索克(N. Hartsoeker,1656—1725)宣布在显微镜下看到精子具有预成的微型人(即精源预成论),他绘制了著名的微型小人草图(图 7-8)。马尔比基则是卵源预成论的代表人物,他宣称在没有经过母鸡孵育的鸡蛋中看见了预成的小鸡,他的观点获得著名生理学家哈勒的支持。1759 年,德国哲学家沃尔弗(C. Wolff,1733—1794)对这种学说提出了疑义,他通过对动物实验发现,在胚胎发育过程中,肢体和器官是由一片简单的组织发展起来的,而不是一个预成的小人(或动物)的机械性扩大。但是肢体和器官是通过什么途径由简单的组织发育而成,当时还不能做出科学的解释,在人类发育问题上仍笼罩着一层神秘的面纱。

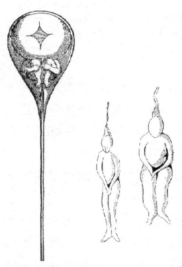

图 7-8　哈特索克绘制的微型小人草图

来源:https://en. wikipedia. org/wiki/Nicolaas_Hartsoeker # / media/File:Preformation. GIF

细胞学说建立之后上述问题迎刃而解。19 世纪 50 年代德国医师雷马克(R. Remak,1815—1865)和瑞士解剖学和生理学家克里克尔(A. Kolliker,1817—1905)等人将细胞学说和胚胎学的研究结合起来,证明卵和精子原来只是简单的细胞,在发育过程中细胞本身可以复制,这个复制过程称为细胞分裂,胚胎发育过程就是细胞分裂分化的过程。

二、诊断学的进步

望诊、触诊、叩诊和听诊是西医的 4 种基本物理诊断方法。19 世纪之前,医师通过观察五官进行诊断,如倾听病人诉说病症、观察舌头和尿样及把脉等,很少进行直接的躯体检查。

（一）叩诊法

叩诊法由奥地利医师奥恩布鲁格(J. L. Auenbrugge，1722—1809)发明。在临床治疗中，奥恩布鲁格一直想如何解决检查人体胸腔积水的问题，他联想到经营酒店的父亲曾用手敲击酒桶，凭叩击声判断酒桶内的存量。奥恩布鲁格由此猜想：人的胸腔与酒桶似乎相似，如果用手叩击胸腔，凭声音是否能诊断出胸腔中积水的情况，他以此方法探究叩击音的变化与胸部疾病的关系，并将临床诊断与病理解剖的结果进行对照。他指出正常胸部的叩诊音与胸腔疾病如肺气肿、胸腔积液、心包积液等的叩诊音是有区别的。奥恩布鲁格著有《叩击人体胸廓诊断 胸腔内疾患的新发现》(*A New Discovery that Enables the Physician from the Percussion of the Human Thorax to Detect the Diseases Hidden within the Chest*)。他的物理诊断法并没有引起人们的重视。1808年，法国巴黎慈善医院医师、医学院临床医学教授科尔维沙(J. Corvisart，1755—1821)认识到叩诊法的诊断价值，将奥恩布鲁格的著作《新发现》译成法文出版，并附详细的评析。科尔维沙还出版了《论器质性疾病及心脏和大血管损伤》(*Essai sur les Maladies et les Lésions Organiques du Cœur et des Gros Vaisseaux*)的专著，介绍和推广叩诊法在疾病诊断中的价值。他还设计制造了叩诊板与叩诊锤，发明了间接叩诊法。在他的推动下，叩诊法得到医学界的广泛重视和应用。1838年以后，叩诊的声学原理得到了合理的解释，叩诊的方法也得到进一步的改进，即医师用左手指背作叩板，用右手中指叩击左手进行叩诊，此法一直沿用到今天。

科尔维沙在法国医学界享有很高的声誉，他是拿破仑的私人医师。拿破仑曾说："我不相信医学，但我相信科尔维沙。"

（二）听诊器

法兰西医学派的另一重要贡献是听诊器的发明，由法国巴黎医学院医师雷内克(R. Laennec，1781—1826)发明。听诊器发明前，医师是将耳朵直接贴着患者胸部听诊判断胸腔疾病的。1816年，雷内克的病房里住进一位患心脏病的肥胖女子，因为不方便直接听诊，无法诊断。之后，雷内克在巴黎的卢浮宫广场看到孩子们在玩一种游戏，他们用一根针轻划木棒一端，用耳朵紧贴另一端可以很清楚地听到声音。受此启发，他将一张厚纸卷成圆筒状，一端贴着耳朵，一端放在病人的胸部尝试听诊，结果他听到了比直接听诊更清楚的心音。以后，他将纸筒改制成木制空心圆筒，并命名为听诊器(stethoscope)（图7-9）。1818年，雷内克出版了

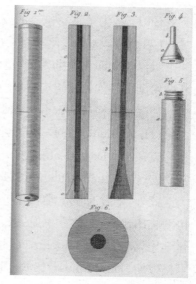

图7-9 最早的听诊器，1819年

来源：https://en. wikipedia. org/wiki/René _ Laennec # /media/File: Rene-Theophile-Hyacinthe _ Laennec _ Drawings_stethoscope_1819. jpg

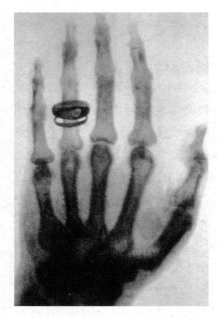

图 7-10　伦琴用 X 线拍摄的瑞士解剖学和生理学家科立克的手

来源：https://en. wikipedia. org/wiki/
Albert_von_Kölliker # /media/File：X-ray_by
_Wilhelm_Röntgen_of_Albert_von_Kölliker%
27s_hand_-_18960123-02. jpg

《间接听诊或论肺部和心脏疾病的诊断》一书，描述了听诊法的改进及其意义，成为现代听诊法的基础。

（三）X 线技术

19 世纪诊断学上的另一项重要进展是 X 线的发现。1895 年，德国物理学家伦琴（W. Rontgen，1845—1923）在研究真空放电时，在试验用的真空管里发现了新产生的光线，这种光线能在黑暗处使照相底片感光。他将这种性质不明的光线称为 X 线。几天之后，他用 X 线拍下了世界上第一张人体掌骨的 X 线照片，照片清楚地显示出瑞士解剖学和生理学家科立克（R. A. von Kölliker，1817—1905）的手掌骨和金戒指的轮廓（图 7-10），该照片和实验报告发表后，在科学界引起轰动。一个月后，维也纳的医院就用 X 线准确地拍摄出人体骨折的位置。

1896 年，美国哥伦比亚大学教授从一张 X 线照片中，清楚地看到了肌肉中的弹片。从此，X 线不仅应用于骨折的定位，还应用于枪弹伤的检查，经过不断地研究和改进，X 线被医学界广泛应用，成为临床医学不可缺少的诊断手段。

1901 年，为了表彰伦琴的发现，瑞典科学院将第一届诺贝尔物理学奖授予了他。

（四）其他物理与化学诊断技术

听诊器和叩诊法的发明，奠定了现代物理诊断学的基础。此后又有一系列的物理诊断技术问世。如：1868 年德国医师翁德利希首次测量体温并绘制体温曲线。1854 年，奥地利医师耶格（E. Jaeger，1818—1884）首先提出视力表概念。1862 年，荷兰科学家斯内伦（H. Snellen，1834—1908）改进了视力测定法并发明视力表。1865 年，法国医师德索梅克斯（A. Desomeaux，？—1894）发明了膀胱镜。1898—1900 年，德国五官科医师基利安（G. Killian，1860—1921）发明直达式气管镜和胃镜。

此外，随着有机化学和分析化学的发展，临床医师开始利用化学分析的检验方法来协助临床诊断，如建立了血、尿、便三大常规检验方法等。其他成果还有：1827 年，德国化学家格梅林（L. Gmelin，1788—1853）发明的尿的胆色素试验。1837 年，德国化学家马格奴斯（H. Magnus，1802—1879）发明的血气定量分析方法。1841 年，德国医师特罗默尔（C. A. Trommer，1806—1879）发明的尿糖检查法（Trommer's test）。1846 年，英国外科医师休奇逊（J. Hutchinson，1828—1913）发明肺活量计。1847 年，德国学者路德维希制成水银血压计。1874 年，法国医师艾斯巴赫（G. Esbach，1850—1889）发明的尿蛋白定量法。1878 年，德国生理学家维罗特（K. von Vierordt，1818—1884）应用光谱分析法分析血红蛋白、胆汁和尿液。同年,法国医师和药物学家海耶姆(G. Hayem,1841—1933)发明血小板计数法。1894 年,德国化学家托波佛尔(G. Töpfer)发明胃液酸度测定法(Toepfer's Reagent)。随着新方法的发明和测量标准的确立,医师对疾病的论断逐渐变得客观和准确。

第四节 | 生物医学体系确立: 新方法、新学科和新体系

19 世纪是生物医学体系确立和发展的时期。在这一时期,医学科学的发展受到 3 方面因素的重要影响。首先是工业化和社会民主运动。17 世纪中叶英国工业革命后,法国、比利时、德国等国也相继发生工业革命。这场席卷欧洲的工业革命在经济上使各国达到空前繁荣,同时也有力地促进了各国科学技术的迅速发展。其次,能量守恒和转化定律、生物进化论和细胞学说的建立,突破了 18 世纪以来机械唯物主义静止地、片面地分析和认识事物的局限性,开始探索事物的运动、变化的规律。第三,随着物理学、化学、生物学的巨大进步,医学从依赖经验的推理和形而上学的思辨转变为凭借物理、化学实验研究和对疾病实体的客观、细致观察。19 世纪欧洲医学就是在这样的背景下取得前所未有的进步,从而奠定了生物医学体系的基础。

19 世纪著名医学家、法国生理学家贝尔纳指出:"我认为医院只是通往科学医学的入口,它们是医师开始观察的第一场所,但医学科学真正的圣所却在实验室,只有这样,医师才能通过实验分析对正常状态和病态下的生命作出解释。"

实验室研究并非 19 世纪的创新,17 世纪初英语中便有"laboratory"一词,指人们工作的地方,它与"elaboratory"(精制室)原为同源词,后者指的是人们精心制作东西的房间,特别是从贱金属中炼制出真金。启蒙运动时期该词专指研究化学和其他自然科学的场所。医学实验研究历史,可上溯到公元前 3 世纪亚历山大里亚时期的人体解剖研究,古罗马时期的盖仑和 17 世纪的哈维都是实验医学的探索者。但直到 19 世纪中叶,实验室才成为医学知识创造的中心。

实验室中心地位的形成主要受到医学研究职业化的影响。18 世纪的医学科学研究仍然是个人业余兴趣。当时在医学科学研究中最活跃的 3 位英国科学家普利斯特里(J. Priestley,1733—1804)、哈勒(A. von Haller,1708—1777)和亨特(W. Hunter,1718—1783),一位是牧师、一位是大学教授后又转为地方官员,还有一位是开业外科医师,他们都是实验爱好者。随着医学科学的发展,19 世纪这种情况发生了改变,最早在德语地区出现了专门从"干"科学中谋得生计的人:他们从事实验研究,参加专业学会,在专业杂志上发表论文,并用部分时间将自己和同行的科学发现传授给学生,这些人被称为"科学家",诸多分支学科的研究者也相应地被称为"物理学家""化学家""生理学家"和"细菌学家"等。科学实验研究成为医学知识创造的重要源泉。

一、生理学和生物化学研究的进展

19世纪,随着物理学、化学及生物学等基本学科的迅速发展,科学实验和研究手段日益先进,通过引入新的实验手段,发明新的实验仪器,科学家们对神经、呼吸、消化和内分泌等系统的生理学和生物化学进行了深入研究,在生理学和生物化学取得了一系列的成果,确立了这两门学科在基础医学中的重要地位。

在神经生理学领域,德国学者穆勒在阐明神经肌肉系统的反射活动方面做出了重要贡献。他通过实验证明,性质不同的刺激作用于同一器官,可以产生同样的感觉,而同一种刺激作用于不同的感官,则可引起不同的感觉。穆勒的《生理学手册》(Handbuch der Physiologie,1837—1840)是19世纪一部最重要的生理学著作。作为德国最著名的生理学家,穆勒培养了许多学生,其中包括施旺、黑尔姆霍尔茨、魏尔啸等。他创办的《解剖、生理和医学科学杂志》是当时德国最重要的学术刊物之一。

在神经生理的研究中另一位做出杰出贡献的科学家是英国解剖学家、生理学家和外科医师柏尔(S. Bell,1744—1842)。1811年他发表的《脑的解剖新论》(Idea of a New Anatomy of the Brain),首先提出了脊髓神经根法则,指出第五对脑神经(即三叉神经)具有运动与感觉两种功能,柏尔还发现了“交叉兴奋现象”。柏尔一生提出了许多神经生理学的基本概念,人们尊他为近代神经生理学的先驱。

穆勒之后,生理学研究侧重于两个方面:一方面是应用物理学的观点研究生理过程;另一方面是用化学方法研究机体的代谢过程。后者的著名代表人物是法国生理学家贝尔纳。他提出了“内环境”及“内环境恒定”的概念,这一概念对现代生理学的发展具有重要意义。然而,贝尔纳一生最辉煌的成就还是有关消化生理的研究。他通过实验阐明了唾液、胃液、肠液、胰液等一系列消化液在食物消化过程中的作用。他研究了糖原生成、输送、储存及代谢的全过程。1853年,他用实验证明了血液输送糖到肝脏,并以糖原的形式储存于肝细胞内,从而发现了葡萄糖的异生作用。他还对神经系统对肝糖原形成的作用及糖原与碳水化合物代谢的关系进行了研究,完成了著名的“贝尔纳糖刺试验”,证明了延髓存在血糖调节中枢。1860年,贝尔纳因病回故乡休养,在此期间写成了《实验医学研究导论》(An Introduction to the Study of Experimental Medicine,1865)一书,这本书是生理学史上里程碑式的著作(图7-11)。

1824年,德国吉森大学(University of Giessen)的著名化学家李比希(J. Liebig,1803—1873)倡导以定量分析的方法研究生命体的化学组成。他通过检测摄入的食物、水、氧气与排出的尿素、水、二氧化碳等物质,推测出动物(或人)体内化学过程的大致情况。在他的鼓励下,研究人员对肌肉、肝脏等器官组织和血液、汗、尿液及胆汁等体液进行了化学分析,测量有机体内食物、氧气消耗与能量产生之间的关系。李比希的工作奠定了生物化学的基础。

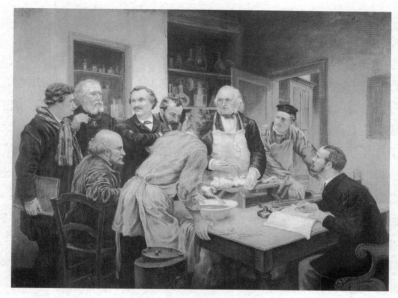

图 7 - 11　贝尔纳和他的学生

来源：https://en. wikipedia. org/wiki/Claude _ Bernard ♯/media/File：Claude _ Bernard_and_pupils_Wellcome_L0019301. jpg

德国化学家维勒(F. Wohler，1800—1882)打破了过去认为有机化合物只能在有生命的动植物体内合成的定论，于 1828 年人工合成尿素。1835 年，瑞典化学家贝采里乌斯(J. Berzelius，1779—1848)提出了催化学说，并建立了催化作用与催化剂的概念。此后，伯特兰(B. Bertrand，1815—1886)等在研究生物氧化时发现，其作用过程也是酶促反应过程。1878 年，伯特兰注意到酶促反应中还需要低分子物质(辅酶)的存在，为后来研究酶的化学本质提供了线索。

19 世纪还有一项成果，就是对核酸的初步研究。1868 年，瑞士生化学家米歇尔(F. Miescher，1844—1895)在从脓细胞中分离细胞核时，从核中提取出一种含磷量高，不同于蛋白质的酸性物质，次年米歇尔将它命名为"核素"。1889 年，德国学者阿尔特曼(R. Altmann，1852—1900)从核素中将蛋白质部分分离出去，保留了一种不含蛋白质的酸性物质，称为"核酸"。1894 年，德国生物化学家科塞尔(A. Kossel，1853—1927)证明，核酸普遍存在于细胞中，而且在不同的细胞中含量不同，其后又搞清了核酸的主要成分是4 种不同的碱基、磷酸和糖。科塞尔因上述工作获 1910 年诺贝尔生理学或医学奖。

19 世纪对组成人体最重要的物质成分蛋白质的研究也取得了不少成果。1836 年，瑞典化学家贝采里乌斯首次提出"蛋白质"一词。1842 年，德国化学家李比希在《动物化学》一书中将蛋白质列为生命系统中最重要的物质。此后，科学家们对蛋白质的组成进行了一系列的研究，至 19 世纪末，组成蛋白质的 20 种氨基酸就发现 13 种。这些成就为20 世纪生物化学的确立和飞速发展奠定生物化学的基础。

二、组织病理学与细胞病理学的建立

19 世纪初,法国年轻医师比沙(M. Bichat,1771—1802)为推动病理解剖学的发展发挥了关键作用。比沙的人生短暂而紧凑。他 20 出头就已是巴黎小有名气的外科医师了,不久又成为主官医院的内科医师。比沙勤奋好学,不知疲倦地进行尸体解剖、生理实验、为病人治疗及讲课与写作。在他的研究生涯中,平均年解剖 600 余具尸体,这样的工作量严重损害了他的健康,去世时还不到 31 岁。比沙在总结他的研究工作时提出生命的功能单位不是器官而是组织(tissue)。他将人体分成 21 种基本组织,如:神经组织、脉管组织、黏液组织、浆液组织、结缔组织和纤维组织等,他对组织的许多命名至今还在应用。比沙的工作使人们对人体结构的认识有了层次的概念,即由组织集合成器官,器官的组合又形成更复杂的系统(如呼吸系统、消化系统、神经系统等)。比沙对机体组织的研究,使他成为组织学的创始人。

比沙试图从组织层面上划分正常与异常之间的界限。比沙提出疾病并不是器官的反应,而是在组织中形成的,病理分析可以突破器官的限制,使功能障碍与组织联系起来。由于比沙的影响,医师们注意到疾病的位置是在组织,将病理学推向一个新阶段。人们也开始使用"组织"这一概念进行病理结构的描述,如以"心包炎""心肌炎"或"心内膜炎"替代了"心脏的发炎",从而推动了组织病理学的发展。法国哲学家在福柯在《临床医学诞生》中有专章谈及比沙,认为他"重新定义的身体和疾病的概念,是人类认识疾病发展的首席建筑师"。

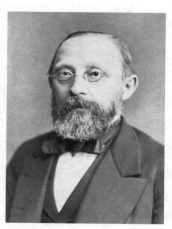

图 7 - 12　魏尔啸

来源:https://en.wikipedia.org/wiki/Rudolf _ Virchow #/media/File: Rudolf _ Virchow _ NLM3. jpg

随着人们对有机体细胞认识的不断加深及光学显微镜技术的发展和完善,特别是细胞学说的建立,使形态学研究进入了一个更加微观的世界。代表着这一进展的重要成果是细胞病理学的建立。1858 年,德国著名的病理学家魏尔啸出版了《细胞病理学》(*Cellular Pathology*)一书(图 7 - 12)。该书是他在柏林病理学研究所作系列讲座的讲稿集,全书约 14 万字,附有 144 幅精美插图。书中对细胞病理学的基本观点做了简明的阐述,他认为所有的细胞均来自细胞;所有的疾病是由生命细胞发生自动或被动的紊乱引起的;细胞之所以能发挥其功能,是因为其内部发生的物理和化学过程,显微镜能展现其中的某些变化;细胞结构的反常情况包括正常结构的退化、转化和重复。

魏尔啸在创立细胞病理学的过程中,创造性地将显微技术和细胞学的成果应用于病理形态学研究,使人类对机体结构和疾病形态改变的认识由组织水平深入到细胞层次,从而确认了疾病的微细物质基础,充实和发展了形态病理学,开辟了病理学的新领域。

魏尔啸对血液进行了广泛、深入的研究。他首次阐明了血栓性静脉炎中血块形成的病理生理学原理,发现血块的脱落可能形成危及生命的栓子(embolus 一词即由他编造)。1847 年,他描述了一种白细胞疾病,称之为"白血病"(leukemia)。他还通过观察到胎儿和初生儿的有核红细胞,而证明红细胞也具有细胞的特征。魏尔啸依据患白血病的病人脾和淋巴结肿大的情况,推测白细胞的生成涉及这 2 个器官。他还观察到肺炎等疾病一般也都伴有淋巴结增大,更增强了他确信淋巴结就是白细胞的来源地。魏尔啸还讨论了脓细胞的形成,但误认为脓细胞与结缔组织有关,这一错误不久被阿迪森所纠正,阿迪森证实了脓细胞是由白细胞形成的。魏尔啸的《细胞病理学》对多种细胞病理变化有详细的描述,他提出的浊肿、脂肪变性、淀粉样变、发育不全、异位症、褐黄病及其他许多病理概念至今仍在沿用。

被称为"现代病理学之父"的魏尔啸是近代医学发展史上的重要代表人物,他的学术研究还涉及多个领域,他是一位医师、人类学家、历史学家、生物学家、作家、编辑和政治家。1869 年,他创建成立了"人类学、人种学及史前史学会"(Gesellschaft für Anthropologie, Ethnologie und Urgeschichte),对德国考古研究的联合与推动有着很大的影响。魏尔啸还是一名致力于推进柏林公共卫生水平的政治家、社会医学的创始人,提出疾病并非单纯生物性而有其社会性。在他的同事眼里,他是德国"医学教皇"。他是瑞典皇家科学院的外籍院士,并被选入普鲁士科学院。魏尔啸还是一位多产作家,1892 年获得科普利奖章。

三、实验仪器和实验方法的更新

18—19 世纪科学家发明了许多新的实验仪器,并改进实验方法,为生理学、生物化学等学科的发展奠定了坚实的基础。

意大利医学家伽伐尼在实验中观察到动物电现象。1791 年,伽伐尼设计了青蛙的神经肌肉装置。他的实验表明,神经和肌肉以两种不同的金属连接起来,当这两种金属互相接触时,均可引起肌肉收缩。他认为蛙腿的收缩是由于神经肌肉组织呈现瞬时电流的缘故。当时人们认为这是一种"动物电",称之为"流电"(galvanism)。但是,意大利巴维亚大学的物理学教授伏达对此提出了异议。1800 年,他发明伏打电堆(valtaic pile)。他认为"流电"与动物没有任何关系,肌肉的收缩乃电流刺激的结果。1845 年,柏林大学的雷蒙(Du Bois-Reymond, 1818—1896)设计了一种灵敏的电流计,证明神经在受刺激时,沿着神经冲动的方向,确实发生了电位变化。1879 年,瑞士解剖学家和心脏病专家希斯(W. His, 1863—1934)在柏林第 1 次记录到心脏电脉冲,证明心脏是人体内最强的发电机,伽伐尼的学说才得到令人信服的证实。

德国韦伯三兄弟 E. 韦伯(E. Weber，1795—1878)、W. 韦伯(W. Weber，1804—1891)和 F. 韦伯(F. Weber，1806—1871)则将近代数学和物理学方法引进生理学研究，建立了身体器官功能的新方法。他们首次应用电磁装置刺激迷走神经，使心跳变缓以至停止，刺激交感神经时则可促进心脏搏动加速，这个实验对研究血液循环有重要意义；又证明了神经的作用，对中枢神经系统出现的抑制作用进行了创造性研究，开辟了神经生理学的新领域。

德国生理学家路德维希是许多生理学实验仪器的创制者。1846 年，他将气象学和物理学中使用的描绘记录法应用于生理学。他设计了用水银检压计在记纹鼓上记录血压变动方法，为血液循环系统的研究创造了有利条件。记纹鼓后来成为生理学研究和教学的最常用仪器，如用烟熏纸记纹描记法描记呼吸曲线、血压、肌肉收缩等。研究手段上，19 世纪的分析生理学研究往往将实验动物的器官从活体上分离出来，在人工条件下研究其规律，所以不一定能完全反映机体的真实情况。19 世纪下半叶，出现了与分析生理相反的综合性生理学研究方法，即在实验对象保持其机体完整并与外界环境统一的条件下研究其生理功能。

在这方面做出杰出贡献的是俄国生理学家巴甫洛夫(I. Pavlov，1849—1936)。他在消化生理和高级神经活动的研究中采用这种综合性的研究手段，他的成功对后来生理学的发展产生很大影响。

巴甫洛夫与"条件反射"

在生理学发展史上，值得一提是俄罗斯生理学家巴甫洛夫著名的"条件反射"实验。他在学生时代就开始从事心血管神经调节的研究，提出了心脏营养神经的概念，1891 年开始研究消化生理。1884—1886 年，巴甫洛夫在德国路德维希和海登海因实验室进行心血管和胃肠生理学的研究，1888—1890 年，在彼得堡包特金实验室进行循环和消化生理学的研究。在海登海因小胃基础上，他制成了保留神经支配的"巴甫洛夫小胃"，并创造了一系列研究消化生理的慢性实验方法(如唾液瘘、食管瘘、胃瘘、胰腺瘘等)，揭示了消化系统活动的一些基本规律，出版《主要消化腺讲义》，1904 年，因对消化系统的出色研究而获诺贝尔生理学或医学奖。

19 世纪 90 年代，巴甫洛夫开始以狗做实验，以此了解狗胃对食物条件反射。他透过唾腺来研究不同条件下狗的唾液分泌情况。他注意到狗在食物送进嘴里之前便开始分泌口水，于是就从此处着手，研究这个他所称的"灵魂分泌液"。他意识到这些现象比起唾液的化学成分更加有趣,便改变了他的研究焦点,调整食物出现之前的刺激来开始一连串的实验。因此,建立了他所称的条件反射实验(图 7 - 13)。这些实验在 1890—1900 年通过翻译被介绍到西方科学界,但直到 1927 年才有完整的英文书籍出版。

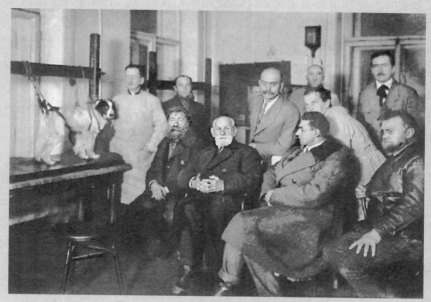

图 7 - 13　1922 年巴甫洛夫在实验室里

　　晚年他领导了苏联科学院生理研究所(现巴甫洛夫生理研究所)的工作,十月革命后,在列宁格勒(现圣彼得堡)建立了专门研究条件反射的实验站。20 世纪初,他的研究重点转到高级神经活动方面。他用生理学中的"反射"概念来理解"心理性分泌",建立了条件反射学说,其代表作是《大脑两半球活动讲义》(1927 年)和《动物高级神经活动客观性研究实验 20 年》(1923 年)。20 世纪 40 年代,巴甫洛夫的学说被介绍到中国,20 世纪 50 年代,中国兴起"学习巴甫洛夫"的热潮,他的思想对中国生理学界和医学界影响甚大。

四、治疗学的进展

　　药物治疗的发展是在药理学的独立和发展中实现的。从 19 世纪初起,人们开始用动物实验和化学分析的方法,研究药物的化学成分、性质、药理作用及其毒性反应等。其发展可分为 3 个方面:一是用化学方法对一些植物药的有效成分进行提取。1804 年,德国药学家斯特纳(F. Sertüner, 1783—1841)首先从鸦片中提取出吗啡,1817 年又从吐根中提取了吐根素。随后一系列的药物被提取、纯化,如从马钱子中提取出士的宁(1818年)、从金鸡纳皮中提取出奎宁(1819 年)、从咖啡中提取出咖啡因(1821 年)等。有效成分的提取为阐明药理作用提供了前提。二是用实验生理学方法研究药物对各器官的作用。如:1819 年,法国生理学家马让迪(F. Magendie, 1783—1855)通过实验确定了盐酸士的宁引起肌肉僵直的作用部位在脊髓。1856 年,法国生理学家伯尔纳利用蛙坐骨神经腓肠肌标本,确定了筒箭毒碱松弛骨骼肌的作用点在神经肌肉接头。这一阶段对药物的作用及作用部位的研究取得了许多成果,但对药物的作用原理的研究还很不深入。三是用生物化学方法对药物在体内的代谢过程进行研究。如对四乙基焦磷酶作为胆碱酯酶抑制剂的研究(1854 年),就是从生化角度说明药物作用原理的最早范例之一。此外,化学工业和有机化学的进展,使药物的精制和合成也迅速发展起来。

以上这些进步不断地丰富了临床药物治疗的内容。特别是 1853 年法国学者普拉瓦兹(C. Pravaz, 1793—1853)发明注射器之后,药物注射法广泛应用于临床,使化学药物治疗在临床各科得到普及和发展。除药物疗法外,由于物理学的发展,许多物理疗法也相继推广应用。如:X 线疗法、光能疗法,特别是电疗获得很大的发展。总之,到 19 世纪末,临床治疗的手段比从前更加丰富和有效了。

第五节　疾病原因:　病原生物学的诞生

长期以来,人类对疾病原因的探讨主要依据的是对病人征候的观察及猜测。18 世纪以来,病理解剖学开始将疾病原因与人体器官的病变部位联系在一起。然而,为什么这些器官会发生病变? 这一问题有待医学家们进一步研究。

一、微生物学的建立

病原生物学包括微生物学、寄生虫学及其他传染病基础理论的确立等内容。19 世纪以前,人们对于有机物的腐败及传染病的发病原因了解不多。17 世纪的荷兰学者列文虎克在显微镜下观察到一些微小生物,如细菌、螺旋体、滴虫等,但仍处于对观察结果进行客观描述的阶段,并没有进一步研究这些小生物和人之间的关系。直到 19 世纪,由于自然科学一些基本学科的不断进步和显微镜技术的逐步改进,研究工作才日益深入。

（一）巴斯德

19 世纪,对微生物学做出奠基性贡献的学者之一是法国的微生物学家和化学家巴斯德(L. Pasteur，1822—1895)(图 7 - 14)。
巴斯德早年毕业于巴黎高等师范学院,历任
巴黎师范大学教授,里尔大学和斯特拉斯堡
大学教授,巴斯德研究所第一任所长,法国科
学院院士,英国皇家学会会员等职。在微生
物学发展史上,巴斯德是一个里程碑,从他开
始,微生物学由观察和描述阶段进入到培养
和进行生理生化性质研究的阶段。他的功绩
主要包括以下几点。

1. 科学地阐明了发酵和有机物腐败的
原理　1856 年夏天,巴斯德在里尔大学任教
时,应一些酒厂主的要求,帮助他们解决酒变
酸的问题。为了弄清发酵过程,巴斯德不断
地去制酒厂进行实地调查,同时以牛乳为对
象,多次进行实验。巴斯德用化学研究中的
实验方法研究微生物在发酵过程中的作用,
这标志着实验微生物学的开始。通过调查和

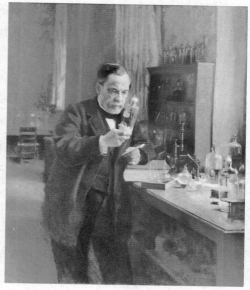

图 7 - 14　巴斯德

来源：https://en. wikipedia. org/wiki/Louis
_Pasteur#/media/File：Albert_Edelfelt_-_Louis_
Pasteur_-_1885.jpg

实验分析,巴斯德认为所有的发酵过程都是由微生物引起的,而腐败则是由有害微生物
的侵入所造成的。经过多次试验,巴斯德发现当把酒加温至特定温度时,可杀死酒中的
有害微生物而酒质却不受影响;如此时将酒进行密封保存,则可在相当时期内不变质发
酸。巴斯德的方法解决了当时威胁法国制酒业的最大难题,以后这个方法被称为"巴氏
消毒法",广泛应用于医学、酿酒等食品工业中,沿用至今。1862 年,在进一步研究有机
溶液腐败变质的原因时,他巧妙地设计了 S 型曲颈瓶,当外界空气进入 S 型瓶时,空气中
的尘埃和微生物黏附在 S 形管上而不能到达内部液体中,因此瓶内的液体不发生腐败。
如果把曲颈瓶倾斜,让培养液通过长颈,或者把瓶颈打断,则不久培养液中就会充满微生
物。这项实验证明有机培养液不能自己产生细菌,在经过消毒并一直屏蔽外界污染时,
微生物不可能存在。一切细菌都是由已有细菌产生的,从而彻底打破了当时盛行的"自
然发生说"。巴斯德的这些成果对医学科学意义重大,为近代消毒、防腐法提供了科学
根据。

2. 将细菌与传染病联系起来　早期关于疾病传染的概念,实际上同微生物并无直
接关系,"传染"(contagion)一词是指通过接触而传病的一般概念。虽然巴斯德并不是
第一个提出流行病是由"微生物"(germs)引起和传播的学者,但他通过实验证明了这个
理论。从 1877 年起,巴斯德开始研究高等动物和人类的疾病。他首先研究了炭疽病,对
该病的致病因子进行了上百次的纯培养实验,确认炭疽杆菌是牛羊炭疽病的致病菌。巴
斯德还研究了鸡霍乱病,证明鸡霍乱和人类的霍乱病没有关联。

巴斯德关于细菌与传染病之间联系的研究为现代传染病理论的建立做出了巨大贡献。伴随着上述一系列研究的同时,巴斯德在传染病的预防和治疗方面也取得了令人瞩目的成果(详见"免疫学的发展")。

(二) 科赫

在19世纪,对微生物学的发展做出奠基性贡献的另一位学者是德国细菌学家科赫(R. Koch,1843—1910)。科赫1862年考入哥廷根大学,先学习植物学、物理学和数学,后转学医学。毕业后作为随军医师参加了普法战争,战争结束后,来到东普鲁士的一个小镇当外科医师。科赫发现当地的很多牛感染上了炭疽病,这促使开始了细菌学研究。1880年,科赫受聘到柏林帝国卫生局专门从事细菌学研究。1885年任柏林大学卫生学、细菌学教授和卫生研究所所长;1891年任传染病研究所所长;1897年被选为英国皇家学会员;1902年被选为法国科学院国外院士。1905年获诺贝尔生理学或医学奖。

细菌学研究的许多基本原则和技术都是由科赫奠定的,其主要功绩如下。

1. 在细菌学研究的手段和方法上做出了突破性的贡献 1877年,科赫发表了细菌显微技术方面的研究成果。他拍摄了第1张细菌的显微照片,是显微摄影法的开创人。科赫首创了在玻片上制备干细菌膜并用亚甲蓝(美蓝)对其染色,这样制成的标本可永久性保存,这项技术使细菌标本资料能够保存积累,为研究工作提供了方便,一直沿用至今。在科赫发明中最重要的是固体培养基的"细菌纯培养技术"。科赫之前,细菌的培养都是在液体中进行的,很难做到细菌的分离和纯化。科赫发明的固体培养基及其画线接种法,使获得单一纯种细菌变得简单易行。这是细菌培养技术的革命性变化,在19世纪末和20世纪初短短几十年时间内,科学家们应用这一技术几乎已分离出所有的常见致病菌。

2. 发现、分离和鉴定多种细菌 科赫是当时在细菌的分离鉴定方面成就最大的科学家。他先后分离出炭疽杆菌、伤寒沙门菌、结核分枝杆菌、霍乱弧菌、麻风杆菌、白喉和破伤风杆菌、痢疾杆菌、鼠疫杆菌等许多病原微生物。他同时对传染病的发病原理进行了全面的研究。1879年,科赫发表了里程碑式的文章《外伤感染的病因学》,将不同的细菌区别开来,并将不同的疾病与不同的症状联系起来,从而解决了细菌是感染的原因还是结果的问题,为现代传染病学的发展做出了巨大的贡献。

炭疽病的研究就是一个经典性的例证。那个时代,许多学者都研究过炭疽病,巴斯德的实验证明炭疽病是由细菌感染所致。但是由于他们均不具备培养纯化菌株的先进技术,因此"病菌说"仍然具有争议。科赫在研究炭疽病时,首先在死于炭疽病的动物尸体上取得带致病因子的材料,经过10~20代的转移培养,得到纯细菌的培养物,对小白鼠、豚鼠、兔和羊进行接种试验,结果所有的试验都表明这些注射纯实验室培养的材料能传递炭疽病。科赫首次说明一种特定的微生物可以在动物身上导致某种特定的疾病,圆满地用病原学原理阐明了炭疽病的发病机制。在此基础上,科赫提出了诸多使动物和人免受疾病侵袭的预防措施。科赫建立了一套现代微生物学研究的经典模式,极大地推动了刚刚兴起的微生物学领域的发展。

3. 发现结核分枝杆菌　结核病是 19 世纪严重威胁人类生命的疾病之一,据统计当时全世界有 1/7 的人患有结核病,病死率极高。1882 年,科赫在柏林生理学年会上宣布分离出了结核分枝杆菌,之后,他证明了人类的结核病是由结核分枝杆菌感染所致。科赫在研究结核病的过程中,系统地提出了明确鉴定某种特有微生物是引起某种特定疾病的"科赫法则"(Koch Postulates)。这个判断标准,使疾病的细菌理论发展成为细菌学说。

小资料

科赫法则

(1) 这种微生物必须在某种疾病的每个病例中出现,恒定地同该疾病的病理症状有关。

(2) 可以从寄主身上分离出这种微生物,并可以在培养基中得到纯培养。

(3) 用这种微生物的纯培养接种健康而敏感的寄主,同样的疾病会重复发生。

(4) 从试验发病的寄主中能再度分离培养出这种微生物来。

1905 年,科赫获得诺贝尔生理学或医学奖,以表彰他在结核病领域研究的贡献。 科赫在细菌学领域的开创性业绩为他赢得了许多荣誉,然而,由于太急于攻克结核病的治疗难题,1890 年 8 月,科赫在柏林第十届国际医学大会上,将还没有完成实验的结核菌素作为一种新型抗结核药向大会作了报道,医学界为这一成果欢欣鼓舞,许多医学家立即采用结核菌素作为结核病的治疗药物,结果是导致不少人成为结核菌素的牺牲品。不久,进一步的实验证明结核菌素只能在结核病的诊断方面起作用,并无治疗价值。 由于科学家的失误而导致科学研究中的失败,在著名的科学大师身上也是难免的。

面对挫折,科赫并没有一蹶不振,而是认真地吸取教训,到埃及和印度进行新的微生物学研究,不仅发现了霍乱弧菌,而且成功地找到了霍乱交叉感染的途径和有效的控制方法(图 7 - 15)。

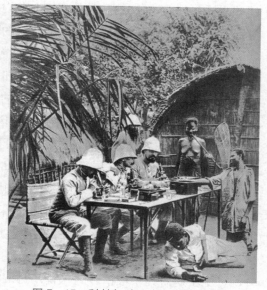

图 7 - 15　科赫与助手在非洲研究舌蝇

注:舌蝇可以传播羊昏睡病及非洲睡眠病——一种出现在非洲撒哈拉地区的严重疾病

二、寄生虫病学的建立

　　人体寄生虫,如蛔虫、绦虫等在中国、希腊和罗马的古代医书中均有记载。古代印度和阿拉伯的医师也对黑热病等寄生虫引起的疾病有过描述。但是,真正对寄生虫进行专门的观察和描述则始于17世纪。首先在显微镜下对寄生虫进行观察和客观描述的人是列文虎克。1681年,他患腹泻时对自己的粪便进行了检查,发现了大量的肠梨形虫。1684年,意大利医师雷迪(F. Redi,1626—1697)发表关于家畜和野生动物体内若干蠕虫的调查报告。1773年,丹麦生物学家米勒尔(O. Muller,1730—1784)第一次描述了在人类唾液和齿垢中观察到毛滴虫。不过,这些都只是初步的观察和研究。

　　寄生虫病研究的长足进步是在19世纪。由于显微镜的改进和细菌学的发展,传染病的各种病原体相继被发现,其中许多与寄生虫病有关。1835年,法国医师欧文(R. Owen,1804—1892)发现人体肌肉中有旋毛虫幼虫寄生。1836年,法国医师多恩(A. Donne,1801—1878)首次报道寄生于妇女阴道的阴道毛滴虫。1846年,美国医师利迪(J. Leidy,1823—1891)发现猪肉中寄生旋毛虫幼虫。1851年,德国学者比尔哈茨(T. Bilharz,1825—1862)于埃及进行尸体解剖时发现埃及血吸虫,澄清了长期以来人体不明血尿的病因。1852年,德国学者库奇梅斯特(F. Kuchenmeister,1821—1890)用兔体内的豆状囊尾蚴喂狗,获得了豆状带绦虫成虫,再用其卵喂兔获得了囊尾蚴。1855年,他用同样的方法在人猪之间进行了猪带绦虫的实验获得成功。这种应用动物模型进行实验的方法极大地推动了寄生虫病的研究。1857—1859年,德国学者洛克卡特(Leuckart,1822—1893)和魏尔啸同时各自完成了旋毛虫生活史的研究。1870年,英国学者刘易斯(T. Lewis,1841—1886)在人的粪便中发现了结肠阿米巴。

　　从19世纪70年代开始,出现了一个特殊的研究领域:热带病医学,因为这些疾病经常发生在热带地区。这反映了殖民主义时期的特点,那时强大的武力正在征服地球上未开化的区域。殖民主义扩张时所遇到的一大难题便是疾病,如疟疾(来自意大利语mala aria,意为脏空气)。关于热带病的病因,传统的观点用有毒的环境会导致疾病来解释,认为是炎热的气候容易使人发热,并易于产生腐败。关于热带病的新解释在19世纪的最后25年间出现了,其先行者是曼森(P. Manson,1844—1922)。曼森是苏格兰人,1866年作为海关医官赴远东地区。在中国厦门度过的12年间,曼森研究了当地的象皮病。这是一种慢性损毁容貌的疾病,由于淋巴回流受阻导致外生殖器和四肢水肿。曼森证实此病是由一种被称为丝虫的寄生虫通过蚊虫叮咬传播的。这是第一个被证明以昆虫为媒介传播的疾病。

　　寄生虫病研究中最精彩的一幕是对疟疾的研究。这项研究历经近20年的时间,在地理上涉及了欧、亚、非三大洲,参加研究的学者有法国、意大利、英国等国的众多专家,最终在19世纪末才完全阐明该病的机制。第一次从疟疾患者的血液里观察到寄生物的是法国军医拉弗兰(A. Laveran，1845—1922)，当时他在非洲的阿尔及利亚工作。1880年，他发现当时被称为"黑血病"病人的血液中存在一种黑色颗粒，而且看见了过去不为人知的一种小体。他推测这些小体可能是"黑血病"的病原体。到1884年拉弗兰已积累了480例标本，将疟原虫在人体内的各个发育阶段的主要形态都描绘下来。1894年，他推测蚊子可能是疟疾的传播媒介。在此后的9年中，意大利组织学兼病理学家高尔基(C. Golgi，1843—1926)完成了人类血液系统中疟原虫发育周期各细节的研究工作，并阐明了病人发热高峰期与原虫裂殖生殖的相关性，认识到危害人类健康的至少有3种疟原虫，同时他还证实了奎宁对疟原虫的治疗作用。1890年，他拍摄了第一张疟原虫照片，为疟疾的进一步研究创造了条件。1891年，俄国学者罗曼诺夫斯基(D. Romanovsky，1861—1921)在研究技术上获得重要进展，他找到了一种新的染色法来证实血涂片上的疟原虫，这一技术解决了疟原虫观察困难的问题。罗氏染色法使任何一位拥有一台显微镜的医师，都可以诊断疟疾。由于当时已有奎宁类药物有效治疗疟疾，这种诊断方法为患者带来了迅速准确诊断和及时有效治疗的福音。

对疟原虫的流行病学调查是由在印度工作的英国医师罗斯(R. Ross，1857—1932)完成的。1892年，罗斯在印度致力于疟疾研究。1894年，曼逊使他相信疟疾是由蚊虫叮咬引起的，罗斯回到印度后决定验证这个假说。经过几年的努力调查，他在1897年首先证明了鸟类疟疾是由蚊子传播的。不久他又深入到非洲西部，在按蚊的胃肠道找到了人类疟原虫的卵囊，证实人类的疟疾是由按蚊传播的。此后他将自己的研究成果写成专著《疟疾研究》，书中提出了灭蚊是预防疟疾的有效措施。罗斯因此而荣获1902年诺贝尔生理学或医学奖。

19世纪，经过众多学者的努力，寄生虫病学成为一门独立学科。1894年，英国利物浦热带医学学校开设寄生虫学课程，由罗斯任教，同时还创办了《热带医学及寄生虫学》年刊，此后欧洲各国也先后创办了研究热带医学与寄生虫病学的院所，为20世纪寄生虫病学的发展奠定了基础。

三、免疫学的发展

免疫学是伴随病原微生物学发展起来的一门学科。人类对自身免疫能力的探讨甚至比病原学更早，这是因为人类在没有认识瘟疫原因之前，首先面临的是大量病人死亡的现实，治疗和预防是更优先的问题，也反映了人类对复杂事物认识过程的曲折性。公元4世纪，中国人就用狂犬脑敷治狂犬咬过的伤口。16世纪中国人又发明了人痘接种术，这无疑是免疫学史上的一项创举。

18世纪末，英国医师琴纳(E. Jenner，1749—1823)(图7－16)介绍了牛痘接种法预防天花的成功经验。琴纳原是英国一位接种人痘的乡村医师，当时的英国乡间流行一个民间传说：一个人只要曾经染上牛痘，便不会再染上天花。挤牛奶的女工多数都曾感染

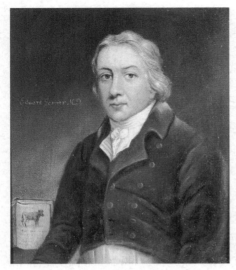

图 7-16 爱德华·琴纳画像

来源：https://zh.wikipedia.org/wiki/爱德华·琴纳#/media/File：Edward_Jenner._Oil_painting._Wellcome_V0023503.jpg

牛痘,亦的确很少患上天花。琴纳想到如果这样的传说属实,意味着牛痘是跟天花有关,那么以牛痘接种代替天花接种可能更合理。1796 年 5 月 14 日,琴纳进行实验。他以接种牛痘浆的方法,用一把清洁的柳叶刀在一名 8 岁男孩的两只胳膊上,划了几道伤口,然后替他接种牛痘,预防天花。男孩染上牛痘后,六周内康复。之后琴纳再替男孩接种天花,结果男孩完全没有受感染,证明了牛痘能令人对天花产生免疫。琴纳称他的方法为"预防接种"(vaccination),vacca 是拉丁文中"牛"的意思。之后他在 1798 年出版关于预防接种办法的书:《关于牛痘预防接种的原因与后果》(*An Inquiry into the Causes and Effects of the Variolae Vaccinae, a Disease Known by the Name of Cow Pox*),并首次在书中使用了病毒(virus)一字。琴纳认识到预防接种可能达到的最终结果。他希望有朝一日可以令天花在地球上绝迹。他的梦想最后在全球的努力合作下取得成功,1980 年天花病终于在地球消失。

除了发明牛痘接种外,琴纳还是一个对大自然观察入微的科学家。杜鹃的雏鸟会把同巢其他雀鸟的蛋及幼雏推出巢外,亦是最先由琴纳发现的。因为这项观察,琴纳被英国皇家学会在 1789 年选为院士。

事实上,当时琴纳对牛痘中包含的科学机制却所知不多。关于人体免疫机制的研究开始于 19 世纪。

伴随着微生物学的进步,医学家们才真正开始免疫学这一全新领域的研究,其中三大领域的研究是 19 世纪免疫学发展的核心,这些领域的研究成果为 20 世纪免疫学成为医学发展的前沿学科打下了坚实的基础。

（一）人工减毒疫苗的研究

人工减毒疫苗的研究开始于巴斯德。1880 年,巴斯德为了获得人工自动免疫,做了第一次推理性尝试。他在这方面的工作开始于一系列失败的实验,当时巴斯德正在研究鸡霍乱的病理学。他将经培养得到的纯鸡霍乱病原菌,注射入健康鸡的体内,成功诱发了鸡霍乱病。暑假来临,巴斯德将没有来得及继续使用的这种菌的肉汤培养物锁入实验室,就去度假了。当他度假后回到实验室时,又将保藏了一个暑假的肉汤培养物继续注入鸡体进行实验,然而结果却与前面的实验相反,所有被注射的鸡都安然无恙。面临这明显的失败,巴斯德重新设计了两组实验。第一组,他把从天然感染该病的鸡中重新分离的新菌株,分别给从市场买的新鸡和感染而未发病的鸡进行接种注射。第二组,他把实验室保存的旧培养物也分别给上述两种鸡进行接种注射。实验结果是，第一组中的新鸡生病死亡，而注射过旧培养物的鸡却没被感染；第二组中的两种鸡均未发病。经过对上述实验的认真分析，巴斯德证明：旧菌株不能使任何鸡生病是由于培养细菌的毒力减弱。而新菌株不能使注射过旧菌株的鸡生病，是因为这种鸡产生了抵抗力。在这一分析结果的基础上，巴斯德继续研究导致毒力减低的因素，发现了毒力减低与两次传代培养之间的时间间隔有关，时间越长，减毒程度越大。巴斯德在报道这一发现时特意提到，这一现象与90多年前琴纳的牛痘接种法的原理相似，这个悬而未决的问题终于被巴斯德解开了。巴斯德把鸡霍乱的这种减毒菌株称作"疫苗"，这一名称一直沿用至今。

巴斯德用公开实验成功地证实了炭疽疫苗的价值。1881年4月26日，他给24只羊注射了疫苗，3周后重复了1次，2周后，给实验组和未注射过疫苗的对照组同时接种了炭疽杆菌。6月2日，检查时发现，所有免疫过的羊都很健康，而对照组的羊则不是死去就是奄奄一息。1885年，巴斯德又发明了抗狂犬病疫苗，尽管当时还无法观察和分离病毒，但巴斯德还是用他出色的工作成功地预防了这种危险的疾病。到1885年为止，所有疫苗都是活的减毒制品，制造这种疫苗价格昂贵，花费时间又长。1886年，美国细菌学家沙门（D. Salmon，1850—1914）和史密斯（T. Smith，1859—1934）首次研制成功死疫苗，经实验证明和活疫苗一样有效，同时生产成本低，可进行标准化批量生产，而且能较长期的保存，可以大批量的用于人和动物以预防各种传染病的传播。

（二）血清学研究和体液免疫理论的建立

减毒疫苗的成功，使细菌学家们开始对这种免疫的获得是由什么机制形成的问题产生兴趣。最早的研究工作是1888年由英国细菌学家纳托尔（G. Nutall，1862—1937）进行的。他把已知数量的炭疽杆菌加入无细菌的血清中，观察到只要细菌数量不太大，就会被血清杀死。这一研究有两个特点，一是血清取自未经免疫的动物，因此血清的作用是非特异性的；二是使用方法与现代相反，即血清量保持恒定，加入的细菌则是变量的。现代的方法是：细菌量是恒定的，然后用能杀死固定数量细菌的血清极限稀释度来表示结果。1889年，法国学者查林（A. Charrin，1856—1907）等提供了特异性免疫血清的第一组试验。他们先用铜绿假单胞杆菌人工感染动物，当动物康复后取其血清。再将铜绿假单胞杆菌放入被感染和未感染的两种动物血清中，发现产生了不同结果，在被感染动物的血清中细菌培养后形成凝块并沉淀；在未感染的动物血清中，细菌培养后则成弥散性生长。这是血清中存在特殊抗菌物质的第一个证据。

在上述研究工作的基础上，19世纪的最后10年血清学和免疫理论得到了飞速发展。1890年，德国细菌学家贝林（E. Behring，1854—1917）第一次报告获得了特异性免疫抗体，这是用梅氏弧菌豚鼠进行实验性感染研究的结果。此后，他与日本微生物学家北里柴三郎（1852—1931）合作，在豚鼠中诱导出对破伤风和白喉毒素的人工自动免疫力，并进一步证明，通过注射取自免疫动物的血清，可以把这种免疫力被动转移给其他动物，使其在接受致死量的细菌后仍存活。这些研究为血清疗法奠定了基础，他们还为免

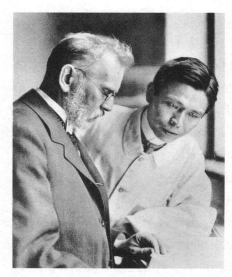

图 7 - 17　埃尔利希(P. Ehrlich, 1854—1915)与助手秦佐八郎

来源：https://en. wikipedia. org/wiki/Paul_Ehrlich # /media/File：Paul_Ehrlich_and_Sahachiro_Hata. jpg

疫动物血清中这种能中和毒素的特殊物质创造了"抗毒素"一词。随后，在 1891 年，首例应用抗白喉血清治疗白喉病患儿获得成功。此后，血清疗法逐渐流行，除了白喉外，科学家们还研制出了破伤风、肺炎、鼠疫、霍乱的抗毒素。1901 年，为表彰贝林在抗毒素血清疗法方面的贡献，瑞典卡罗琳医学院向他颁发了首届诺贝尔生理学或医学奖。

与贝林同时，德国医学家埃尔利希(图 7 - 17)通过血清学研究建立起体液免疫理论。埃尔利希一生的研究工作可以分为 3 个阶段。第一阶段从 1878—1890 年，主要研究各种染料对人体和病菌的作用，目的是为了找到能制服病菌的"神奇子弹(魔弹)"，这也是他青年时代的构想。第二阶段从 1891—1900 年，主要从事免疫机制的研究和免疫理论的建立。第三阶段从 1900—1915 年，主要研究化学疗法。埃尔利希对免疫学最重要的贡献集中在他第二阶段的研究上，他也因此荣获 1908 年度诺贝尔生理学或医学奖。

1891 年，埃尔利希发表了他的第一篇以免疫学为主题的论文，论文中最重要的部分就是把贝林和北里柴三郎对破伤风和白喉的研究进行了科学的概括，从理论上阐明了主动免疫和被动免疫这两类免疫的普遍性意义。他在免疫理论上的另一个贡献是提出了有机体和周围化学物质(食物、药物等)结合的学说——侧链学说。他阐明了疟原虫对甲基蓝的亲和性，并运用费歇尔(E. Fischer)等有机化学家的立体化学思想，提出了"侧链"概念来解释抗原与抗体的作用机制。他认为抗原具有一种结合基或"侧链"，或称为"结合簇"，抗体是机体细胞受抗原刺激后所产生的物质，抗体也具有侧链或结合簇，并能与抗原的结合簇作特殊的结合，他将抗体称为"受体"，并进一步推论机体细胞受抗原刺激产生受体后，不断地进入血液，在血流中与抗原结合以保护机体。埃尔利希是最早应用化学反应解释免疫过程的人，也从分子视角提出了药理学上"魔弹"存在的可能性，这也是化学疗法的最终目标。他的第三个贡献是发明了为生产临床使用的标准化血清所必需的定量技术。1897 年，埃尔利希发表了他的《白喉抗血清的标准化及其理论基础》的论文，提出"无毒限量"和"致死限量"两个定量概念，这两个概念连同一系列的标定技术使标准化检验方法的建立成为可能，今天抗毒素血清的国家标准或国际标准都是从埃尔利希的最初创意发展而来的。

(三) 吞噬现象的研究与细胞免疫理论的建立

吞噬现象在 19 世纪曾被许多研究人员注意到。1870 年，朗罕(T. Langhans,

1839—1915)观察到白细胞具有清除伤口内红细胞的能力。1872 年,德国病理学家勃契-赫斯费尔德(F. Birch-Hisschfeld,1842—1899)发现注射到血流内的球菌被白细胞摄入。1876 年,科赫也描述了接种到蛙背淋巴囊的炭疽杆菌可被囊内细胞所吞噬,同一现象在马身上也被观察到。1874 年,丹麦病理生理学家帕纳(P. Panum,1820—1885)提出吞噬现象可能是摧毁细菌的一种方式。然而这一系列的研究当时并没有引起人们的重视。

对吞噬现象进行深入研究,并由此建立免疫学理论的两大支柱之一的细胞免疫理论的是俄国生物学家梅契尼科夫(E. Metchnikoff,1845—1916)(图 7 - 18)。梅契尼科夫早年留学德国,并在那里完成博士论文。1868 年回彼得堡获动物学博士学位。1882 年,由于遭受沙皇的迫害而被迫逃亡意大利。在意大利他继续研究腔肠动物和棘皮动物的消化系统,发现最原始的消化器官不是腔囊状或管状的,而是肠内细胞对食物的直接吞噬。他在实验中将玫瑰刺刺入透明的海星幼体内,观察到玫瑰刺周围聚集着变形细胞,他为这些吞食外来物质的细胞取名"吞噬细胞"。

由此他推测高等动物体内也可能具有这种细胞,他在兔子身上的实验证明了这一推测,发现白细胞能够攻击和吞噬病菌。他把白细胞称作抗感染卫士。1883 年,他建立了吞噬细胞理论。次年发表了《机体对细菌的斗争》一书,震动医界。巴斯德对梅契尼科夫的研究产生了兴趣。1888 年,梅契尼科夫应邀到巴斯德研究所继续研究工作。此后,法国成了他的第二故乡,他在此发展和完善了细胞免疫理论。1908 年,他因此荣获诺贝尔生理学或医学奖。

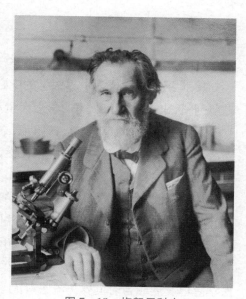

图 7 - 18　梅契尼科夫

来源:https://en. wikipedia. org/wiki/Élie _ Metchnikoff #/media/File: Elie _ Metchnikoff_-_Between_ca. _1910_and_ca. _1915_-_LOC. jpg

梅契尼科夫的细胞免疫学说在法国科学大会上获得一致好评,但与此同时,也受到了体液免疫学派的质疑。科赫对细胞免疫学说产生了怀疑,贝林和埃尔利希指出血清的免疫能力比白细胞更强。因为实验证明,免疫动物的血清能够破坏细菌,给动物输入免疫动物的血清可以使它们获得免疫力。1888 年,巴斯德的两位学生法国医师鲁克斯(E. Roux,1853—1933)及瑞士医师和细菌学家耶尔森(A. Yersin,1863—1943)也发现了滤过的白喉杆菌的培养液比白喉杆菌毒性更强。这提示引起疾病的白喉杆菌本身毒性并不大,而其制造的化学毒素具有强烈的致病作用。体液免疫和细胞免疫这两大学派相互论战了 20 多年,直到 1903 年英国细菌学家和免疫学家赖特(A. Wright,1861—

1947)和道格拉斯(S. Douglas，1871—1936)在研究吞噬作用时发现了被称为调理素的血清因子，证明在其辅助下白细胞才能发挥吞噬作用，从而使人们认识到这两种理论的互补作用时，两大学派才统一起来。

第六节 现代医学职业化特征： 教育、学术团体与伦理学

一、现代医学教育的奠基

19 世纪的法国成为世界医学的中心，在医学实验、医院医学和医学教育体系方面都有所创新，来自欧洲和北美的学生大量涌入法国。这些在巴黎学习的年轻人回国后，树立了法国医学的旗帜。伦敦、日内瓦、维也纳、费城、都柏林和爱丁堡的信徒跟随在法国人后面，强调物理诊断和病理的相关性，还经常带回法国人在基础科学，例如化学与显微镜方面的知识和技能。

依照法国的模式，世界各国的医学教育都变得更加系统化和科学化。在曾留学巴黎的教师力促之下，英国的医学教育受法国思想的影响，医学教育规模随之扩大。从 1830年起，伦敦有了值得夸耀的一所大学和两所医院，大学和医院都设医学系，大学也计划建立自己的医院，伦敦一跃而成为欧洲较大的医学科学中心。19 世纪下半叶，爱丁堡大学医学院已发展成当时世界一流医科大学。来欧洲留学的北美学生纷涌进入爱丁堡大学学习医学。

19 世纪五六十年代后，日耳曼帝国的医学得到迅速发展，奥地利医师罗基坦斯基(C. Rokitansky，1804—1878)访问巴黎后，将医院医学引入维也纳，他将病理解剖列为必修课程。罗基坦斯基十分重视尸体解剖的教学，他本人就做过不下 6 万次的尸体解剖。此时，德国也开始进行医学教育改革。德国的医学教育不仅吸收了法国医学的长处，而且将临床教学与实验室的实际操作相结合。德国人提出，医学教育不仅是培养医师，而且应当培养既能从事临床工作，又能进行科学研究的医学科学家。这种教育与实验的结合终于发展成为一种临床研究模式，它比单纯临床观察更为精密。不久，德国和奥地利的医学发展迅速赶上英国和法国。19 世纪下半叶，德国成了世界医学的中心。

美国的正规医学教育兴起相对较晚，18 世纪中期，美国开始设立医学院校，学制两年，第二年学生重复第一年的课程，没有学解剖课或实习的机会，这些学校实际上是"文凭制造厂"。19 世纪前，美国的医学教育落后于欧洲半个多世纪，以至于美国学生多去往欧洲留学，爱丁堡、巴黎、维也纳和柏林的医学院是他们留学首选的学校。美国本土的学校大多采用"讲课、测验"填鸭式的一套方法，学期短，费用低，教授随意任命，学院间没

有联系,学生不参加考试也能获得学位。19世纪80年代美国还未实行医师执业执照制度,任何人都可以自称为医师,其中也不乏大量的女医师。这些医师一般在师父手下担任3年学徒,由师父提供书籍和医疗设备,在当学徒的前半段时间,学徒阅读基本的医学教科书,后半段时间陪着师父一起出诊,最后由师父颁发证书。

19世纪末,哈佛大学和宾夕法尼亚大学等开办医学预科,延长本科学习年限,从国内和国外请来最优秀的教师,充分利用外国先进教学法,并争取国家大量的财政支持,这些措施为后来医学教育的巨大发展创造了条件。1893年,约翰·霍普金斯医学院成立,引入德国的教学-临床-科研模式,开创了美国医学教育的新局面。

1910年,卡耐基基金会发表著名的弗莱克斯纳报告,美国医学教育界在此报告上建议,对美国医学教育进行改革。弗莱克斯纳(A. Flexner,1866—1959)是美国著名的教育家,20世纪初,在考察了美国与加拿大155所医学院教育建制后,弗莱克斯纳批评当时美国医学教育状况是医学院太多,但质量高的医院很少,绝大多数缺乏应有的标准。他以约翰·霍普金斯为标准,指出在他所调查的所有医学院中只有16所大学有录取标准,要求有至少2年的大学教育。为此,弗莱克斯纳提出了4年医学教育课程计划:前2年基础科学教育,后2年临床教育。他还提出了医学生录取标准,必须有高中毕业证和至少2年的大学科学教育。根据弗莱克斯纳报告的建议,美国医学院建立了基础医学和临床医学循序教育的架构。

第二次世界大战以后,美国的医学教育在逐渐趋于重视医学实践层面的同时,也开始重视社会及环境医学。美国医学界和公共卫生界的医师和专家注意到,科学技术的迅猛发展给现代社会带来正面影响的同时也产生了负面影响,比如因环境危害导致疾病的产生,因科技发展造成的医学伦理问题和医疗科技化等。如何由人文、社会和伦理3个层面的关照未来医师的培养,成为促进美国近年来医学教育改革的助力。

二、医学团体、医学期刊的发展

19世纪开始出现新型的医师社团和学会。它们承袭了古代学院派的科学倾向,但更为灵活,更易于接受新观点和新发现。医学会成为医学家、教师及开业医师共同参与科学讨论的园地。

1832年创立的英国医学会(British Medical Association,BMA)每年都召开年会,交流临床经验和科学发现。英国医学会是全国性学会,在英国各自治领都设有分会。

1857年,英国医学会创办了《英国医学杂志》(*British Medical Journal*,BMJ),该杂志与1823年创办的《柳叶刀》(*Lancet*)杂志一起有力地推动了英国医学的进步。《柳叶刀》杂志创办人魏克莱(T. Wakley)宣称:"柳叶刀应该是一种带有弓形窗体的刀子,这样光线可以从中穿越。它也应该是一种锋利的外科手术刀,可以切下杂质,我使用这个名称含有上述的双重含义。"

1847 年,美国医学会(American Medical Association,AMA)成立,发行周刊《美国医学会杂志》(*Journal of American Medical Association*,JAMA),几乎全美国的医师都是其会员,医学会对美国医学界的各方面发展都产生了重要的影响。在最初半个世纪里,医学会的主要任务是推动医学教育的改革。19 世纪前,美国还成立了市医学会和州医学会。

1812 年,美国波士顿外科医师沃伦创办医学季刊《新英格兰医学与外科期刊》(*New England Journal of Medicine and Surgery*),沃伦医师就是给莫顿提供展示麻醉技术的外科医师,创造了第 1 次麻醉术用于手术的历史记录。1828 年,该季刊改为周刊出版,更名《波士顿医学与外科期刊》(*Boston Medical and Surgical Journal*,1828—1928);1928 年马萨诸塞州医学会以 1 美元的象征性价格"购买"了这个杂志,将其改名为《新英格兰医学期刊》(*New England Journal of Medicine*,NEJM)。此外,《美国医学科学杂志》(*American Journal of the Medical Sciences*)、《纽约医学杂志》(*New York State Journal of Medicine*)等都是最具影响力的医学期刊,大多延续至今(表 7 - 2)。

表 7 - 2　著名的四大综合性医学期刊

期刊名称	国家	创刊时间	备　　注	周期
英国医学杂志(BMJ)	英国	1812 年	英国医学会	周刊
美国医学会杂志(JAMA)	美国	1883 年	美国医学会	周刊
新英格兰医学期刊(NEMJ)	美国	1828 年	1928 年起属美国马萨诸塞州医学会	周刊
柳叶刀(Lancet)	英国	1823 年	不属于任何的医学或科学机构	周刊

德国、法国、意大利等欧洲国家也组织了自己的医学会,创办医学杂志。1863 年,瑞士慈善家杜南(J. H. Dunant)在日内瓦创办国际红十字会,得到世界各国的支持。

虽然不同民族人民的思想和生活中必然地保留了其原有的某些习性和文化倾向,有时甚至得到强化,但由于文化和医学期刊的广泛传播,通讯的日益便利及政治变革所带来的各国人民频繁接触,这个时期西方医学的民族特性已大为减弱。重要的科学潮流在意大利和维也纳之间相互交汇,新兴观念和改进的技术从法国传到英国、意大利和德国,从德国传到了美国及世界各地。1867 年,第一届国际医学大会在巴黎举行,此后每两年举行一次,成为国际医学界交流的盛会。此外,医学各学科的国际会议也相继举行并创建了一系列的国际医学组织,极大地推动了现代医学在世界各国的发展。

三、医学职业

对于一种同他人有密切关系、能知其隐私的职业,医学总是需要有一个可行的道德标准。早在古代就有《汉谟拉比法典》规范医师的行为。英国医师珀西瓦尔(T.

Percival，1740—1804)在 1794 年制订了一个医师的道德规范，1803 年修订更名为《医学伦理》(*Medical Ethics，or a Code of Institutes and Precepts，Adapted to the Professional Conduct of Physicians and Surgeons*)正式出版，医学伦理学这一术语也是由他首创。《医学伦理》后来成为美国医学会在 1847 年订立医学道德准则的依据(图 7 - 19)。

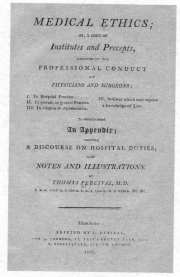

图 7 - 19　《医学伦理学》杂志

　　与其他行业一样，医学界常有不道德的行为发生，但是品行高尚的医师是真挚地对待患者和同行，有时毫不顾及经济上的损失。这些医师坚持履行他们替患者保密，不与同行争病人，对贫富患者一视同仁的誓言。19 世纪的医师在社会结构中处于一个重要的地位，他们受到政府和病人两方面的尊重：政府委以重要职责，病人则越来越多地希冀医师的帮助；这反过来又影响着医师的社会地位和经济地位，在欧洲和北美，医师常常在国家文化和政治生活中起着重要的作用，他们已跻身于最高政治机构并成为文化潮流的领袖。在经济上他们也获得很大成功，许多医师已具有充足的收入和舒适的生活条件。

小|结

　　现代医学(modern medicine)，按西方医学史的概念，并不单纯是一个时间观念，而是指医学科学发展范式的转型。自 19 世纪开始，欧洲经济发展、科技进步、工业革命和城市化进程导致世界政治发生格局变化，资本主义的经济模式、民族国家意识觉醒和全球贸易的蓬勃发展，对医学发展与转型产生了根本影响，包括由国家主导的对医学科学技术研究的支持与投入、积极区域性开展公共卫生建设；现代医学教育新格局的形成、科技研发的全球合作、医疗技术化、疾病和医学的社会化新定义等一系列因素所导致的医学模式转型。19 世纪末至 20 世纪是医学突飞猛进发展的好时代，科学家在生命奥秘的探索、应对疾病和改善人类健康的征途上面临着越来越多的机遇与挑战。

思|考|题

　　1. 如何理解近代自然科学与技术的进步对医学发展的影响？
　　2. 临床医学的建立与发展有何特征？
　　3. 影响近代外科医学发展有哪些因素？
　　4. 生物医学体系是如何确立的？

参考文献

[1] 亨利·西格里斯特. 伟大的医师：一部传记式西方医学史[M]. 柏成鹏译. 北京：商务印书馆, 2014.

[2] 克洛德·贝尔纳. 实验医学研究导论[M]. 夏康农等, 译. 北京：商务印书馆, 2011.

[3] 罗伊·波特. 剑桥插图医学史[M]. 张大庆等, 译. 济南：山东画报出版社, 2007.

[4] 帕特里斯·德布雷. 巴斯德传[M]. 姜志辉译. 北京：商务印书馆, 2000.

[5] Lee K. World Health Organization [M]. London：Routledge, 2008.

[6] O'Malley C D. The history of medical education：An international symposium held February 5 - 9, 1968 [M]. Oakland, CA：University of California Press, 1970.

[7] Rosen G. A history of public health [M]. Baltimore：The Johns Hopkins University Press, 1993.

[8] Szeming S. Memories of an international life—Autobiography [M]. Boca Raton：Florida L L. I. S. Z. Publications, 1995.

第 八 章

疾病、公共卫生与国家保健政策

20世纪末,世界卫生组织曾发表报告,指出有六大传染病正威胁着全人类,"全世界每小时有1 500人死于传染性疾病,其中大多数是儿童和具有劳动能力的青壮年。"这一警告本应受到充分注意,赶紧"亡羊补牢",从公共卫生与科学研究相结合的角度,采取有力的措施,制止包括艾滋病在内的疫情蔓延。可惜事实并非如此,无视乃至隐讳疫情的状况随处可见。于是,人类就不能不因蔑视科学而继续受到自然界的报复。有位病毒学家叹道:"病毒比病毒学家聪明!因为这类微生物在地球上生存的经验远远比人类丰富。"

第一节 | 历史上的疾病

一、古代的流行病

古代病理学的研究结果明确告诉我们,疾病与地球上的生命几乎是同时出现的,它是人类文明前行中形影相伴的同行者。专家们在古生代的动物身上发现有龋齿和寄生虫病。金字塔内封存了4 000年的木乃伊也透露出古埃及曾有过类似血吸虫的寄生虫病流行的事实。对其中一具女尸的病理分析,发现其身上留有梅毒的痕迹,至今人们还能见到患有脊髓灰质炎病人的古埃及雕像。可见疾病从古至今都和我们"形影不离"。

对"流行病"的讨论和记录最早可上溯到公元前400年的《希波克拉底文集》,书中有两个章节是以"流行病学"(epidemic)为标题的。《希波克拉底文集》分析了公元前4世纪希腊"流行病"的方式,它是与季节、气候和地理环境相关联。作者考察了历史上和同时代的大量病案,对疾病的症状、治疗方式及生存率等作了详细的记录。

建立在希波克拉底所创建的四体液知识结构基础上,多数疾病被冠以急性热病或疟性热病的名字。公元前430年,在希腊伯罗奔尼撒战争时期,发生了一场大规模传染病,结果导致交战双方的一方雅典城邦全面溃败。关于这场影响历史进程的瘟疫,虽然古希腊历史学家希罗多德(Herodotus,公元前484—公元前425)在其专著《历史》中对此有详细的描述,后人也认为根据描述的症状列出的疾病可能有鼠疫、麻疹、斑疹伤寒、天花甚至梅毒等,但至今我们依然不能确定真正的病因。

古代中国也同样遭受过无数次"瘟疫"的袭扰。最初中医学典籍中采用"疫"来指称此类疾病,有"疾疫""瘟疫""疠疫""疠气"和"时行"等词,《释名》曰:"疫,役也,言有鬼行役也。"《说文解字》曰:"疫,民皆病也。"但"疫"最初表示的只是流行病意思而非传染。直至明代,医师吴有性在《温疫论》指出:"疫者,以其延门合户如徭役之役,众人均等之谓也。""疫"才代表具有高传染性的疾病。

疾病的产生和传播是与人类文明的进程相伴而行的,当人类处在文明初期,人群生活在相对独立的区域中,居住分散,患病并传染疾病的危险相对要小些。但当人类停下游牧脚步,从空旷草原和广阔的田野迈进到城镇时,人群与动物共生共宿,死尸与粪便都拥挤在一小片狭窄的公共空间上,就为跳蚤与寄生虫滋生创造了一个良好的环境。医史学家曾说:"疾病的孳生地——城市。"

流行病和恶性传染病不仅肆虐人群,甚至会毁灭国家与民族。盖仑的文献中提到希腊文用"loimos"来表示病死率高、同时会侵染许多人的严重疾病,类似拉丁文的"pestis",表示"瘟疫"。据医史学家考证,罗马时代曾有过多次大规模的瘟疫大流行。公元79年因维苏威火山爆发而产生的瘟疫,日死万余人;125年的罗马帝国发生蝗灾,传染病导致80余万人死亡;164—180年罗马帝国东部圣安东尼爆发黑死病(又被疑为斑症伤寒或腺鼠疫),这场瘟疫使罗马城内每天有千余人死亡。

小资料

查士丁尼大瘟疫(Plague of Justinian)

这是历史上最致命的瘟疫之一。发生在东罗马帝国时期,爆发地在首都君士坦丁堡、萨珊帝国(Sasanian Empire)和地中海沿岸港口城市,大瘟疫共暴发5次,分别是541—544年,557—558年,572—574年,590年和599年。其中第1次爆发导致了罗马帝国1/3人口死亡,人口由约4 000万下降到2 600万,君士坦丁堡40%城市的居民死亡。547—548年爆发动物流行病,畜牧业受到致命打击。导致疾病原因,目前普遍被认为是鼠疫杆菌。6世纪希腊历史学家普罗科比(Procopius)认为,这场瘟疫流行的范围遍及全球。当时的医师束手无策,统治者也未采取有效的防治措施,死亡惨重,人口锐减,以致社会瘫痪。瘟疫对罗马和罗马人产生的破坏力之大足以摧毁这个强盛一时的帝国,它也成为罗马帝国瘫痪的因素之一(图8-1)。

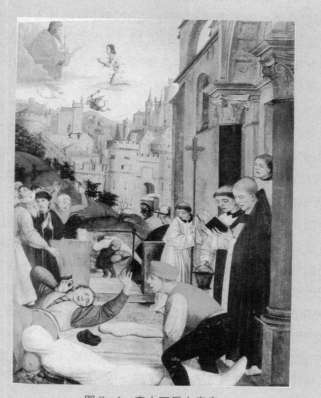

图 8-1　查士丁尼大瘟疫

来源：https：//en. wikipedia. org/wiki/Plague_of_Justinian＃/media/File：Plaguet03. jpg

二、中世纪的瘟疫

传染病对人类生活和文明进程的影响常被史学家所忽视，但中世纪肆虐欧洲大陆的流行病，规模之大、持续时间之长、涉及面之广、死亡人数之多、出现的疫病种类之繁堪称空前绝后。随之而来的灾难给欧洲带来了许多悲惨后果，成为中世纪黑暗的另一个写照，也由此引发了宗教信仰、政治、经济、社会结构和医药卫生等诸多危机。6—7 世纪流行于西欧诸国的"麻风病"，随着十字军东征，其势越发凶猛，13 世纪时达到了顶峰。麻风病患者因其形象丑恶而被社会遗弃，当时人们对付麻风病的方法就是建立隔离院，将患者收容起来，禁止随意外出，在法国这样的麻风病院就有 200 多所。到 1225 年，这样的机构在欧洲大约有 1. 9 万所。然而，14 世纪麻风病突然绝迹，就像随即突然而至的梅毒一样，至今仍令科学家困惑不已。

现代考古学家在原始人的骸骨上发现梅毒的印记，显然，梅毒是个古老的疾病。但梅毒给人类造成巨大伤害是在欧洲人发现美洲新大陆之际,1493年,梅毒肆虐欧洲大陆,引起社会的高度恐慌。鉴于梅毒传播方式的特殊性,涉及人性、社会道德和国家名誉,因此各国都以假想名来称呼它,意大利人称之为"法国病",法国人说是"那不勒斯病",荷兰人命名为"西班牙疮"、西班牙抱怨是"波兰疮",于是由一国传到一国,很快就在欧洲蔓延开来。连英国亨利八世和查利五世都染上梅毒,当时的欧洲人为了摆脱这个污名化的疾病,找到一个更为普遍而又可推脱罪名的说法,就是"梅毒"是由哥伦布和他的同伴们从美洲新大陆带到回欧洲的,这是美洲人对欧洲人入侵和掠夺的报复。

据记载,中世纪在欧洲流行的传染病,还有麦角中毒的"圣安托尼之火"、坏血病、白喉、腹泻、伤寒、痘症、天花、斑疹伤寒、小儿麻痹、"登杜"、疥癣、百日咳、猩红热、流行型感冒……萎黄病、黄疸病、肺痨、癫痫、头晕病等疾病也在英国流行。

此外,因宗教的缘故,中世纪欧洲还出现一系列精神性的流行病,1312年有3万多儿童远途参谒圣墓,开始了集体精神错乱的所谓"儿童十字军",此次朝圣旅行,最终没有一位儿童十字军抵达目的地。1486—1551年在英格兰出现"出汗病"流行,患者浑身发抖、大汗淋漓,同时伴有心脏病、肺病和风湿病的症状,往往在几个小时内死去,死亡者不计其数。14世纪在比利时、荷兰等地流行一种"舞蹈病",大家集体围在一起不间断地跳舞,跳到浑身出血而死。舞蹈病与人们对宗教的狂热和身体的缺陷有一定的关联。"黑死病"让欧洲人坚信,《圣经·旧约》中所预言的末日审判即将到来。赎罪情结推动了"鞭刑运动"的发展,成千上万的欧洲人卷入自我鞭挞和自我戕害的浩大行列,成群结队的半裸男女互相鞭笞,走来走去。人们坚信是女巫勾结魔鬼对牲畜施法,从而产生了瘟疫。这种谣言引发了漫长的虐杀"女巫"运动,大批"问题女人"在经历酷刑后被残酷烧死。还有人认为,疾病暴发是由于水源中毒,并认为是麻风病人和犹太人所为。愤怒的群众常常失去控制,审判烧死犹太人。

这种自虐和他虐、被杀和他杀,进一步衬托出欧洲中世纪的黑暗一面。

第二节　流行病与社会应对措施

一、黑死病与海关检疫

因鼠疫导致的黑死病是中世纪"黑暗历史"的真实写照。

14世纪初,欧洲大陆并不太平。频繁发生的饥荒使居民疲弱不堪,接连不断的战争也带来了政治混乱,在这样的环境下,人们更易受到流行病的侵袭,传染病的传播速度也更快了。当时对社会、政治、经济和文化影响最大的瘟疫就是人称"黑死病"的鼠疫。

"黑死病",一般先在鼠间或其他啮齿类野生动物间流行,借助鼠蚤叮咬人而造成人间鼠疫,未经治疗的鼠疫病死率高达 50%～70%。在人类历史上有数次毁灭性的鼠疫大流行,东罗马时期的"查士丁尼瘟疫"中鼠疫是最常见和毁灭性最大的一种。

1361 年,意大利圣方济教会的修道士皮阿萨(Mic-hele Piazza)在《西西里史》叙述了鼠疫是如何在欧洲传染的:"因为这是一种借着呼吸传染的疾病,当人们谈话时,即从一人传到另一人,所有患者都感到难忍的疼痛,有的浑身剧烈颤抖;由于疼痛、颤抖和呼吸受感染的结果,臂部和股部都呈现出豆核状的脓疱,它感染并贯穿到体内,因而患者猛烈吐血,此种可怖之症,医治无效,持续三日后,即行死亡。不只是与患者交谈可招致死亡,就是从他们那里买进或接触到、拿到任何东西,都能受染致死。"

1346—1347 年,中亚、埃及和欧洲南部都笼罩在黑死病的恐惧之中。包括西西里在内的意大利南部和法国南部等地也受到了冲击,后又传播到英国、德国、波兰和俄罗斯,直到 1359 年,佛罗伦萨再度受损。1439—1640 年,中世纪欧洲贸易的重要集市——法国的贝桑松就曾暴发过鼠疫达 40 次。一直延续到 18 世纪,鼠疫才销声匿迹。

据史书记载,佛罗伦萨在 1348 年的灾难中死去 10 万人以上,威尼斯和伦敦也达到各 10 万人,巴黎 5 万人,科隆在 1451 年有 2.1 万人死于鼠疫。1350—1400 年欧洲人均寿命从 30 岁缩短到 20 岁。据牛津大学校长菲茨拉尔夫(R. FitzRalph, 1300—1360)称,当时学生人数由 3 万人降到不足 6 千人。当时的情景是难以想象的,"这种病传染性非常大,特别有咯血者,与之接近探视无不染上此病,亲如父子亦不能相互探望,此时仁慈已告绝灭,希望也濒于绝境",在瘟疫期间坚持留守的法国著名外科医师乔利阿克(G. de Chauliac)说:"就我个人而论,为了避免受人唾骂,我不敢擅自离去,但是我又无时不在提心吊胆地自卫""这种病是如此致命,以至于人们在上床时还是好好的,而在早上醒来之前已经死了。医师在病人的床前感染了这种病,却比他的病人死得还早。"在接近瘟疫流行的尾声,乔利阿克也感染了,但他最终得以幸存。当时的舆论劝告居民:"快逃,远逃,慢回。"这场横扫欧洲许多地区的鼠疫,尤其是在 1348 年,几乎毁灭当时人类 1/3 的人口,使 11 世纪开始繁荣起来的许多欧洲城市化为荒凉之地。

当鼠疫和其他传染病无法遏制地在欧洲大陆横行时,无论是主教、贵族、商人还是穷人都无法逃脱这场瘟疫的屠戮,大量的神父染病死亡。如此的结果动摇了"瘟疫是上帝对罪人惩罚"这一基本信念,严重削减了教会对人民的精神控制。而在医学领域,人们开始放弃传统的信仰疗法,尝试用世俗的方法解决威胁人类生命的问题,研究可抵制瘟疫的措施;人类开始在被疾病肆虐的废墟上重建文明。

一个无法回避的问题是,当大规模传染病在世界各地流行时,医师在哪里? 医学如何应对? 19 世纪以前,关于传染病传染的概念,实际与疾病毫无直接关系,是指通过接触而传病的概念。"疫病"被认为是上帝迁怒于人间的罪人,或是从星象学上予以解释,黑死病是 1345 年 3 月 24 日土星、木星和火星会合的产物。因此,薄伽丘说:"没有医师的忠告,没有药可以克服或减轻疾病。"

的确,以四体液为基础的医学没有直接有效的措施对付传染病。"博学"的医师为了使弥漫鼠疫的空气清洁,劝民众使用强烈的臭味来"以毒攻毒",让病人空着肚子在厕所间中,吸几个小时的臭气。以芦荟丸畅通大便,用放血来减少血液,以焚火来消毒空气,以番泻叶和一些馥香之物舒通心胸,以杏仁丸剂不定期安神和气,以酸物来抵御腐败。对付脓肿用吸血器吸、刺割或烧灼,或者用无花果与洋葱混入酵母菌,将脓肿破开,以治疗溃疡的方式来治疗。人们对鼠疫的病因还没有正确的认识,但对其症状的严重性和传染性却有了初步了解,是通过呼吸道和接触传染疾病的。当时出现了许多预防和治疗方法。其中一些防护措施是十分有效的。

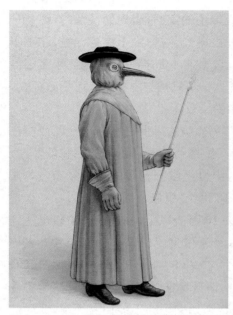

图 8 – 2　17 世纪的穿着防鼠疫服装的医师

来源:https://iiif. wellcomecollection. org/image/V0010642.jpg/full/760,/0/default.jpg

比如,医师的防护服,是一种可以遮盖全身的长袍,手上带一幅大手套,鼻前系一块海绵,上面吸满了溶有丁香和肉桂粉的醋(图 8 – 2);病房的管理,病室应保持空气流通,白天门窗尽量敞开,夜间至少通风 1 次,常用玫瑰水和醋刷洗病室,将醋装罐中放置室内;消毒的措施包括对有传染嫌疑的房屋通风和熏蒸,室内家具要曝晒消毒,衣物、床单等要焚烧;公共场所、人多处要用香料熏蒸;隔离病人,即使父子也不可探视;禁止举行殡葬仪式,死尸须在郊外远处埋葬等。这些举措无疑对控制疫情蔓延有很大作用。

当时的人们已认识到了行政手段在控制和预防传染病中的重要作用。在瘟疫流行之初,米兰当局曾采取措施防范疫病侵袭,效果良好。丹多罗总督曾设立一个委员会专门监督指导收尸、殡葬、戒备外来船只、隔离、呈报病情等事项。1374 年,威尼斯首先颁布法规,规定所有进出威尼斯的客商,若有感染或有感染嫌疑的商人一律不许进城,其他意大利城市也照例而行。1377 年,在亚得里亚海东岸的拉古萨共和国首先规定,所有被疑为鼠疫传染者,必须在距离城市和海港相当距离的指定场所,同时是在空气新鲜、阳光充足的环境里停留至 30 天才准入境,后延长至 40 天,称为四旬斋(Quarantenaria),即为今天的海港检疫。1383 年,法国马赛正式设立海港检疫站。

16—17 世纪鼠疫仍然是欧洲致命的疾病之一,18 世纪前鼠疫在欧洲大部分地区消失,肆虐欧洲社会 300 年的鼠疫是自然结束的,并非是由人的积极措施终结的。没有什么医学的或科学的发现,社会卫生条件的发展及生活标准的改善或许可以解释瘟疫消失的原因。

但地中海南岸和东岸地区、亚洲、非洲和南美洲仍在流行鼠疫。19 世纪末,鼠疫由亚洲扩散到全世界,1855 年发端于云南的腺鼠疫,至 1894 年在香港的大流行,经由台湾、日本、夏威夷群岛扩散到美国、东南亚及南亚地区。1894 年,香港暴发鼠疫,香港当局邀请世界各地医学家前去调查研究，日本派出科赫的学生、日本著名细菌学家北里柴三郎到香港，法国巴斯德研究所的耶尔森（A. Yersin）差不多同时抵达香港，他们两人分别展开研究，发现了腺鼠疫的病原菌。

　　1910 年 10 月，鼠疫在中国境内出现，俄国医师首先在满洲里发现疫情。1910 年 12 月至 1911 年 1 月哈尔滨、沈阳、吉林很快告急。哈尔滨则成为鼠疫传播中心，波及天津、北京和保定，甚至影响到济南与青岛。1911 年 12 月，清政府派出天津陆军医学堂副校长、剑桥大学医学博士伍连德（Wu Lien-teh，1879—1960）与其助手林家瑞急赴哈尔滨处理此事，他提出“采取隔离”防疫措施、设立消毒站和临时隔离机构，并在进入疫区病房观察鼠疫病人时穿上白工作服，戴上白色棉帽，当时中国医师接触病人时都自带口罩，而俄国医师却不主张戴口罩，认为这是胆怯的表示。

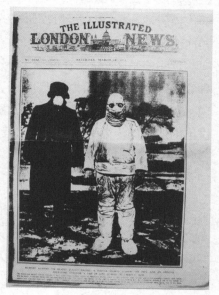

图 8 - 3　1911 年 3 月 18 日 英国《伦敦新闻》关于哈尔滨鼠疫事件的报道

　　此时，法国医师梅斯尼（G. Mesny，1869—1911）抵达哈尔滨，要求掌管防疫主控权，未获得清政府的支持，他在进入疫区病房观察鼠疫病人时，同样未戴口罩，对病人进行前胸和后背叩诊与听诊之后，第二天就出现咳嗽和高热，6 天之后死亡。至此，伍连德的防疫措施在东北获得英、俄等国医师的支持。

　　在处理这场鼠疫的疫情中，伍连德领导的团队采取了以下措施。

　　（1）隔离患者：首先将傅家店分为 4 个区，每区派 1 位医药大员主持，聘请足够的助理员，挨户检查，一旦发现患者，即送往防疫医院，隔离其亲属。当时已经设有“疑似病院”。

　　（2）控制交通：调集 1 160 名步兵，严格管理交通；征募警察 600 名，协助防疫。傅家店内 4 个区的居民，分别佩带白、红、黄、蓝的证章，如欲前往他区，必须申请特别通行证。城内外的警察与士兵亦不得随意出入。

　　（3）清洁消毒：燃烧硫黄、喷洒苯酚溶液，以消毒空气和墙壁地面，全数烧毁死者的衣物。

　　（4）火葬尸体：当时死者的尸体已经排列了一里多地，鼠食虫咬仍将成为病原体传播的隐患，必须火葬。然而中国人的习俗观念对此又无法接受。伍连德与地方官绅商讨，并上报清政府。新年正月初一，伍连德雇用 200 余名工人，将死尸与棺木集于一处，浇上煤油，并请政府官员前来观看中国历史上第一次集体火化。

　　1911 年 3 月 18 日，英国《伦敦新闻》报道了哈尔滨鼠疫事件（图 8 - 3）。

　　至 1911 年 4 月，鼠疫逐渐消退，此场瘟疫导致死亡人数多达 4.6 万。在伍连德领导下的中外科学家团队,在抗鼠疫的同时也各自积累了丰富的研究数据。

1911年4月3～28日,清政府邀请全世界11个国家50余名学者在沈阳召开了《奉天国际鼠疫会议》(The International Plague Conference)。此会议是世界历史上第一次国际肺鼠疫会议,也是中国历史上第一次国际科学会议,《奉天国际鼠疫会议报告》是一部传染病学著作,建立了鼠疫研究的范式,该书在世界医学史和中国科技史上占有重要的地位。

1750年左右,鼠疫在欧洲大陆灭绝,其真正的原因有2个,一是褐鼠的大量出现,将导致并传播鼠疫的黑线硕鼠赶出了城市;二是卫生检疫制度的建立和公共卫生体系的出现。1863年在中国通商口岸成立海关医务所,由传教医师担当海关医务官,负责对港口进出的船只作传染病和流行病的检查,开始了中国的海关检疫制度。

二、天花与疫苗接种

天花的拉丁名称为"variola",源自意指"圆点"的"varius"或"疙瘩"的"varus"一字。英文世界一直称其为"痘病"(pox)或"赤瘟疫"(red plague),15世纪英国人使用"smallpox",以示与"great pox"("大痘病")的梅毒加以区分。

古印度及古埃及或为天花的起源地,公元前1500年的一份印度医学文献记载了一种疑似天花的疾病,古埃及法老拉美西斯五世(公元前1145年)的木乃伊上亦有天花的痕迹。史家推测,可能是埃及商人将天花传入了印度(公元前1000年),天花便成了困扰当地2 000余年的本土病。公元1世纪,印度天花进入中国的西南部,500年之后蔓延至日本,据文献记载,735—737年日本的一次天花大流行夺取了当地近1/3人口的性命。天花何时进入欧洲,目前没有找到明确的文献记录和考古发现。有学者认为,7—8世纪阿拉伯军队将天花病毒从非洲带入西南欧,9世纪,波斯医师拉齐对天花做了详细的定义,他是第一个将天花与水痘及麻疹加以区分的学者。

中世纪期间,天花定期地出现于欧洲,16世纪后在欧洲泛滥。流行病学家认为,欧洲的海外殖民行动使得天花遍布世界各地。在欧洲发现新大陆前,美洲没有疑似天花的疾病,1509年天花传入加勒比岛,1520年西班牙人入侵美洲大陆,西方医学史家研究认为是以天花为主的各种传染病重创了当地的原住民,成了西班牙成功征服阿兹特克及印加帝国的原因之一。天花在美洲原住民间造成的死亡率高达八至九成。但是天花不但在原住民间流行,同时也感染了不少当地的欧洲殖民者。

1789年澳洲出现天花,成为当地原住民最主要的死因。至18世纪中期,天花已成为全球(除了澳洲)主要的流行病之一。18世纪的欧洲,每年约有400 000人因天花而丧生。瑞典有10%的婴儿死于天花,俄罗斯的比例或更高。自18世纪起,英国、英属北美殖民地等广泛采用人工种痘术,疫情比其他国家轻,当地的富人甚至能免受疾病的影响。19世纪末,随着天花疫苗面世,情况才真正得到全面的改善。

最早出现的天花预防法为接种，又被称为"人痘接种术"。根据梵语文献记载，古印度早于公元前1000年采用了这个方法。接种者吸入已被磨成粉末的皮痂，或使用沾有这些皮痂的利器刮破皮肤。中国则最早于公元10世纪（北宋时期）开始采用接种法；16世纪明朝时人痘接种法已深入人心。英国外交官夫人、艺术家蒙塔古（M. W. Montagu，1689—1762）夫人在驻奥斯曼帝国期间，对接种法深感兴趣，并让其孩子接受人痘接种，详细记下了操作步骤。1718年通过书信的方式在英国大肆宣扬。美国清教徒马瑟（C. Mather，1663—1728）在波士顿给上百人进行了接种，但也因此引起了社会争议。

1796年英格兰医师琴纳证实了牛痘有效预防天花后，他将此物质命名为"疫苗"。疫苗比人痘接种术要安全，因为使用者不存在可能患上天花的风险。后来，疫苗中的牛痘病毒被换成了更有效的痘苗病毒（与牛痘及天花隶属同一病毒科）。至于痘苗病毒是如何取代了牛痘则没有详细的记载。各地区均尝试以此根除这种困扰人类文明甚久的疾病。1800年，琴纳儿时的朋友兼同事——克林奇（J. Clinch，1749—1819）医师将疫苗送到了纽芬兰与拉布拉多省圣三一城，在北美新大陆展开了防疫工作。1803年，西班牙国王下令展开"包密斯远征"计划，力求将疫苗运送到其在菲律宾及美洲的殖民地，以便进行有效的防疫工作。美国国会通过的《1813年疫苗法案》保证了当地的普罗大众拥有接种疫苗的权利。4年后，荷属东印度地区建立了非常严格的防疫方针。英属印度也展开了疫苗接种计划：他们希望在欧洲人员的监管下，让印度医护人员为大众注射疫苗。不过，英国在印度与缅甸的防疫工作成效不彰。虽然有相关的法律及教育工作，但仍有很多民众宁可相信传统的人工种痘术。1832年，美国联邦政府建立了美洲原住民疫苗接种计划。

但疫苗接种计划在其发明国遭到民众反对（图8-4），10年后，英国政府全面禁止人工种痘术及开始推行强制接种疫苗方案，并于1853年通过了有关的议会法案。

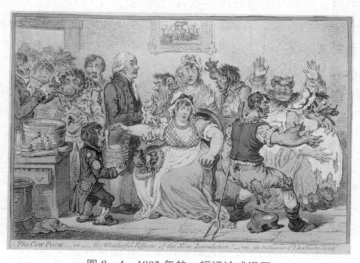

图8-4　1802年的一幅评论式漫画

注：内容显示接种牛痘的人伤口长出了公牛，旨在批评琴纳利用疫苗预防天花的做法
来源：https://zh.wikipedia.org/wiki/天花#/media/File：The_cow_pock.jpg

牛痘疫苗接种法在 1805 年传到中国,1843—1855 年,美国各州(以麻省为首)要求政府提供足够的天花疫苗,也遇到一部分人的反对,但防疫工作还是能顺利进行。天花渐渐在富有国家消失:1897 年,美国解除了天花的威胁。1900 年,北欧多国宣布扑灭天花;1914 年,所有工业国的天花发病率已降至较低水平。1958 年,在第 11 届世界卫生大会上,苏联代表提出了全球根除天花的议案,建议在 4～5 年内对全世界 80% 的人口进行强制接种或再接种。在次年的世界卫生大会上,该议案获得全票通过。这是世界卫生组织首次明确提出"根除天花"的目标,并启动了"根除天花规划"(Smallpox Eradication Program),许多国家响应世界卫生组织的号召,制定了本国根除天花的规划。然而,彼时欧美等发达国家早已根除天花,因此对这一计划响应寥寥,且在当时美苏对抗的国际格局下,美国对苏联政府发起的规划兴趣寡淡;虽有一些发展中国家表示支持,但由于资金短缺和政府官僚化等原因,也没有及时有效地付诸行动。1966 年,第 19 届世界卫生大会通过决议,同意协调各国的根除天花规划,并将根除天花项目列入世界卫生组织正规预算。1967 年,世界卫生组织正式启动"根除天花加强规划"(Intensified Smallpox Eradication Program),以区别之前的根除天花规划,目标是 10 年内在全球根除天花,并在总部成立根除天花工作组(Smallpox Eradication Unit)全面负责协调工作,美国流行病学家亨德森(D. A. Henderson,1928—2016)担任组长。1962 年,世界卫生组织总干事坎道(M. Candau,1911—1983)在世界卫生大会上提出,"从实践的角度来说,在天花依然存在的国家,通过开展成效显著的接种项目,在 3 年内未再发生天花病例,可考虑该国已根除天花","3 年"之限正是参考了根除疟疾的认证标准。1964 年,在日内瓦召开的天花专家委员会第一次会议就天花根除规划进行了讨论,其间并未明确天花根除的具体标准。1967 年,随着"根除天花加强规划"的启动,世界卫生组织根据各国提交的流行病学报告,首先划分了地方流行和非地方流行的国家,31 个国家被标为地方流行。同年,世界卫生组织天花根除科学小组初步提出了天花根除的定义和基本标准。为了征求各方面专家对天花根除认证标准的意见,世界卫生组织总干事在 1977 年 10 月 11—13 日组织召开了世界天花根除认证咨询委员会会议,澳大利亚流行病学家芬纳(F. Fenner,1914—2010)当选咨询委员会的主席。来自 15 个国家的 17 位流行病学家、病毒学家和公共卫生管理专家参加了此次会议,其中 3 位来自非洲,3 位来自美洲,4 位来自亚洲,6 位来自欧洲,1 位来自大洋洲。此次会议正式批准了 1971 年世界卫生组织天花根除专家委员会提出的天花根除的定义和认证标准。这次会议在全球天花认证的历史上具有里程碑式的意义,主要体现在以下两个方面:首先,建议世界卫生组织成立全球天花根除认证委员会以提高认证的速度和可信度。其次,根除天花工作小组的工作人员根据天花的流行状况将各国划分为 3 类并制定了相应的认证程序。1972 年,欧洲最后一次的天花疫症在南斯拉夫发生,1979 年世界卫生组织向全世界宣布扑灭天花(图 8 - 5)。

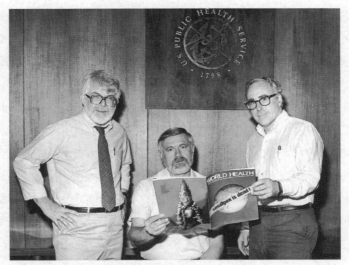

图 8 - 5　3 位世界卫生组织扑灭天花计划的主导者正在宣读已
成功扑灭天花的消息

来源：https://zh. wikipedia. org/wiki/天花＃/media/File:Directors_
of_Global_Smallpox_Eradication_Program. jpg

中国虽在 20 世纪 60 年代已彻底消灭天花，且在 1972 年已恢复在世界卫生组织的
合法席位，却一直拖到 1979 年 12 月才获得天花根除的国际认证，其间经历了与世界卫
生组织的反复接触和磋商，提交了若干份未被认可的国家声明或国家报告，后在全球委
员会实地考察指导下完成并再次提交国家报告，又应全球委员会要求补充云南省、西藏
自治区的 2 份省级报告，最后由中国代表在全球委员会会议上特殊解释说明。

与此同时，次天花病毒于美国及南非首度亮相。这个类型的天花病毒杀伤力比传统
的主天花病毒低，因为患者只会出现轻微的症状；它亦会激发体内的免疫系统，使之产生
能同样对付主天花病毒的免疫力。由于被次天花病毒感染的人仍有相当的步行能力，故
该病毒被广泛散播。到了 20 世纪中期，这 2 个类型的天花病毒同时出现在多个地区，间
接地降低了天花的整体死亡率。

三、霍乱与卫生改革

霍乱被称为"19 世纪的瘟疫"。

霍乱是由霍乱弧菌所导致的一种急性传染病，可造成突发性高热、呕吐、腹泻、脱水
症状，感染性极强。在古代社会，人们往往会将此病与伤寒和痢疾混为一谈。现存最古
老的霍乱记录发生于公元前 300 年左右，但不能确定是霍乱。7 世纪的中国、17 世纪的
爪哇也留有被认为是霍乱的恶性瘟疫记录，世界性的大流行则始于 1817 年。

目前普遍认为霍乱的发源地在恒河下游的印度孟加拉地区及其与孟加拉国交界的

地带。西方科学家为将此病与症状类似的伤寒和痢疾区别开来,命名为亚洲型霍乱。1817 年在加尔各答暴发的霍乱蔓延到整个亚洲及非洲,一直持续到 1823 年。1826—1837 年发生的霍乱大流行殃及亚洲、非洲,并扩散到欧洲、美洲,成为 19 世纪的世界性传染病。1840—1860 年、1863—1879 年、1881—1896 年、1899—1923 年,在全世界范围内共计暴发了 6 次亚洲型霍乱的大流行。

随着新型工业的发展,都市化导致的人口聚集,但传统的生活习惯又使刚进入城镇的新居民,将新城镇看作是扩大的村庄,延续乡村的卫生方式,将粪便倾倒在河中,随地处置废物,流动的水不仅带走了城镇的废弃物,也污染了大部分供居民饮用的水源。疾病沿着道路和下水道扩散,狭窄拥挤的贫民窟的受害情况尤其严重。在城市化急速推进的欧洲,工业化大城市的卫生环境都相当糟糕,清洁、隐私、体面是无从谈起的,给霍乱弧菌的滋生和传播提供了温床。1831 年 10 月 12 日汉堡先出现霍乱,德国哲学家黑格尔(G. W. F. Hegel,1770—1831)因霍乱在柏林逝世。1832 年霍乱在巴黎暴发,以铁腕著称的政治家——法国总理佩里埃(C. Périer)亦没能逃脱这场瘟疫。当时,巴黎每天有数百人患病,有时一天的感染人数甚至超过千人,死亡率也居高不下。

在霍乱流行的 19 世纪 30 年代,最大社会危机是毒杀的谣言。1832 年 4 月,在霍乱感染人数开始增加时,巴黎出现了有人投毒的传言,被认为是投毒者的人,必定受到民众的残暴迫害。这样的流言传遍欧洲的各个角落,甚至有医师受到怀疑而惨遭杀害。在那个年代,社会对霍乱的起因的主流意见是空气污染论(认为霍乱像黑死病一样通过空气传播)——"瘴气"。另一方意见是未被广泛接受病菌学说。医师对霍乱没有什么已知或现成的治疗对策,医师、政府和个人都求助于传统预防方式,该方式主要试图通过想象中可靠的净化空气把"瘴气"限制在海港,或者是用大火消毒。

1832 年 10 月 27 日第一个英国病例出现,1832 年英国几乎全部沦陷,1833 年欧洲大部分地区遭到侵袭。1832 年有位名叫斯诺(J. Snow,1813—1858)的 19 岁的伦敦医学徒对霍乱病产生兴趣,19 世纪 40 年代当霍乱再次在伦敦出现时,他已是一位专业麻醉师。他并不同意主流医学观点,即霍乱不是通过被"污染"的空气传播的,而是由于严重的水污染病菌传播,虽然他并不清楚传染的确切方式。1849 年斯诺发表论文——"霍乱传递方式研究"(On the Mode of Communication of Cholera)宣传他的理论。

斯诺地图

1854 年 8 月 31 日,伦敦暴发一系列霍乱后,3 天内,127 名居住于或者临近宽街的居民死去。一周中,3/4 的居民逃离该地区。9 月 10 日,500 名居民死亡,其他地区的病死率甚至高达12.8%。至此次霍乱结束,共计有616名死亡病例。该事件是"英国有史以来最严重的霍乱事件"。

斯诺通过与当地居民交流和仔细分析,并调查了89例死亡案后发现,大部分是人喝了宽街"泵井"的水。他将统计学应用于其对于水质和霍乱个案联系的研究中,将污染源锁定宽街的"泵井"供水。斯诺绘制伦敦的死亡地图来阐明霍乱是如何集中于"泵井"旁的:

> 在进行点示图分析中,我发现几乎全部的死亡案例均在宽街水泵的短半径中。只有10个案例是围绕另一个街的水泵。在其中5个死亡病例中,其家属告诉我,他们经常到宽街的水泵取水,而不是更近的水泵。在其他3个案例中,3个孩子均去宽街附近的学校读书。
>
> 至于从地理位置上属于该水泵的居民死亡案例中,有61名曾经饮用过宽街的水泵水,无论是经常还是偶然……
>
> 调查结果证实,除了以上提到的水泵饮用问题导致的人群外,并无其他特殊的霍乱暴发或者流行的原因。
>
> 9月7日,我采访了圣詹姆斯郊区委员会,并呈上情况。随后的第2天,水泵阀被移除。
>
> ——斯诺写给《医疗时报和公报》的信

(引自:卡斯蒂廖尼.医学史[M].程之范译.桂林:广西师范大学出版社,2003.)

斯诺利用地图,成功说服当地市政将"泵井"的手柄卸掉,各大报纸将此举动视为霍乱病的终结。同时,斯诺又调查了伦敦的不同供水公司,证明"霍乱是一种通过水传播的病",正是因为公司从被污染的泰晤士河部分取水,导致了霍乱发病率的升高。

他绘制的地图又被称为"斯诺地图"(图8-6)。而伦敦的供水泵井又被法国讥讽为"死亡水井"。

斯诺的调查坚持当时英国卫生官查德威克(E. Chadwick,1801—1890)主张的"洁净水和有效处理污水是保证城市居民健康的基本条件"的观点。斯诺的

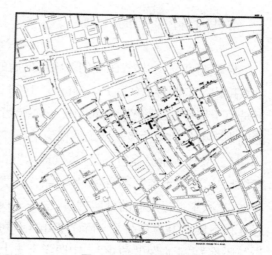

图8-6　"斯诺地图"

研究可以说是公共卫生学历史上一个重大事件。他的使用人口统计研究的科学观察方法对公共卫生与健康地理学研究领域有着的重大意义,被称之为现代流行病学的发端。

自 1858 年(日本安政五年)起,日本暴发长达 3 年的霍乱大流行,此瘟疫后来被称之为"安政霍乱"。霍乱始于长崎,在江户大肆流行,并扩散到箱馆。根据非正式的统计数字,当时仅在江户就有 10 万人死亡。1862 年,残留下来的霍乱弧菌再次引发大流行,造成了 56 万名患者,江户则有 73 000 人死亡。此后,进入明治年间,每隔 2、3 年就会暴发感染者达万人以上的疫情,1879 年、1886 年的死亡人数都在 10 万左右。当时认为芳香酸和芥菜是较为有效的治疗方法。瘟疫最初在日本发生时并没有明确的名称,与其他瘟疫的区别并不明了,后由荷兰商人传入了"霍乱"的病名,译成"虎列刺"或"虎狼狸" 等名,并流传开来。

1884 年,德国科赫发现霍乱弧菌,而随着医学的发展和防疫体制的强化,亚洲型霍乱渐渐退出世界级舞台。但是霍乱在亚洲南部、东部还是反复流行,1909 年、1919 年、1932 年中国深受其害。在印度,更是持续到了 20 世纪 50 年代,每次流行都出现了数以万计的死者。

霍乱的猖獗让许多人痛切地感受到传染病不仅是"人类疾病",更是"社会疾病"。在应对霍乱弧菌对社会的危害过程中,卫生官员和社会力量促使政府承担起改善城市卫生设施的责任,并因此诞生了研究社会健康的公共卫生学,包括城市上下水道的整顿、道路拓宽等内容的现代城市工程学等新的学科领域。

第三节 | 预防医学的发展

一、寻找对付传染病的"魔弹"

自希波克拉底以来,医师们就将传染病的出现归咎于大气因素。1530 年,帕多瓦大学教授伏拉卡斯特罗(G. Fracastoro,1476—1553)在其《梅毒》一书中指出传染病的流行是由于某种"微粒子"(seminaria)自感染者移行到被感染者所致,"由感觉不到的颗粒的感染所引起的某种极其精确地相似的腐坏"。但是他的观点并未被多数人接受。17—18 世纪,欧洲医学界盛行的是"瘴气理论"(miasma theory),"瘴气"一词来自古希腊语,意思是"污染""不纯""不洁"和"糟糕的空气",中世纪时"瘴气"被认为是一种有毒蒸汽或薄雾,充满了引起疾病的分解物质,这是个疾病地理学的概念,认为疾病是受污染的水、恶臭和不良的卫生条件影响而产生的,有可辨识的臭味。中医学理论中也存在"瘴气说",还称为"瘴毒"和"瘴疠"。中医学历史上关于"瘴"的疾病问题也相当模糊,医学界往往以为过去所说的"瘴",就是今日的"疟疾"。而实际上广义的"瘴病"包括南方所有地方病和传染病,狭义的"瘴病"则指感冒、疟疾和中暑等。

关于流行病产生的原因,欧洲医学界的传染论者与瘴气论者经历了长期的论争,至19世纪40年代,科学家提出传染粒子和瘴气其实都是"酵素"(enzymes,现译为酶),由能够自我复制的微粒组成,其中以德国化学家李比希为代表。德国医学家亨勒(F. G. J. Henle,1809—1885)在其《瘴气与传染病》(On Miasma and Contagia)一书中,将传染病的流行分为3类:①瘴气所致的流行病,即疟疾;②大多数常见的传染性疾病:最初是由瘴气引起,而后由活的微粒侵入人体内生长、繁殖,其行为与寄生物相似,还可以通过感染将疾病传至其他人;③梅毒与疥疮:单独流行和传播。亨勒提出了疾病与寄生物之间因果关系的3条法则:①寄生物在病人身上持续出现;②可在异质混合物中分离出来;③分离出来的寄生物传染其他动物后,会复现该种疾病。在病原微生物和寄生虫学说形成之前,亨勒提出的这些原则,对医师诊断和鉴别疾病具有一定的指导意义。

尽管17世纪已通过显微镜观察到了肉眼看不见的物质,但用微生物理论解释疾病传染和流行是通过微小疾病"种子"进行的思想,到了19世纪仍不为医学界重视。18—19世纪,为了控制传染病流行,许多医学家在传染病的病因、病原体、传播途径及预防治疗措施方面做了大量的调查和研究工作。迟至19世纪末,传染病的病原学和疫苗的研究在法国的巴斯德和德国的科赫实验室内才开始有所突破,医学界开始认同微生物在疾病中所起的作用,并把这一观点应用到治疗中,使人类看到了医学是可以对付急性和恶性传染病的发展前景。18世纪末,琴纳发明牛痘接种法;19世纪末,巴斯德发明炭疽杆菌疫苗和狂犬病疫苗;1890年,莱特和哈夫金(W. Haffkine)制成了预防霍乱和肠伤寒的特种疫苗;1889年,法国人鲁克斯在研究白喉和破伤风杆菌时发明了细菌毒素;1890年,德国医师贝林和日本学者北里柴三郎发明了白喉及破伤风抗毒素,制成预防白喉抗毒血清;1923年,法国人卡尔梅特(L. Calmette,1863—1931)和介林(C. Guerin,1872—1961)发明了卡介苗,为新生儿结核预防提供了有效方法。传染病的预防方面出现了一系列革命性的变化,大大增加了人类预防和战胜疾病的能力,使许多传染病得到了有效的控制,挽救了无数人的生命。医师真正能够自信地对抗传染病和细菌病毒类疾病,是在磺胺类药发明和广泛使用之后。1940年,青霉素成功地运用于临床治疗球菌感染后,人们找到了应对梅毒和结核病的"魔弹",医学在对付急性传染性疾病方面才真正显得卓有成效。19世纪以来,疫苗的诞生、抗生素的发明与应用、计划免疫的实施、环境的改善、健康教育的开展、医疗卫生服务的普及和人们生活水平的提高等多方面因素使许多传染病、寄生虫病和营养缺乏性疾病得到了有效防制,人类的预期寿命和总体健康水平得到显著提高。这一系列医学成就被称为"预防医学的第一次革命"(表8-1)。

表 8 - 1　19 世纪主要病菌和病毒的发现

病　名	发现年	病原菌发现者
麻风病	1875 年	汉生(G. H. A. Hansen),挪威
疟疾	1880 年	拉瓦拉(C. L. A. Laveran),法国
伤寒	1880 年	厄波斯(K. J. Eberth),德国
结核	1882 年	科赫(R. Koch),德国
白喉	1883 年	克莱柏(E. Klebs),德国
破伤风	1884 年	尼古拉尔(A. Nocolaier),德国
布鲁氏菌病	1887 年	布鲁斯(D. Bruce),英国
鼠疫	1894 年	耶尔森(A. Yersin),法国;北里柴三郎,日本
痢疾	1898 年	志贺洁,日本
黄热病	1901 年	里德(W. Reed),美国
梅毒	1905 年	绍丁(F. Schaudinn),霍夫曼(E. Hoffmann),德国
百日咳	1906 年	博尔德(J. J. B. V. Bordet),比利时
登革热	1907 年	阿斯伯恩(P. Asburn),克雷格(C. F. Craig),美国
斑疹伤寒	1909 年	尼科勒(C. J. H. Nicolle),法国
立克次体	1909 年	立克次(H. T. Ricketts),美国

二、国家干预: 卫生调查与研究

预防医学和社会医学的创立与资本主义的发展密切相关。18 世纪下半叶,在工业革命的推动下,欧洲和北美出现了工业化和都市化的热潮。工业化社会的兴起,使大城市和大工业中心迅速形成,农村人口大量涌入城市,城市人口骤增。与资本主义都市化相伴随的是拥挤的居住条件、恶劣的工作环境、肮脏的街道、周期性的饥馑、营养不良和食品污染及流行病的广泛蔓延等一系列社会问题。恩格斯在《英国工人阶级状况》一书中深刻地揭露了英国各城市工人阶级生产和生活状况,他指出:"一个生活在上述条件下并且连最必需的生活资料都如此缺乏的阶级,不能够保持健康,不能够活得很长。"城市劳动阶层的这种恶劣生存状况逐渐引起了社会有识之士的重视,一些社会活动家积极开展对城市居民生活状况的调查研究,并提出了改善卫生条件、消除有害于健康的不利因素的建议。

1831 年,英国政府成立了卫生委员会,其他相应的卫生主管机构也陆续建立,这是世界上设立卫生行政机关的开端。1834 年,英国律师查德威克当选为新济贫法委员会的秘书长,他在几位医师的协助下,对伦敦、曼彻斯特和格拉斯哥等城市的贫民窟进行了系统调查,研究了贫困、不良生活环境与疾病之间的关系。1842 年发表了《关于英国劳动人口卫生状况的报告》。这篇报告不仅分析了疾病的社会和经济代价,而且提出改进贫民的卫生状况及限制工厂童工等多方面的建议。1854年,英国卫生学家西蒙(C. Simon,1824—1876)公布了《论伦敦市的卫生状况》的报告,建议改善城市下水道,成立卫生检查机构,开业医师应负有卫生责任,应将防治疾病列为国家的主要任务之一。19世纪中叶,欧洲空想社会主义者圣西门(St. Simon,1816—1904)、傅立叶(J. Frourier,1768—1830)等社会活动家,收集和公布了关于工人阶级状况的大量真实资料,为争取工人阶级的利益做了许多有意义的工作。

19世纪30年代,霍乱暴发,英国成立了研究霍乱的特别委员会。疫情造成的恐慌和破坏引起了英国民众的普遍不安,从而间接地促成了一系列重要的卫生改革。在这场疫情中,蜗居在贫民窟中的穷人成为最主要的受害者。公共卫生学的先行者因而坚信,环境卫生工程是解决疾病和健康隐患的出路。1840年,英国国会对城市卫生尤其是工人住宅区的卫生状况进行了一系列的调查,并采取了许多加强城市卫生建设的措施。1847年,英国利物浦任命了第一个卫生官,之后,其他城市也开始委任医学官员;1848年,议会通过了第一部重要的国家卫生法《公共卫生法》;1850年,国家卫生局成立。有关童工、女工、孕妇、职业病和卫生保健的法规也逐渐颁布。1833年,《工厂法》在英国生效,其中限定了纺织厂童工的工作时间,并指定了官员专门负责法规的监管、报告和执行。其他许多卫生法规也陆续被通过,如《清除污害法》《食品掺假法》《1866年卫生法》等。1875年,一部综合了多项卫生和卫生设施法规的卫生法问世,它使英国拥有了当时世界上最先进的国家卫生体系。

法国在19世纪初成立了一批国家卫生机构:1802年,在马赛省成立了欧洲第一个卫生委员会;1810年,法国通过了一系列的调节工人劳动的法律,并成立了疾病自愿保险委员会;1822年,法国成立了最高卫生委员会等。由于受到霍乱和黄热病等瘟疫流行的触动,美国各城市从19世纪初开始任命长期负责隔离检疫的官员。1866年,纽约成立了美国第一个市属卫生委员会。1869年,马萨诸塞州建立了美国第一个州立卫生委员会。到19世纪末,美国大多数城市相继建立了各种形式的卫生机构。欧美的其他国家也先后采取了相应措施。虽然有的机构只是名义上的,但却牢固地确立了政府对公共卫生负有责任这一原则。

19世纪80年代以后,欧洲其他国家相继成立了卫生研究机构,1885年在柏林、罗马和巴黎成立了卫生研究所;1891年成立了英国李斯特研究所;1899年建立利物浦和伦敦热带病学校。这些机构在广泛开展卫生保健和流行病学调查的同时,也十分注重实验研究方法在预防医学和社会医学领域中的价值,从而促进了这些学科的形成和独立发展,有力地推动了现代预防医学和公共卫生体系的建立。

三、公共卫生学的建立

19世纪卫生学成为预防医学体系中的一门最重要的学科,而数理化等基础学科的

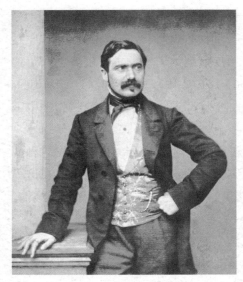

图 8-7 佩滕科费尔

迅速发展，更推动了卫生学研究方法的发展。实验卫生学的奠基人，德国学者佩滕科费尔（M. Pettenkofer，1818—1901）（图 8-7）完成了使卫生学成为精密科学的一些最出色的实验工作。佩滕科费尔具有良好的化学素养，通晓理化研究方法，对空气、水、土壤与人体健康的相关关系进行了实验研究。他还研究了住舍的取暖、通风、防湿、卫生设备、供水排水系统及水源污染与霍乱、肠伤寒病流行的关系等问题，为现代实验卫生学奠定了基础。他与德国生理学家弗以特（C. von Voit，1831—1908）共同研究了人体的营养和物质代谢，测定了空气中二氧化碳的含量及其卫生学的意义，研究了住宅的通风与供暖设备。1882 年，他与人合作出版的巨著《卫生学指南》（*Handbuch der Hygiene und der Gewerbekrankheiten*），堪称是实验卫生学的里程碑。佩滕科费尔是现代卫生学的主要奠基人之一，他的研究为当时城市卫生状况的改善提供了科学依据，促进了预防保健事业的发展。但是，佩滕科费尔过于注重自然因素在卫生学方面的作用，忽视了社会因素的价值，存在一定的片面性。

这一时期，自然环境与疾病的关系也受到了人们的关注。德国医师芬克（L. Finke，1747—1837）在 1792—1795 年间出版了 3 卷本《医学地理学》（*Versuch Einer Allgemeinen Medicinisch-Praktischen Geographie*），被认为是第一部医学地理学专著。1830 年，美国纽约医学会提出了"本洲医学地志学调查"的计划，指出医学地志学的主要对象是"确定气候、土壤、不同职业及心身原因对疾病发生和发展的影响"。探讨自然地理学、地区自然学及流行病和地方病的专著、期刊和文章陆续问世。在劳动卫生学方面，许多卫生专家对不同职业与疾病的关系进行了多方面的研究，如开展了对缝纫、烟草、火柴和炼铅等行业工人的职业病研究，职业中毒和粉尘的研究，肺结核对不同职业人群影响的研究等。德国医师和心理学家洛伊布舍尔（R. Leubuscher，1822—1861）根据这些研究提出了减少危险工作日、改进工作环境的卫生设备、采用无毒材料预防工业中毒等方面的建议。劳动卫生学在这一时期发展较快，逐渐从公共卫生学中分化出来成为独立的学科。

19 世纪中叶，欧洲的一些国家开始关注学校卫生问题。1890 年起伦敦教育委员会制订规划，委派官员和医师对小学新入学的儿童进行体格检查，并逐渐开展了定期复查。20 世纪初，英国许多学校陆续设立了保健护理站、诊疗所和校医院，对儿童的眼、耳、鼻、喉、齿等五官科病进行预防和诊治。逐渐改善学校的取暖、照明和通风等条件。

充足的优质城市用水，大规模的排污和公共卫生设施工程，公共场所环境的改善等一系列公共卫生运动在提高公众健康水平方面取得了显著成果。在这一时期，人们认识到,要调查研究社会生活状况与健康问题的关系,有赖于可靠的统计数据。于是,卫生科学研究工作开始向定量方向发展。数理统计方法随着这一时期人口、疾病、死亡、寿命调查的需要被引入了卫生保健领域。由于缺乏早期的人口普查资料,教区和家谱记录对于估计期望寿命及其他研究就显得特别重要,因为这些记录提供了出生与死亡之间的联系。早在 17 世纪,英国医师格兰特(J. Grant, 1620—1674)根据伦敦教区出生与死亡的报表,于 1662 年写出了第一部人口统计学著作《对伦敦死亡表的自然与政治考察》(*Observations on the Bills of Mortality*),是人口统计学的开创性著作。1786 年,法国著名数学家拉普拉斯(P. Laplace, 1749—1827)提出了估计法国人口出生率的方法——可信区间的概念,为概率论的建立和定量地分析群体卫生问题做出了重要贡献。1798年,英国社会学和经济学家马尔萨斯(T. Malthus, 1766—1834)在他的《人口论》一书中首先提出了资本主义社会的人口问题。比利时的数学家和统计学家凯特莱(A. Quetelet, 1796—1875)把概率论引入人口统计研究,为人口统计的分析方法奠定了科学基础。英国流行病学家佛尔(W. Farr, 1807—1883)鉴于死亡统计中的混乱状况提出拟定国际统一的疾病分类表,他的建议得到欧洲各国的普遍重视。自 19 世纪中叶起,英国公民登记资料就十分准确,包括死亡原因和有限的社会经济数据。美国的马萨诸塞州也开始实行登记制度,一些城市还出版了当地的丧葬记录。在美联邦政府的敦促下,其他州也陆续开始采用登记制度。平均数、正态曲线方程、相关和回归、卡方检验和方差分析等数理方法和实验设计基本原则先后被运用到卫生调查和医学研究中,对预防医学的发展和医学研究的进步起到了极大的推动作用。

四、社会医学的兴起

社会医学是伴随着近代预防医学的出现而兴起的。人们很早就注意到,医学实践总是同一定人群的政治和经济条件紧密相连的,但理论上的总结是在 19 世纪之后,1838年,法国医学家罗舒(J. A. Rochoux, 1787—1852)首先提出了"社会卫生学"的概念,指出"人类是凭借社会才能生存的一种社会动物",将卫生学划分为个人卫生和公共(社会)卫生两大类。社会卫生学刚刚诞生时,关于这个学科的内容、性质一直存在着争论,常常与社会医学混用。通常认为,社会医学是医学的分支,主要研究各种社会因素对健康的影响,范围包括了治疗和预防两方面,且侧重于理论方法上的探讨。而社会卫生学则是卫生学的分支,主要侧重于预防医学活动和改善人们的健康状况、卫生条件的实践活动。

1848 年,欧洲大革命时期,医学社会化的思想受到了人们普遍的重视。法国医师介林积极倡导社会医学,呼吁为了公众的利益采取相应的措施,建立新的社会医学体系。他把医学监督、公共卫生、法医学等学科归于一个有机整体——社会医学,并把社会医学分为 4 个部分:①社会生理学研究人群的身体和精神状态及其与法律、社会组织制度、风俗和习惯等的关系;②社会病理学研究健康和疾病的社会问题;③社会卫生学研究增进健康,预防疾病的措施;④社会治疗学制订治疗措施和其他手段来应对社会可能遇到的不良因素和其他情况。介林把社会医学看成是当时卫生改革中最重要的一个问题,号召医师自觉地运用社会医学的观点去观察和解决社会的卫生问题。介林被称为"社会医学之父"。

在英国的大宪章运动中,激进的社会民主主义者倡导广泛的社会改革。面对当时霍乱流行严重的局面,人们认识到单凭医师和医院的努力是无法控制疾病流行的,必须采取社会措施才能解决一系列的卫生问题;必须从个体防治转向社会防治,从单纯的技术控制转向综合性的社会控制。英国随之开始制订有关保护母亲和儿童的卫生法规,建立规范化的城市供水体系。

19世纪中叶,效仿英国成功的经验,德国的社会医学得到迅速发展,许多医学界人士提倡进行卫生改革运动,旨在解决由工业化带来的一系列问题。这一运动的发起人和主要倡导者是德国著名细胞病理学家魏尔啸和医学家诺尔曼(S. Neumana,1819—1908)及精神病学家洛伊布舍尔等人,他们主要强调社会经济因素对健康和疾病的重要作用。1847年,诺尔曼在《论公众保健和财富》一文中提出"医学科学的核心是社会科学"。他认为一个民族健康是社会直接关切并负有义务的事情,而社会环境和经济状况对健康和疾病起着十分重要的,而且往往是决定性的影响。1848年,魏尔啸提出"医学是一门社会科学",他认为流行病表现了社会和文化失调的现象。魏尔啸亲自到斑疹伤寒暴发流行区进行调查,指出导致流行病发生的原因既有生物因素和客观原因,也有社会、经济和政治原因。因此,他以为单靠医疗保健,不搞社会预防是不够的。魏尔啸创办了《医学改革》杂志,积极推动医学改革,要求政府采取行动改革社会的卫生保健。魏尔啸指出:"每个穷人都有获得医疗保健的权利,这应当是民主国家宪法的组成部分。"1849年4月,诺尔曼起草了公共卫生法并提交给柏林内外科医师协会,倡导政府要积极采取行动改善穷人的医疗保健。针对工厂、矿山等危险的生产环境和恶劣的劳动条件使大批工人的身心健康备受摧残的工业卫生问题,洛伊布舍尔制订了工业卫生草案,强调用法律形式限制一定的工作时间等,严格规定企业医师的活动,建立起考核制度,尽快建立国家卫生部等。魏尔啸等人发起的社会改革运动,标志着社会医学在德国的建立。他们并没有把活动局限于学术圈内,而是积极从事政治活动并坚持不懈地宣传他们的主张。

虽然德国的医学改革没有达到预期的目的,但唤起了人们对改善社会卫生状况的普遍关注。在医学家和社会各界人士的努力下,限制工作日、禁止雇用14岁以下童工、保护孕妇、改善工作环境以防止职业中毒和事故等措施被政府逐步采纳。同时,德国还采取措施改善了卫生行政,加强了国家对卫生行政的管理和监督作用。1837年,成立了卫生部,1867年正式开始行使职权,德国开始统一公共卫生组织。自1860年起,德国的公共卫生改革运动进入了一个新的高潮,医师和法官们联合起来,改善城市供排水系统,兴建了大型医院和专门的屠宰场,按照卫生条件设计学校教学楼和学校洗澡设施等。1881年,德国颁布了"工人伤残、疾病、养老社会保险纲要",1883年,颁布"疾病保险法"等,在世界各国中第一个建立起了健康保险制度。1899年,柏林举行了"社会服务工作年度训练"等活动,把社会服务性工作纳入卫生工作范围。

除法、英、德,欧洲和北美各国的社会医学都有一定的发展。1865年,比利时军医迈勒(A. Meynne)提出了一个完整的社会医学体系模式。在他所著的《比利时医学地志》的第六章中,分析了一些比较重要的疾病所涉及的因果关系和社会因素,社会医学方面的重要著作。在意大利,政府颁布了"抗疟法令",政府划出疟疾区,统一管理奎宁药,由基层行政机构免费发放给病人。美国的马萨诸塞州也建立了卫生总理事会,负责监督涉及家庭、工厂、公共场所、浴室、疯人院、种痘与隔离和生命统计等多项事物。

随着城市社区生活的组织程度逐渐提高,除了专业卫生人员外,许多民间组织和志愿者也开始积极加入社会卫生服务中来。他们主要针对社区卫生问题,或特定人群(如妇女、儿童、老年人、黑人等)的福利和健康问题等做了许多工作。19世纪后期,随着传染病的控制逐渐步入正轨,婴儿的高死亡率成为备受关注的社会问题。英国和法国的一些民间组织创办了儿童保健门诊部。美国纽约的慈善家开设了向穷人提供免费或低价牛奶的站点,这个做法被美国其他城市效仿并很快传到西欧。后来,这些奶站逐渐演变成婴儿门诊和妇幼保健中心。

人们已认识到传染病的流行是对世界各国的共同威胁,公共卫生事业的成功需要整个国际社会的团结协作。1851年,欧洲各国在巴黎举行第一次国际卫生学大会,制定了共同的检疫措施以防止鼠疫、霍乱和黄热病的传播。1892年,又在威尼斯举行的国际医学会议上制定了防止霍乱的国际公约。

19世纪,随着微生物学、免疫学、卫生学和社会医学等学科的创立和发展,在各国政府和民众不同程度的参与下,预防医学无论是作为一门学科还是一项实践活动的初步格局已基本形成了。

小|结

疾病可以改变人类文明的历史进程,它曾经毁灭过想重新崛起的罗马帝国和中世纪的欧洲社会,也曾在19世纪危害过全世界人民的生命。但是,流行病是与文明同行的,人类在与疾病抗争的过程中,不断寻求新方式、创造新思维、发明新方法和手段,不仅推进了医学科学进步,而且创建了公共卫生体制,通过立法改进社会制度,培养并增强了国家保护民众健康的意识。

思|考|题

1. 疾病对社会文明发展会产生什么样影响?
2. 国家在维护社会安全和人群健康方面应当承担怎样的责任?
3. 公共卫生学的内容涉及多少领域?

参考文献

［1］丹尼尔·笛福. 伦敦大瘟疫亲历记[M]. 谢萍等，译. 呼和浩特：内蒙古人民出版社,2003.

［2］高晞. 流行病与文明同行[J]. 新华文摘,2003,(9)：61－74.

［3］贾雷德·戴蒙德. 枪炮、病菌与钢铁[M]. 谢光延译. 上海：上海译文出版社,2014.

［4］斯蒂芬·约翰逊. 死亡地图伦敦瘟疫如何重塑今天的城市和世界[M]. 熊亭玉译. 北京：电子工业出版社,2017.

［5］威廉·麦克尼尔. 瘟疫与人[M]. 余新忠等，译. 北京：中信出版社,2018.

［6］Brockington C F. A short history of public health [M]. London：J. A. Churchill，1956.

［7］Porter D. Health，civilization and the state：a history of public health from ancient to modern times [M]. London：Routledge，1999

［8］Rosenberg C E. Framing disease：studies in cultural history [M]. New Jersey：Rutgers University Press，1992.

第九章　中国近现代医学体系的建立

19世纪西方医学进入生物医学的时代,现代医学体系中的实验方法与实证思想、公共卫生观念随着欧洲资本主义的海外扩张和殖民军事侵略传播至广大的非西方国家,对这些地区的医学发展产生重大影响。在这股"西学东渐"思潮的影响下,亚洲诸国尤其是印度、中国与日本等国的医学体系发生根本性的变化,创建了具有本土特色的现代医学体系。自20世纪末开始,西方学者普遍关注这场西医知识全球扩散的活动,有学者将播散到全世界的西医科学称作是"有争议的知识",提出如果帝国主义可视为19世纪的一种历史、政治和文化现象,那么同样也可将西方医学看成是历史、政治和文化现象,即"西医知识遍布到哪里,西方化就随之而至,反之亦然"的论调。

伦敦大学维康医学史中心的内维(M. Neve)教授认为"西方医学"的世界性扩散可从3个层面考察:①1800年前起,西方医学在广大非西方地区取代当地医学理念和观念,推动当地医学迈向西方现代医学模式,西方医学理论和医学治疗手段成为当地医学的唯一模式,在当地国家占据支配地位,这时期的变化主要发生在北美和澳大利亚地区;②非西方社会被动地或甚至在被伤害的情况下接受改变,西方医学的传入是与欧洲冒险家、定居者及殖民地生活方式结合在一起的,开始作为帝国主义的一个部分,强迫本地社会接受西方医学,或主动强化西方医学传统。在这些国家独立之后,西方医学成为该地区国家现代化建设的一部分内容;③随着非西方社会对西方医学采取赞赏的态度,他们按自己文化和环境的需求改变地接受西方医学。

第一节 │ 近代医学科学思想和技术在中国的传播

中国近现代医学体系的建立就是"西学东渐"的产物。"西医东渐"肇始于16世纪明万历年间,它是一项由欧洲耶稣会传教士开创的在华传播宗教和科学的事业。这项跨文化传播活动可分为两个阶段,第一阶段始于晚明,传播者以耶稣会士和法国天主教传教士为主体。翻译西方宗教、政治和科技著作,介绍欧洲的宗教文化思想,到1723年雍正宣布禁教,不允许传教士在华传教。第二阶段为19世纪初期由基督新教在广州重新开展的西学传播,持续到民国初期。这两次文化传播活动构成了中国近现代史上一个重要的环节,给中国知识界带来了前所未有的刺激,对明清学术思想的转型产生了深远的影响。作为西学东渐中一项重要内容的"西医传入",历经 300 年的时光,不仅在中国创造了一个全新的医学体系,改变了中国人的医疗方式和卫生思维,而且影响中国本土的医学知识转型。

一、医学传教与医学传播

西方医学最初是由传教士带到东方来的。1569 年,葡萄牙耶稣会传教士加奈罗神父(M. Carneiro, 1516—1563)在澳门设两所西式医院,其中一所院名为米塞利考迪亚医院(Misericordia Hospital)。医院有两个功能,即收治教友和救治教外人士。1579 年前后,澳门建有麻风院 1 所。晚明传教士的医疗活动大多局限于澳门地区。此外,在山西绛州地区有传教士修建的医院 1 所。清初至 18 世纪,传教士医疗活动集中在京畿地区。康熙宫廷中医师甚为活跃,据统计清宫廷中的西医师和药剂师共有 25 人,与医疗相关的传教士有 5 人。代表人物为白晋、张诚、洪若翰、刘应、巴多明、卢依道、高竹、罗德先、樊继训、罗怀中、安泰、罗启明、巴新、齐类思等。这些医师与传教士一方面通过医疗活动向中国社会,尤其是清宫廷官员展示西方医学的疗效与方法,比如在清宫廷建有药露房,指导炼制西洋药露。另一方面,在传教士译编的宗教、西方政治、社会与教育等著作中,会涉及西方的医院、医学教育和慈善医疗活动等相关信息。

1796 年 5 月 4 日,英国乡村医师琴纳在人身上试种牛痘获得成功,证实了牛痘能预防天花,使人类在抵挡传染病的过程中迈出了实质性的一步。但牛痘接种在英国的推广并不顺利,遭到医学界及社会各界的反对。9 年后,牛痘疫苗乘着东印度公司的船只漂洋过海来到中国,正值广东地区发生天花流行,牛痘术在两广地区推广,收到了意想不到的效果,让远在英伦半岛的琴纳羡慕不已。

19 世纪初期,英属东印度公司商船在印度与广东沿海进行商贸活动,随船医师在香港、澳门和广州三地设医馆,服务于在华商人和船员。1805 年春天,船医皮尔逊(A. Pearson, 1780—1874)在澳门和广州地区为中国人施种牛痘,并编写《英吉利国新出种痘奇书》传授种痘技术,由东印度公司翻译斯当东(G. Staunton)译成中文,十三洋行商人郑崇谦资助出版。这是第一次以中文将西方的种牛痘和防天花的知识作了简单的介绍。1805—1806 年,广东地区暴发天花,许多广东人来到船上让皮尔逊接种牛痘。皮尔逊同时培训中国学徒种痘技术,并带领他们在澳粤地区为华人种痘。《番禺县志》载,1806 年"比至粤,即以小夷痘浆施之华人,且传其法。众善士复捐资为痘医之费。由此学其术者日众。最精斯术者,莫如南海邱熺"。1817 年,邱熺著《引痘略》,以皮尔逊的技术为基本内容,按中国传统文化观念、习俗甚至中医学理论进行阐释。这一做法为牛痘接种术在华人中推广打开了通路。1850 年前,牛痘术传入江西、湖南、湖北、北京、浙江和江南等地,各地都设有种痘局。

1834年,美国公理会派传教士伯驾(P. Parker,1804—1888)抵达广州,从事医学传教。1835年11月7日,在中国商人的资助下,伯驾的"新豆栏医局"在广州十三行区域内开张。该院有可容百多人的候诊室,兼备40余张病床,主治眼科。该医馆被誉为是中国近代第1所西式医院。为了募集资金,协调来华的医学传教士事宜,在华传教士和医师如伯驾、郭雷枢(T. R. Colledge,1797—1879)(图9-1)及裨治文(E. C. Bridgman,1801—1861)等人通过商议,于1838年2月21日广州成立"中华医药传道会"(The Medical Missionary Society in China)。其目的在传播医学,他们计划募集资金办医院、图书馆,培养和教育中国学生,并利用一切机会提供社会服务。其宗旨是将西方社会已建立的"科学的理性基础",分享给世界上的其他民族,使人们能从近代自然科学知识的发现与发明中获益。他们设想将最新的科学方法和思路应用到疾病治疗与研究中,由此激发起中国人探求科学真理的热情,反对迷信与愚昧。

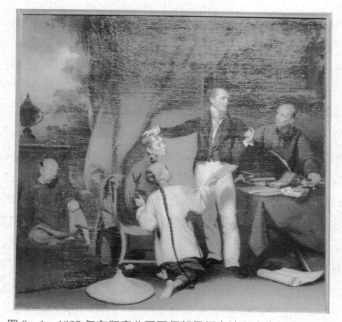

图9-1 1835年东印度公司医师郭雷枢在诊所为中国病人诊治

注:该图收藏在美国麻省皮博迪埃塞克斯博物馆(Peabody Essex Museum,MA)

在"中华医药传道会"的感召下,欧美各国的各宗教团体不断派遣医学传教士来东方,设诊所与医院推进医疗传教活动,并资助中国孩子出国留学学医。黄宽就是由该会资助出国留学,并在爱丁堡大学获得医学硕士学位的第一位中国人,归国后在广州博济医院工作。在两次鸦片战争之后,由传教士和医学传教士创办的诊所和医院逐步由南向北,一路拓展到北京,又沿着长江由通商口岸深入到中国腹地和偏远城市。至19世纪

60年代,在中国通商口岸的一些城市中,西医开始逐渐普及。郑观应在《盛世危言·医道》中说:"自中国通商以后,西医之至中国者,各口岸皆有之,非徒来医西人,而且欲医华人。但华人不识西国药性,不敢延请西医,故初时华人均不肯信西国医药。于是西医邀请中西富商,先集巨资,创立医馆;次集岁费,备办药材,以为送医之举。初则贫贱患病、无力医药者就之,常常有效;继则富贵患病,华医束手者就之,往往奏功;今则无论富贵贫贱,皆有西药之简便与西药之奇异,而就医馆医治者,日多一日,日盛一日也。"

据1890年统计,全国共有教会医院61家和诊所44所。代表性医院有:广州金利埠惠爱医馆(1843年)、宁波浸礼会老医局(1843年,后更名宁波华美医院)、上海仁济医馆(1844年)、广州博济医院(1859年)、福州塔亭医院(1866年)、广西梧州医院(1862年)、天津伦敦会医院(1868年)、杭州广济医院(1871年)、福州怀礼医院(1874年)、汉口普爱医院(1874年)、宜昌普济医院(1879年)、山东华美医院(1880年)、天津伦敦会施医院(1880年,即后来著名的马大夫纪念医院)、苏州博习医院(1882年)和沈阳盛京施医院(1883年)等。1893年,英国医师梅藤更(D. D. Main, 1856—1934)在杭州建立了麻风病院,广州博济医院美国医师嘉约翰(J. G. Kerr, 1824—1901)在广州建立了中国第一所精神病医院。

19世纪80年代,医学传教的环境开始发生变化,来华的医学传教士的学养和素质普遍有所提升,医师均接受过良好而完整的科学教育。80年代后,医学传教士更关心的是在医院内展开医疗拯救和科学知识传播,而不是传教或争取中国人皈依宗教。1887年,在上海同仁医馆医师文恒理(H. W. Boone, 1839—1925)、嘉约翰和苏州博习医院医师的柏乐文(W. H. Park, 1855—1927)等资深医学传教士的倡议下,全国医学传教士联合创办的博医会(China Medical Missionary Association)在上海成立,同时创办学术刊物《博医会报》(*The China Medical Missionary Journal*)。博医会宗旨:"其一,务欲诸医各将平日所阅华人病情暨一切施治之法,普告医会。俾后偶遇对同之症,用药有所折证,以期立起沉疴;其二,务欲将西国医学之精微,疗治之神妙,尽情推阐,揭示华人。俾华人多所歆动,以冀医道偏行于通都大邑,下至僻壤遐陬;其三,欲用医道以广传道,去其身病,即以发其信道之心,自能尊奉福音,渐祛心病;其四,欲将中国所有奇难杂症为西人所无者,悉告之现居西国诸医,俾互相参究,得以精益求精,登峰造极。"

诊治疾病和科学传播已成为在华医学传教士的主要任务。博医会的成立标志着西医在华传播事业进入一个新的时代,医学传教的目的逐渐被建立中国的科学医学的目标所替代,医学传教向医学传播转型。博医会是中国第一个职业医师的科学共同体,其构建的会员制、会员章程、科学期刊及论文审核制度,奠定了医学学术团体的基本模板,之后所创建的中国医学学术团体均延续或依照此模式制定学术章程和管理制度。

二、身体知识的介绍

西医知识传入应当始于明末耶稣会士进入中国,首先冲击中国医界的是西方的身体知识——解剖学与生理学，其中最重要的代表人物是瑞士医师耶稣会传教士邓玉函（J. Schreck，1576—1630），1622—1623 年他在杭州学习汉语，其间在当地一位进士协助下，口译《人身说》一书。1634 年，山东进士毕拱辰（？—1646）获得《人身说》遗稿，并"为之通其隔碍，理其纷乱"。易名《泰西人身说概》。该书以罗马解剖学家盖仑的经典解剖学为主要内容，汲取了维萨里《人体之构造》中部分近代解剖学知识。若按现代系统解剖学原则对此书作分类分析，其内容涉及运动系统、神经系统、循环系统和感觉系统，书中对运动和神经系统论述较为详尽。《人身图说》是邓玉函参与翻译的另一部解剖学著作。"其稿似先创于玉函、华民之手，雅谷入京后踵成之者。"《人身图说》前半部论述胸腔和腹腔的解剖生理，后半部为 21 幅配有文字说明的人体解剖图。据当代学者研究显示，若将《人身说》和《人身图说》两书合而为一，可知是一部完整的西医解剖学著作。清初法国传教士还将解剖学译成满文，以满足康熙个人对西学的求知欲。

　　近代出版的第一部西方解剖学与生理学的书是《全体新论》（图 9 - 2）。该书由英国医学传教士合信（B. Hobson，1816—1873）与中国士大夫陈修堂合作编译，1851 年由广州惠爱医馆出版。合信试图阐明医学的一个基本道理："夫医学一道功夫，甚钜关系非轻。不知部位者，即不知病源，不知病源者，即不明治法，不明治法而用平常之药，犹属不致大害，若捕风捉影以药试病，将有不忍言者矣。"此书首论全身，次及各部，对内脏器官作了详尽的说明，作者采取比较解剖学的方法介绍了人与动物在骨骼、韧带和肌肉方面的不同。

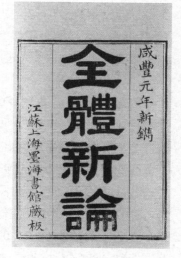

图 9 - 2　合信《全体新论》，1850 年

　　创造性地从中医书籍中直接引用或借鉴相关解剖与生理术语，运用到《全体新论》的翻译中，书中还附有 200 余幅精细的人体图谱。通过《全体新论》，中国人第一次了解到了哈维的血液循环论。该书一经出版，便受到中国医界和知识界人士的注目，"远近翕然称之，购者不惮重价"。当时两广总督叶名琛对之大为推崇，亲自为它作序并赞曰："万灵具备，细验全身；中边分析，表里详陈；由形识性，似妄实真；图称创见，术逊仁人。"在之后的半个世纪里，《全体新论》多次再版，并被译成日文传播到日本与朝鲜，鲁迅在日本仙台医专求学时，《全体新论》是该校使用的教科书。《全体新论》的出版对中国现代医学发展有着深远的意义，其表现在：①第一部按现代解剖学思想和结构编译的解剖学著作，开创中国解剖学学科；②创造性地用"全体"一词解释"解剖"，较好地完成中国传统身体知识向近现代科学解剖学体系的过渡，创建"全体学"；③借鉴中医学脏腑学说的术语，或创造新术语翻译西医解剖学知识，构建中国解剖学翻译的基本框架；④中国第一部中文西医教科书，为中国解剖学教育奠定了基础。

19 世纪 80 年代前,《全体新论》是中国医学院校唯一的解剖学教材。80 年代后,解剖生理译著进入出版高潮,代表性著作有:柯为良(D. W. Osgood,1845—1880)的《全体阐微》、嘉约翰的《体用十章》、德贞(J. Dudgeon,1837—1901)的《全体通考》(*Gray's Anatomy*)、傅兰雅(J. Fryer,1839—1928)的《全体须知》、惠亨通(H. T. Whitney,1849—1924)的《体学新编》、高似兰(P. B. Cousland,1860—1930)的《体功学》和博恒理(H. D. Porter,1845—1916)的《省身指掌》等。至此,西方解剖学知识全面进入中国,广为医学界和知识界人士接受。章太炎曾言:"彼西医重在解剖实验,故治脏腑病见长。"

三、医学专业化与技术化

19 世纪是欧洲医学蓬勃发展进入近代生物医学体系的革命性时代,其特征是由"科学"思想和实验生物学体系取代传统经验医学,表现在 3 个方面:①医学向职业化和专业化方向发展;②在实验物理和化学科学基础上,由科学思想主导医学理论和医疗实践;③世纪末人口增长和都市化的发展改变了人类的生存环境,卫生学和公共卫生观念和活动应运而生。这些先进的科学思想在 19 世纪末随西医传入一并进入中国。

(一) 医学教育

伯驾、合信和玛高温(D. J. MacGowan,1814—1893)在医院工作期间都曾招收学徒,教授基本的内外科技术和讲解剖学知识。19 世纪 60 年代,医学传教士认识到医学教育的重要性。玛高温指出:"培养医学生对教会医疗事业是相当有利的。"1866 年广州博济医院的美国医师嘉约翰与中国医师黄宽在院内多年办医学班的基础上,建立"博济医校"。博济医校不仅是中国第一所西式医学校,亦是第一所培养女医师的学校。1880 年,文恒理在上海同仁医院建立医学校,此为圣约翰大学医学校的前身;1880 年,梅威令(W. W. Myers,1846—1920)开创了我国台湾的现代医学教育;1883 年,苏州博习医院开办医科;1884 年,杭州广济医院办广济医校,之后独立为广济医专。1887 年,香港雅丽氏纪念医院(Alice Memorial Hospital)设西医书院,为当时另一所具有代表意义的医校,该校是香港大学医学院前身,校长曼森,因其在热带病学研究领域的突出成就,而被誉为"热带病学之父"。20 世纪前,还有南京史密斯纪念医院医校(Philander Smith Memorial Hospital,1889)、济南的华美医院医校(1890),苏州福音医院医校(1897),1899 年,广东女子医学院(后更名为夏葛女子医学校)等医学校。1897 年,教会统计显示,在全国 660 余所教会医院中,39 所有医学教育或医学培训的记录,共计培训医学生 268 人,已毕业学生约 300 名,肄业生 250~300 名,受训年限由 3~4 年,或是 5~6 年不等。19 世纪末医学校教学设备(校舍、经费、教学仪器)、教科书、师资队伍、生员人数、教学质量都积累到一定程度,医学教育渐成规模。部分医校还开展护理教育,这些成果虽为中国医学教育发展奠定了基础,但距形成规模性发展尚有一定距离。

1871 年,同文馆聘请英国医师德贞任生理学教习,向中国士大夫教授医学和生理学,是为中国官方西医教育的开端。负责同文馆的总理事务大臣毛昶熙描述到:"余每至馆中,见其与生徒口讲指画,剖析疑义。虽素不解医,未敢断为悉当,而所言雅有理致,娓娓可听。"1886 年,德贞翻译的世界解剖学名著《全体通考》由同文馆出版,荣禄、崇厚等晚清重臣作序,推崇介绍西方医学和身体知识,荣禄评价:"以视古之垣隔一方,洞窥五藏者又何多让? 况乎用意良深,益人匪浅。悯国公之不世,冀妇孺之皆知,纲举目张,可按图索骥,条分缕析,岂岐路之止,其体例之当,剖别之精,谂之作者,自有定评。"同文馆的医学教育持续长达 30 余年。1903 年,京师同文馆关闭,另设京师大学堂,学堂成立医学部,同文馆的医学课程并入医学部。京师大学堂医学部即为北京医科大学前身。

　　1905 年,全国基督教大会上,医学传教士提议联合办学以提高中国医学教育水平,博医会通过决议,主张各地差会联合办协和医学院。1906 年,由英国伦敦会、美国长老会等多家差会联合创办北京协和医学堂。1908 年,北京女子协和医学堂成立。1907 年,山东"共合医道堂"成立,1911 年更名为"山东基督教共合大学医科"。同年沈阳奉天医科大学成立。1914 年,耶鲁大学耶礼会与湖南地方政府和绅士合作建立湘雅医学专门学校,以美国约翰斯·霍普金斯大学医学院的模式为样板办学。

　　中国医学教育从此步入一个新时期,其重要特征为:①专业化和职业化程度提高,基本替代医学传教;②中国医师和教师进入教育领域,并担当重要的角色,承担起西医科学传播的重任,湘雅创始人之一兼校长、后来中华医学会的创人颜福庆就是代表。1915 年,北京协和医学堂被美国洛克菲勒基金会收购后,在重金资助和约翰·霍普金斯医学模式的打造下,协和医学院成为中国乃至亚洲地区最有影响力的医学校,医学教育专业化、科学化和本土化成为中国医学教育的主要发展方向。

　　(二) 医学教科书和汉译医学出版物

　　近代,西医之所以能在很快在中国立足,引起医学革命,在很大程度依赖医学教科书和汉译西医书籍的出版。作为科学知识传播的重要载体,清末民初出版的一系列西医学书不仅提升了中国医学教育质量,而且向中国知识精英和普通大众普及了现代医学科学和公共卫生知识。

　　最早出版汉译医学书的是嘉约翰主持的博济医局,江南制造局翻译馆、京师同文馆、美华书馆及清海关总税务署都相继出版医学著作。海关总税务署出版英国传教士艾约瑟(J. Edkins,1823—1905)翻译编写的《西学略述》计 16 种,其中有生理学专著《身理启蒙》。1877 年,在上海成立的益智书会,是一所由在华基督教传教士自行组织的编辑和出版教科书的机构,1887 年,博医会成立之后,逐渐接替益智书会承担医学教科书的翻译及英文教科书的出版事宜。同时,博医会成员提出医学名词翻译的标准化问题,1890年,博医会成立"名词委员会"负责名词统一工作,1894 年,出版《疾病名词词汇》,1898年,出版《眼科名词》,1908 年,出版《英汉医学词典》,皆为后来科学名词统一奠定了基础。

　　19 世纪前出版的汉译医书有以下几类,临床类有德贞的《西医举隅》,嘉约翰的《裹扎新法》《割症全书》《花柳指迷》《皮肤新编》《西医内科全书》《内科阐微》《眼科撮要》《炎症全书》《热症全书》和《妇科精蕴图说》,梅藤更的《西医外科理法》,聂会东的(J. B. Neal,1855—1925)《眼科证治》,尹端模的《医理略述》等。药学类有嘉约翰的《西药略释》《西药新法》,洪士提反的(S. A. Hunter,1851—1923)《万国药方》和梅藤更的《医方汇编》。卫生护理方面有《化学卫生论》《孩童卫生编》《卫生要旨》《种痘捷法》《救溺水法》和《俟医浅说》等著作。

　　除上述汉译医学著作,值得一提的是传教士创办的中文科学杂志,这些媒体同样担当西医知识传播与普及的职责。1857年,伦敦会在上海刊行《六合丛谈》,便分节连载《全体新论》及其图谱,使该书的影响力超越教会医院势力范围而进入更广泛的领域。此外,传教士创办的《中西闻见录》《格致汇编》《教会新报》和《万国公报》都无一例外设有医学专栏译介西医学知识和西方医学最新成就。

　　(三) 医疗技术与科学研究

　　医学传教士在传教和诊治的过程,还向中国社会和知识阶层展示了西方最新的医学技术、新的诊断器材和诊断方法,比如X光机和麻醉术。王韬早就认识到"西人治病,大半乞灵于器,精妙奇辟,不仅如华医之用针灸已也"。

　　1846年,美国波士顿麻省总医院首次使用乙醚麻醉手术。次年,伯驾便在广州博济医院采用此方法施行科手术。1847年,苏格兰医师辛普森(J. Y. Simpson,1811—1870)在英国成功地用氯仿完成麻醉手术,1866年,德贞在北京采用此技术时,已能使病人达到"用刀不知痛法"的境界。1895年,X光发明后,很快被运用于医学诊断。

　　19世纪末期,上海的《点石斋画报》曾图文并茂地报道苏州博习医院引进X光机的事迹(图9-3),"西医士柏乐文,闻美国新出一种宝镜,可以照人脏腑"。苏州博习医院

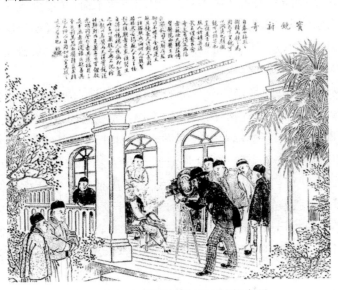

图9-3　《点石斋画报》"宝镜新奇"

注: 介绍苏州博习医院引进X光机

和杭州广济医院是最早使用 X 光设备的两所医院。19 世纪 80 年代出版的《自西徂东》是德国传教士花之安(E. Faber，1839—1899)所撰之对中国知识界影响较大的著作，书中提到："西医之器皿件件精良，用时辰表以验脉息，寒暑表以试血热。闻症筒以听心肺，化学验纸以试溺，银针探伤口，显微镜以观脓血。至若眼、喉、溺道、子宫、肛门皆有器以探阅。"此外，还有："西医器则甚备，内外科俱有，如电器箱能治风湿、瘫疾，树胶气筒能救服毒，水节能放大便，银筒能放溺小便。"美国传教士李提摩太(T. Richard，1845—1919)译的《泰西新史揽要》是另一部风靡一时的西学著作，其中"医家新学"中介绍西医最新成果有："听肺筒者，测喉镜者，验目镜治目疾者，显微镜，蒙汗药等。"

　　1907 年，在博医会全国大会上，有医师提出"博医会是否实现推动科学知识进步的目标？"博医会研究委员会在三方面展开科学研究：①中国疾病地理学的考察、资料收集整理与研究。委员会参照国际医学界的研究热点，选取考察中国的热带病和亚热带病状况为其研究方向，并最终落实以寄生虫病为个案研究的方面。同时，博医会组成全国性的合作课题，由分布在全国各地的医师对中国盛行的寄生虫病进行集体调查研究。1910年之后，《博医会报》几乎每期都有该疾病的研究报告。此外，斑疹伤寒、麻风病、脚气病和象皮肿等区域性疾病，都进入了他们的调查视野。②开展与公共卫生、预防医学和一切可促进中国人卫生的相关研究和卫生宣传活动，这项目后由中华公共卫生教育联合委员会承担。③从生理学和人类学的角度，展开东西方人种的差异性比较研究。博医会的初衷是通过对中国人身体生理数据的测量与考察，系统地收集并作分类比较，建立中国人种的身体知识信息库，为医学研究提供参考。

四、丁福保与日文医学翻译

　　如果想探究近代中国西医译著的影响和演变，不能不提到丁福保(1874—1952)。丁福保在苏州求学于教会大学——东吴大学，之后在上海江南制造局学习化学，之后进入东文学堂学日文，师从赵元益学医学，学成后在京师大学堂和译学馆任教习。19 世纪末期，丁福保开始从日文编译医学著作。1899 年，通俗医学书《卫生学问答》出版。1906年，他组织同人译书公会，从日文西医书中选择河内龙岩《内科全书》，安藤重次郎等著《内科学纲要》译成中文。1908 年，丁福保开始编辑出版《丁氏医学丛书》，1910 年刊出25 种，1911 年印出 23 种，1912 年印出 7 种，1913 年 8 种，至 1914 年前已印出日文西医译作达 85 种，至 1929 年，由丁福保翻译和编写医学书多达 98 种，其中解剖生理卫生学计 12 种，病理学及诊断学 9 种，内科及外科学 15 种，传染病及免疫学 5 种，肺痨病学 5种，妇产科及儿科学 12 种，药物学及处方学 13 种，细菌学 4 种，法医学 1 种，身心医学6 种，其他 16 种。丁福保开创了国人翻译西医文献的先河，不仅改变汉译西医著作由外国人独擅的局面，而且将西医知识由西文翻译转向借鉴日文译本，树立与英美体系相对的日派医学体系。他编译出版的《丁氏医学丛书》所介绍的日式西医知识和卫生体系，推

动了西医文献的翻译进程,同时创建了用通俗性小册子的形式,向大众普及疾病与卫生
知识的范式。

五、《格氏解剖学》的出版与翻译

19世纪解剖学教学发展是解剖学教科书的改进,其代表著作是1858年在伦敦出版
的《格氏解剖学》(Gray's Anatomy)。19世纪50年代前,欧洲流行可随身携带的解剖学
书,这种口袋式书开本小、文字排版密集,图谱小到辨不清楚,这种书在教学与临床中极
不实用。英国伦敦圣乔治医院外科医师格雷(H. Gray,1827—1861)想重写一部解剖教
科书,他说服同院医师卡特(H. V. Carter,1831—1897)合作编撰一部可以指导学生学
习外科和临床手术的解剖学书,格雷负责文字,卡特绘制人体图谱。两位不满30岁的青
年外科医师花了4年时间编制800页大开本的《人体解剖学——描述与外科解剖学》
(Anatomy of Human Body: Descriptive and Surgical),书中配有图谱395幅,1858年
在伦敦出版。因精制准确的人体图谱、适宜的文字排版,首印2000册书即刻告罄。此
书很快传到美国,费城的一家出版商发现其中商机,购下其美国版权,并请编者根据美语
习惯,略做文字修改,于1859年出版。之后该书就分为英、美两套版本。1860年,英国
第2版面市,再次被抢购一空。1864年,第3版出版。自此,《人体解剖学》在欧美两地
每隔3~4年就再版1次,初期是美版跟随英版修改,20世纪后,编修的主权就由英国移
到美国。100余年内,历经不同主编,但他们始终坚守一个原则,不断更新医学知识和添
加解剖学发展新成果。比如,在1880年将组织学单列一章,1887年改为彩版,1897年胚
胎学独立成章,1909年加入应用解剖学内容等。作为英文世界最主要的解剖学教科书,
业界简称其为《格氏解剖学》。1937年第27版发行时,人们为了纪念格雷的贡献,正式
更名为《格氏解剖学》(Gray's Anatomy)。这部对世界解剖学、外科学有极其重要影响
的经典教科书,即便是在两次世界大战时期都未曾停止更新。

1881年,《格氏解剖学》的中译本《全体阐微》(图9-4)在福建出版。1885年以第15
版《格氏解剖学》为底本的清官定的中译本《全体通考》(图9-5)在北京出版,但其影响
不及《全体阐微》,因为当时所有的教会医院和医学校选用《全体阐微》解剖教科书。1922
年,济南共合医道学堂医师施尔德以美国1918年第20版的《格氏解剖学》为底本,在中
国学者陈佐庭的辅助下重译,"书中所用名词悉遵科学名词审查委员会,根据巴赛尔万国
解剖学会议本所定。"译本定名为《格氏系统解剖学》,卷末有英汉文对照索引,之后一直
为中国医学院教科书或教学参考书。20世纪40年代末期,中国人民解放军军医教学亦
采用《格氏解剖学》为教材。20世纪80年代,《格氏系统解剖学》按新版本重译出版。
1999年,根据英文第38版所译之中文《格氏解剖学》由辽宁教育出版社出版,使中文版
《格氏解剖学》再次回归到国际解剖学轨道。

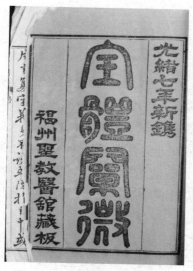

图 9-4　柯为良译《全体阐微》

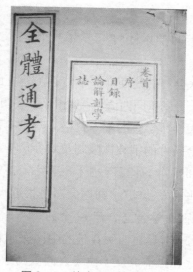

图 9-5　德贞译《全体通考》

2000 年后,美国著名解剖学家斯坦德林(S. Standring)任主编,她率领的国际团队人数已超百人,2008 年集体编辑修订的第 40 版在欧美两地隆重推出,以此纪念《格氏解剖学》出版 150 周年。新编解剖学书不仅增添诸多新的知识和图谱,将细胞生物学、分子遗传学、生物信息学、影像解剖学等新学科纳入其中,更是一改传统的印刷方式,随书附赠 3D 解剖图谱光盘一张,立体形象动态地演示人体的构造,阐释生命。

2008 年,北京大学翻译的《格氏解剖学》第 39 版,列入"国家十一五重点图书"。期间《格氏解剖学》教学版、《格氏解剖学教学》双语版、《格氏解剖学基础教程》等各种相关的版本在 2003—2016 年陆续推出,使学生从不同角度以不同方式接触《格氏解剖学》,学习其所蕴含解剖学知识和最新医学信息。国内解剖学界自编的解剖学教材,基本以《格氏解剖学》为素材,参考不断修订的英文版,随时更新知识。2017 年,第 41 版英文出版,随后在 2018 年,第 41 版中文版《格氏解剖学》出版。

第二节　中国现代医学科学体系的初建

西方医学传入对中国社会变革和思想文化界的影响更是明显,最直接的例子就是世纪之交提出的"保种强国"口号,梁启超说:"不求保种之道则无以存中国""保种之道有二,一曰学以保其心灵,二曰医以保其身躯。"晚清中国社会的变革明显受到西方医学传入的影响,反之亦然,中国医学的现代化是与中国社会改革和知识转型同步展开的,中国医学体系的转变对中国人的健康观念和文化保护主义产生了深刻影响。

一、本土的学术团体与学术期刊

博医会虽然是西洋医学传教士建立的组织,理论上没有国籍限制,但其设有多道入会门槛:①只认同西医不接纳中医;②1925年以前入会者必须是基督教徒;③具有毕业于正规大学医学院的学术资格。对没有西医传统的中国人有着更严格的准入门槛。博医会入会条件的宗教性限制及对会员毕业院校所在地的要求,相反催生出本土同类型的组织。1897年,孙直斋、王仁俊和沈敬学等人在上海创立"上海医学会",1902年,由余伯陶和李平书发起的"上海医会",是为近代最早的中医学术团体。至1910年,全国和地方性的中、西医学会至少有12个。

1915年,具有西医背景的中国医师群体,在伍连德和颜福庆等人建议下,仿照博医会的模式在上海成立了由华人西医师掌控的学术共同体——中华医学会,以"巩固医家交谊、尊重医德医权、普及医学卫生、联络华洋医界"为宗旨,目的在于"促进医学科学在中国的传播,唤起民众对于公共卫生和预防医学的兴趣"。首任会长颜福庆在第一届年会致辞中指出:"我们要补充而不是重复外国同行那行之有效的医学事业。"和博医会不同,中华医学会以维护国家的医学利益为目标,欲将自身发展为代表中国的医界团体,与欧美各国医学会社并驾齐驱。1915年7月3日,中华医学会经教育部核准立案,中华医学会下设生理、病理、解剖、微生物、内科、外科、妇产科、眼科、精神病、皮肤性病、医史等多个专业委员会,同时出版中英文双语《中华医学杂志》。

1932年,中华医学会与博医会合并,两会会刊《博医会报》与《中华医学杂志》合并,创建一份英文刊物和一份中文刊物。新的中华医学会是一个开放的国际性科学组织,创始会员中有英、美、德、日、法、意等各国的医师。执行合并的中华医学会会长朱恒璧称:"此种特殊的组织,为世界各国所无。"1941年4月24日,《申报》报道称:"距今50年前,西洋来华传道的教会机关里的医师组织了一个'博医会',由外人主持全中国的医学事宜,如促进医学教育,改良医学设施,灌输卫生知识等,替吾国奠下了新医的基石。有识之士,便纷纷研究西洋新医学术!民众也渐知延请西医诊治疾病;于是西洋医术便在吾国萌起了嫩芽。当时从外国学成归国的医界先进,认为中国的医学事业由外国人主持,他们的精力和功绩,固然值得感佩,但究非妥善办法,国人应有自己的医学团体,中国的医学事业,应由中国人来主持,于是便组织了中国医学会!到现在已有将近30年的历史了。自从中国医学会成立后,外人组织的博医会即形解散,外国医学家仍极力赞助中国医学会的长成,到现在已有3 000名会员,其中有600个外国会员。这是全国的医学学术机关,在政府极力赞助之下,对于吾国医学事业贡献良多。"

截至1947年,中华医学会在全国各地已有30多个分会,3 000余名会员。此外,还有一些其他医学团体,代表团体有:沈敦和等人在1904年创办的中国红十字会,1907年留日学生在日本东京发起成立的中国药学会,1909年由8位外籍护士在江西庐山发起成立的中国护士组织联合会,是为中华护理学会的前身,1922 年成为国际护士会的会员,1920 年发行《护士季刊》。这些学会和团体延续至今,团结了广大医务工作者,促进了中国医药学术的交流和繁荣。中国医师创办的刊物有:中国国民卫生会的《卫生世界》(1907 年),梁慎余的《医学卫生报》(1908 年),陈继武的《卫生白话报》(1908 年),汪惕予的《医学世界》(1908 年),顾实秋主编的《上海医报》(1910 年),医药学会创办的《医学卫生报》(1910 年)等。

二、医学教育体制

1915 年,伍连德在《东方杂志》上撰文《论中国急宜谋进医学教育》,他指出:"注重医学教育问题,以谋进国利民福,诚为我国亟不容缓之图。"辛亥革命前,中国医学教育大致可分 3 种形式,一是教会机构所创,以医学传教士为主的教会医学校;二是晚清政府或地方政府所办之官办医学堂;三是以留学生和外国私人机构支持的私人医学校。当时中国医学教育大多由教会系统或教会医院掌控,仅有 5 所华人创办的医学校,分别是:1880 年,李鸿章在天津所设海军医学堂,1884 年江西医药专科学校,1902 年,袁世凯在天津建陆军军医学堂,1905 年,由归国留学生创建的上海女子中西医学院,1909 年,广东公医医科专门学校和光华医学专门学校。李鸿章和袁世凯的两所医学堂都是军医学堂,是为建设现代军队体系而配制的,经费由军队划拨,学制均采用日本的医学教育体制,海军医学堂学习生理学、药理学、诊断学、病理学、化学、物理学、日文和汉文,聘请日本教习上课,或是派遣学生赴"东洋游学"。陆军军医学堂学制 4 年,第 1～2 年学习自然科学与医学基础课程,第 3 年学习内科、外科等相关课程,还学军队外科和军队卫生学等,第 4 年学军队卫生事务、军事学、细菌学、精神病、学堂卫生学和工业卫生学等课程。从所授科目考察,军医堂着眼于培养军事医学领域全面的专业人才。

20 世纪初,北京、江苏、浙江、湖北、河北、山西相继出现了国立、省立和私立医学校,这些学校为发展和壮大中国的西医队伍培养了大批人才。1903 年,清末新政进行教育改革,废科举等举措使中国传统医学日渐式微,西方医学科学转为主流之局初显端倪。著名开明派重臣张之洞与张百熙在当年制定的"癸卯学制"中,将医科大学作为新学制的重要组成部分,其中中国医学居 29 门医学科目之首,其他 28 门科目皆属西医门类。

1912 年,辛亥革命后第 1 次全国教育会议召开期间,中华民国教育总长蔡元培建议设立一所国立医学校,10 月 26 日,北京医学专门学校成立,这是民国政府创办的第 1 所专门医学校,标志着中国医学教育进入一个新的历史阶段。1912—1913 年,中央政府颁布新学制,规定医学课程 48 门,药学课程 31 门,所有课程均为西医学科,不包括中国传统医学。当时中国还有许多私立和教会学校,学制和科目设置各不相同,学制有四年(日)和五年制(英美),又因所属的国家不同,而出现英美体系、德日体系和法比模式并存的现象。1927 年,南京国民政府卫生部与教育部合作商讨制定全国统一的医学教育课

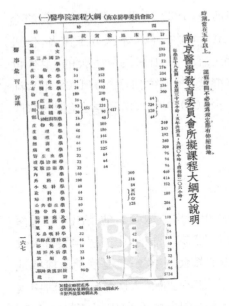

图 9 - 6　南京教育委员会拟课程大纲，1935 年

程。为改善医学教育市场的混乱局面，统一课程，1929 年，南京国民政府公布《私立学校规程》，1930 年，教育部颁布《改进高等教育计划》，要求私立学校完成办理立案手续。同年戴季陶在中央政治会议上提出"扩充医药卫生教育案"，希望借助政府力量达到新医普及的目的，"以求三十年间达到每一千人中有医师一人，每医师十人有药剂师一人之目的"。1930 年，聘请德国哥廷根大学法贝尔（K. Faber，1862—1956）教授来华协助教育委员会工作。1935 年，教育部颁布大学医学院及医科暂行课目表及标准草案说明，至此，中国医学教育完成形式上的统一。

1935 年，中华医学会医学教育委员会主席颜福庆在《中国医学教育概况》和《中国医学教育的过去与未来》中分析中国医学教育的复杂性和困难，对民国政府积极推进全国医学教育课程（图 9 - 6）统一，设计全国性医学教育方案的努力给予高度评价。颜福庆号召所有中国医学教育工作者积极配合国家的医学教育工作。1943 年，教育部再颁布《修正医学院教材大纲》。

第三节｜中国卫生管理体制的建立

一、国家卫生管理建制

中国最早的卫生行政机构是 1863 年起由上海工部局逐步建立并完善的，工部局卫生处由英国医师负责管理，先后设置隔离医院、性病医院、预防接种站等事业单位，制订护士守则，卫生事业扩大到医疗、防疫、性病防治、环境卫生、食品卫生、监狱卫生等方面。

作为国家医学体系的主导部分，中国近代卫生管理制度自清末开始逐步建立。中国第一个官方卫生局的前身——天津都统衙门卫生局隶属八国联军组成的天津临时政府，卫生局由法国军医和日本军医负责，行政职责包括城市环境卫生管理、疾病防控、卫生统计、卫生检疫、水质检测、妓女体检、饮食卫生、死亡统计及埋藏、疫苗接种、公墓建设等。1902 年，袁世凯接管后，聘请原卫生局局长、法国军医孟森（G. Mesny）担当顾问，保留原来一些卫生政策，如街道清洁制度、垃圾秽物处理办法、水质检测、卫生检验制度等。亦有受日本影响将一些原来行之有效的办法取消，比如妓女体检和坟茔墓地管理，这些措施直到民国成立再次恢复。

1905 年,清政府在巡警部下设立卫生科,此为中国政府第一个专管公共卫生的机构。1906 年,巡警部改为民政部,设立卫生司,下设保健科、检疫科和方术科,管理国家医疗卫生事务。1907 年,清政府陆续制定新刑律和民法等法典,其中包括医药卫生法规。1912 年,民国政府成立,留英学生、孙中山的秘书和私人医师林文庆为第一任卫生司长,1913 年,卫生司改为内务部警保司卫生科,下分 4 科,分别负责:①卫生组织管理、城市街道卫生处理、贫民卫生事项;②卫生传染病、防疫和检疫;③医院、医师、产婆与药剂师管理;④药物、药商与食品清洁与卫生管理。

1928 年,南京政府的卫生部成立,协和医院院长刘瑞恒当选为卫生部副部长,哈佛医学院毕业生刘瑞恒上台主持中国卫生管理事业,意味着中国转道日本学习欧美医学模式的时代结束,进入到直接借鉴欧美各国诸种卫生模式的阶段。1928 年 11 月,卫生部颁布行政组织法,设立总务、医政、保健、防疫和统计五司,12 月公布全国卫生行政系统大纲,省设卫生处、市县设卫生局,机构设置和职责范畴与日本体制有明显的不同。卫生部仿照美国模式设立中央卫生委员会(Central Board of Health),掌管全国卫生大权。并设国际顾问委员会(International Advisory Council),聘请国联卫生部长拉西曼(L. J. Rajchman,1881—1965)、洛克菲勒基金会国际卫生官员任海沙(V. G. Heiser)和英国卫生部部管纽西尔米(Newshalme)为顾问。1929 年 7 月,拉西曼携国联代表团来华指导卫生部工作,决定国联卫生组织与中国卫生部合作解决中国的卫生问题,涉及国联卫生组织协作改组中国港口检疫组织;设置卫生行政人员训练机构;协助建立中央卫生设施实验处;设立省医院;与设在新加坡的远东疫况情报局密切合作。卫生部又陆续增设了中央医院、中央卫生试验所、西北防疫处、蒙绥防疫处、麻醉药品经理处、公共卫生人员训练所和海关检疫所等机构。至此,中国近代化医学体系基本形成。

二、乡村卫生建设与公医制

1928 年,中国卫生管理体制初建时期,卫生管理者就意识到中国在向西方学习的同时,面临着一个更为严峻的问题,中国是以农业立国,与欧美诸国甚至日本等工商业国家不同。不仅如此,中国的人口比世界上任何一个国家的人口都要多,其中农民比例高达85%以上,但是中国农村的医药卫生资源又严重匮乏。当时的中国频繁暴发的流行病和传染病,突如其来的流行病常常会使原已贫穷的农民,因无医疗保障而家破人亡,从而加剧社会危机。于是,有识之士提出国家应该实行公医制,即"设合于标准之医院于各省、各县、各乡、各镇,专为贫病免费或减费之治疗"。民国政府亦决定将重点放在乡村卫生建设方面。1929 年,中央政府颁布"公医制"计划,培养专门人才,服务于农村,改善农村医疗卫生条件,并在全国有选择性地县级农村设立"乡村卫生试验区",设立卫生所、开展公共卫生与疾病预防教育。

（一）乡村卫生试（实）验区

乡村卫生与乡村建设是民国初期的两大社会运动，而乡村卫生又是乡村建设的重中之重。卫生部制定乡村卫生组织系统表，以县为单位下设卫生院-卫生事务所（区）-卫生室（乡）-卫生员（村），同时设立卫生委员会和卫生视导员，并在乡村地区设立卫生试验（实验或模范）区。

中国第一个乡村卫生实验区是上海高桥乡村卫生实验区（图 9-7），1929 年 3 月行政院令卫生部上海特别市卫生局创办乡村卫生模范区，1932 年，国立上海医学院公共卫生科与上海市政卫生局合作，改称为"高桥区卫生事务所"，由上海医学院投入人力、物力、财力，配置各项卫生设施，进行人员训练。

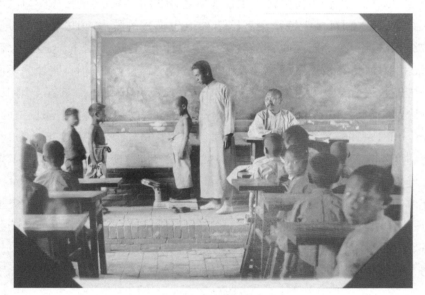

图 9-7　上海高桥卫生示范区

"高桥区卫生事务所"的工作包括下列几个方面。

（1）民众卫生教育。推广宣传卫生工作之重要意义，采取的方法有：卫生表演、候诊演讲、卫生图画、放映卫生电影、卫生演讲、卫生展览等。

（2）环境卫生。目的在于改善区域卫生环境，措施有：清洁道路，规定由农民自己；垃圾处理、厕所处理、水料处理、野犬捕捉、饭店管理和肉品检验。

（3）妇婴卫生。目的在于降低病死率，增进健康，内容包括：产前卫生工作，接生工作，产后卫生工作，婴儿卫生工作等。

（4）学校卫生。高桥卫生事务所所办卫生学校 15 所，学生 3 000 余人，其工作包括健康检查、预防接种、缺点矫治、健康教育、疾病治疗、学校环境卫生管理等。

（5）医药救济。国立上海医学院的医师在高桥开设诊所，为当进农民治疗疾病。

（6）检验工作。自开办以来设有小型检验室，并设定专任化验员担任检验工作。

（7）生命统计。"欲知一地区卫生办理之成绩与人民健康之程度"，生命统计及其相关材料的收集，至关重要。工作内容包括户口调查、出生与死亡登记、出生与死亡率统计和死亡原因分析等。

（8）传染病管理。有专门人员上门接种预防疫苗。当传染病暴发时，有医师上门指导隔离与预防等措施。

（9）人员训练。该所不设专人担任卫生行政，而采取人才训练方式，医学院和护理学院的医师和护士来此实习，其他地区的医师和卫生人员亦来此接受培训。

据统计，至 1934 年全国共计有乡村卫生事务所或卫生机构 17 所，由中央政府、县或市举办、政府与私人机构合作、私人团体举办等形式。在这 17 所机构中，仅南京汤山卫生实验事务所为中央政府投资举办，其余大多数为地方政府与私人团体或医学院校合办。乡村卫生示范区的成功案例很少，除上海高桥和吴淞两所与国立上海医学院合办的卫生实验区，还有河北定县实验乡村卫生示范区，该示范区是由乡村建设倡导者晏阳初与协和医学院共同举办的，在这三所乡村卫生示范区中培养出一批中国现代公共卫生专家，其中有两位是中国近代公共卫生事业上的杰出代表，他们是国立上海医学院苏德隆和北京协和医学院的陈志潜。苏德隆是中国预防医学的创始人之一，1956 年被评为预防医学一级教授。陈志潜一生致力于中国乡村卫生建设工作，对中国农村社区保健和医学教育特别是公共卫生教育作出了卓越的贡献，被誉为"中国乡村卫生建设之父"。

（二）公医制

所谓"公医制"，就是指医务人员的训练、任用完全由国家统制办理的一项国家卫生制度。按"公医制"规定，公医制学生由国家所办的医学教育机构专门负责培养，并提供一切经费。学生毕业后，终身为国家服务，不能私自开业。公医制医务人员受国家统制，工作由国家分配，与公务人员一样服务于国家，国家提供保障与奖励。但这只是中国知识分子，尤其是医学精英提出的理想化的公医制制度。1929 年，中央政府提出实行公医制度的设想，但是从计划到实施经历了非常艰难的历程。其间涉及卫生部门人员所进行的"公医制度"的推广宣传、在医学精英间展开的在中国是否可实行"公医制"的论证，以及为实现"公医制"而推出的各种建议与计划。

这项原本是针对改善中国农村医疗卫生环境的国家政策，最后演变为一场医学教育改革。伍连德提出："故我国实需要一种新式医者，对此问题，当局与医学教育家已加以严重之注意。医学校之课程，亦经修改，使合于公医制度之步骤。"国立上海医学院创始人颜福庆则认为："公医制度之欲成功，泰半须赖省卫生行政之有力组织与功能；在各省会所在处，应设一省立医学专门学校。"中央卫生署采纳并确定"公医制"为国家卫生政策：以人口为单位，建立包括一所医院、一所简单实验室和一个行政机关为单位的医疗和卫生保健服务体系。这是一项人人都能享受的、最佳合理的医疗保健和预防医疗的设想与措施，可使保健服务体系延伸至县以下的农村地区。

1935 年，颜福庆在中华医学会会议上做"中国将来的医学"演讲，针对中国医疗资源严重缺乏,多数人群和广大农村地区不能享受到医疗卫生保健的现状,认为中央政府提出的"公医制度"是切实可行的解决方案:"准备一个合乎于中国特殊需要的医疗组织。第一,此项组织,应大众化,不论贫富,村民或城市居民,均能平均获益;第二,国人经济能力低微,一切医治之需要均应经济化……第三,应就目前有数之医师创办一个能使人人作服务之医治组织……在人民经济落后,及可用之医师的数目离公认标准尚远之吾国,为应全国需要起见,公医制则岂非唯一合理之解除困难方法乎?"

1934年,公医制在省立江苏医政学院开始试验,学校创办农村医药初级服务训练,以当时流行的黑热病治疗法为主要科目,其余课程是"卫生智识,社会调查及统计,病理大要,娱乐与体育,防疫注射方法,种痘法"等。不久,国民政府卫生署发表全国医业方针:"公医为吾国民众医事最有效力之方法,为欲使公医达到保护社会安全之目的,则组织公共医事卫生事业,乃所必须。"并制定了乡、县、省实验公医制的详细规定。1940年,民国政府颁布《公医学生待遇暂行办法》,1947年,国民党第五届八中全会通过了《实验公医制度以保证上全民健康案》,将公医制度确立为国家卫生行业的目标之一,目的是"降低人口死亡率,抑制传染病流行,降低产妇婴儿死亡率,增进国民健康"。卫生署颁布政令,在部分地区推行公医制度,1948年,《中华民国宪法》规定:"为增进民族健康,应普遍推行卫生保健事业及公医制度。"

颜福庆不仅是"公医制"的倡导者、鼓吹者,更是身体力行的积极执行和推广者,首先他自己放弃私人开业,并要求医学院医学同仁不要私人开业,全身心投入医学教育,同时鼓励学生毕业后去公立医事机构工作。其次在医学院创办卫生科,与上海市政府合作建设乡村卫生实验区,安排学生去乡村卫生事务所实习工作,国立上海医学院的医学生和公共卫生学学生去上海郊区实习服务于乡村卫生建设,成为学校的惯例,一直到20世纪80年代。颜福庆曾总结公医制的优点:第一,大众性。不论贫富,村民或城居,均能平均沾益。第二,经济性。预防疾病较之治疗疾病,轻而易举,故预防工作应尽量扩大。第三,有效性。吾人应就目下有数之医师创办一能使人人服务之医治组织,"倘公共行医较私人行医能少耗医师之时间及精力,则公共行医为吾人所需"。

然而,由于战争、政治与经济的多重原因,公医制最终在中国未得以全面实施,仅在少数地区推广与实行,以失败告终。当然其中最重要的因素,是民国政府本身就是一个为少数利益集团服务的政党,医药卫生重心一直放在城市,尽管颜福庆、陈志潜和后来的卫生署长金宝善积极推广,但终究不能改变民国政府忽视农村卫生和农民健康的本质。

三、本土医学家的意识觉醒和医学学科的建立

20世纪初,随着留学生归国和本土国立或私立医学院相继的建立,中国本土医师的队伍逐渐壮大,越来越多的中国医师成为医学院校和医院的中坚力量。此时,经历了"五四"思想洗礼之后的中国社会,崇尚"科学"与"民主"的精神,在先进知识分子的推动下,

汇成一股社会与思想文化的改革思潮。这一思想直接影响到中国医学界，要求摆脱教会、外国政府或外国人掌控中国医学事业发展的呼声日益强烈，创办医学校和发展医学科研的意愿在中国医师中萌发。在社会各界人士和医学界精英的呼吁下，民国政府积极推广公共卫生教育，并开展"新生活运动"，潘光旦等学者从优生学的角度提出"民族卫生"和"民族健康"的观点，以期通过发展卫生教育改变西方人强加于亚洲的"东亚病夫"形象。1915 年建立的中华医学会便是当时中国本土医师民族和科学意识觉醒的表现，颜福庆等医学精英提出要建立中国人的新医学，以"新医"取代"洋医"或"西医学"之称呼。图书市场上各类介绍新医知识的杂志、普及性的新医公共卫生书籍应运而生。

在医学专业领域，中国医学家由初期追随西方导师或教会医学院外国教授学习研究，逐渐转向合作或是独当一面的研究，数十年间已有医师在某些科学领域脱颖而出，引领学科的发展。

1915 年，一群中国留学生在美国康奈尔大学创办"中国科学社"，旨在"提倡科学，鼓吹实业，审定名词，传播知识"，初名科学社，后改为中国科学社。科学社的主要发起人为任鸿隽、秉志、周仁、胡明复、赵元任、杨杏佛（杨铨）、过探先、章元善、金邦正等 9 人，任鸿隽为首任社长。1918 年自美国迁往中国后，中国科学社设总社于南京高师（现名南京大学）。他们以美国科学促进会及其科学杂志为模式，创办中国的《科学》杂志。1915 年 1 月首期《科学》月刊在上海出版，发刊词上"科学"与"民权"赫然并列，申明"以传播世界最新科学知识为职志"。1922 年，秉志、胡先骕、钱崇澍、杨杏佛等人在南京创办了中国科学社生物研究所，首开中国现代生物学研究的先河，这也是中国第一个现代纯科学研究机构。以后又在北京创建了静生生物调查所。

秉志（1886—1965），中国近现代生物学的主要奠基人，美国 Sigma Xi 科学研究荣誉学会（The Scientific Research Honor Soceity）会员。秉志研究领域广泛，在昆虫学、神经生理学、动物区系分类学、解剖学、脊椎动物形态学、生理学及古动物学等领域均有许多开拓性工作，对进化理论研究颇深，晚年从事鲤鱼实验形态学的研究，系统全面地研究鲤鱼实验形态学，充实和提高了鱼类生物学的理论基础，毕生为开创和发展中国的生物学事业作出了历史性的贡献。1918—1920 年，秉志在美国韦斯特研究所从事脊椎动物神经学研究，特别着重于大型神经细胞生长与年龄（性成熟）和性别的关系，作出很有创见的研究。在解剖学领域，秉志具有精湛的解剖技术。20 世纪 20 年代，他对江豚、虎等脊椎动物进行解剖学和组织学研究，他在虎的大脑研究中，发现虎大脑额区皮质的运动细胞很大，是最突出的特征，表明与这些细胞有关的肌肉是高度发达的，以满足其强大力量和食肉活动的需要。对虎骨骼的研究着重描述和测量了与其他食肉动物不同的部分，特别是相对颅腔容积的比较。这些前所未有的研究均提供了非常宝贵的重要资料。1937 年，他发表的关于哺乳动物大脑皮质功能的综评，系统介绍了哺乳类各目不同动物的大脑皮质动物中心和感觉中心的发展与系统发生的关系，指出了对各种哺乳动物大脑皮质功能的比较研究的必要性，当时存在研究空白，以及要全面了解在整个哺乳纲中大脑皮质功能由低级到高级的发展所必须采取的手段,还专门讨论了人类大脑皮质的较高的功能中心(如语言、记忆、思想等)。1946—1948 年,秉志任中央大学理学院生物系教授。1946—1952 年,任复旦大学生物系教授。

汤飞凡(1897—1958),著名微生物学家,沙眼衣原体首次分离者。汤飞凡早年曾就读于甲种工业学校、湘雅医学专门学校、北京协和医学院细菌学系。1925 年赴美国留学,就读于哈佛大学医学院细菌学系,师从著名细菌学家秦瑟(H. Zinsser,1878—1940)。1929 年在颜福庆邀请下回国,任国立中央大学医学院(国立上海医学院前身)教授、细菌学系主任。

之后汤飞凡主持创建了中国最早的抗生素生产机构、第一个实验动物饲养场、中国第一家生物制品检定机构,领衔研发生产了国产狂犬病疫苗、白喉疫苗、牛痘疫苗,以及世界首支斑疹伤寒疫苗,成功遏制了 1949 年张家口鼠疫的蔓延。1945 年抗战结束后,汤飞凡建议并经卫生署批准,将中央防疫处由重庆迁回北平,改名为中央防疫实验处。经美国友人谢拉曼(时任美国救济善后总署中国分署北平办事处负责人)协助,得到一些面粉和剩余物资,又从美国医药援华基金会获得一套小型青霉素制造设备,"以工代赈"再建中央防疫处新址,从 1945 年冬至 1947 年元旦完成工程,建起中国第一个抗生素生产车间,增建了研究室和实验动物饲养场。到 1948 年车间可产堪与进口产品相媲美的每支 20 万单位的青霉素。

中华人民共和国成立后,防疫处改名为中华人民共和国卫生部生物制品研究所,汤飞凡继续任所长。后又组建成立了中央生物制品检定所,他兼任首任所长,更主持制订中国第一部生物制品规范——《生物制品制造及检定规程(草案)》。汤飞凡研制出中国的黄热病疫苗,1955 年分离出独立的沙眼病原体——沙眼衣原体(chlamydia trachomatis)。同年,当选中国科学院院士。

第四节 中国医学界的精英

在中国医学近代化的进程中,无数中国本土医师在学科创建和科学研究中作出了开创性的贡献,因篇幅有限,仅列举 1~2 位代表性的人物简述,详细内容建议阅读崔月犁、韦功浩主编《中国当代医学家荟萃》(1987 年)。

一、鼠疫斗士: 伍连德与中国的公共卫生学建立

在中国近代医学和公共卫生事业发展的历史上,最值得一提的代表人物是中国公共卫生学家、检疫与防疫事业的先驱——伍连德(图 9 - 8),20 世纪初他为中国的现代医学建设与医学教育、公共卫生事业创建和传染病学研究作出了开创性贡献。

1935 年,伍连德因在肺鼠疫方面的工作,尤其是发现了旱獭在其传播中的作用,获得了诺贝尔生理学或医学奖的提名。伍连德是华人世界第一个诺贝尔奖候选人,也是中国第一个诺贝尔奖候选人。

伍连德是马来西亚华侨,1896 年就读英国剑桥大学意曼纽学院,研究传染病及细菌学。1903 年在获剑桥大学医学博士学位后,回到马来西亚吉隆坡医学研究院研究热带病。1907 年,伍连德应邀到英国伦敦参加神学博士文英兰主持的禁鸦片烟会议。同年,应清朝直隶总督袁世凯聘请,出任天津陆军军医学堂副监督(即副校长职)。

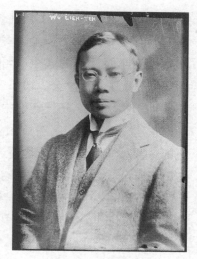

图 9-8　伍连德像

1910 年秋天,哈尔滨暴发鼠疫,据《盛京时报》报道,"哈尔滨有似病瘟者十四人,自瘟疫发现之日起至今,满洲站共病一百八十四人。华人死一百六十六名,俄人四名……"

东北死亡人数节节攀升,日俄以防疫之名觊觎东北主权。1910 年 12 月初,外务部右丞施肇基收到了俄日两国的照会,俄国和日本以清政府无力控制疫情为名,要求独立主持北满防疫事宜。早年曾赴美留学的施肇基深谙国际外交,他知道答应俄日两国独立主持东北防疫的要求,无异于把东三省的主权拱手送出。

他想到从剑桥留学归来的伍连德,1910 年 12 月,清朝任命伍连德为东三省防疫全权总医官,赴哈尔滨调查并开展防治工作。12 月 24 日,伍连德率助手即陆军医学堂高年级学生林家瑞到达疫区中心哈尔滨,在地方政府配合下,与日俄英等各国科学家合作,伍连德领导防治工作在 4 个月内控制了疫情。1911 年初,他在哈尔滨建立了中国第一个鼠疫研究所。

因得到中国政府的全力支持,伍连德的团队能执法如山地控制交通、隔离病人,并破除旧习火葬病死者的尸体,这场死亡人数达 6 万之多、震惊世界的传染病,竟然在不到 4 个月后销声匿迹。伍连德的大名因此广播海外,被公认为"鼠疫斗士"。

1911 年,因功勋卓著,伍连德获赏医科进士。1911 年 4 月 3—28 日,11 个国家的专家参加的"万国鼠疫研究会"在奉天(今沈阳)召开,伍连德担任会议主席。与会中外专家建议清朝政府在东三省设立永久性防疫机构,以防止瘟疫重来。1912 年,伍连德在哈尔滨筹建北满防疫处及附属医院。1912 年 10 月 1 日,北满防疫处成立,总部(总医院)设在哈尔滨,伍连德任总医官,这是中国近代第一个常设防疫机构。1918 年,他出任北洋政府中央防疫处处长。伍连德先后领导防疫工作,控制了 1917 年绥远鼠疫、1919 年哈尔滨霍乱、1920 年中国东北鼠疫、1932 年上海霍乱。1927 年,获国际联盟卫生处聘为该处中国委员,并授"鼠疫专家"称号。

在伍连德的倡导和推动下,1929 年末,中国与国际联盟卫生处达成协议,收回了海港检疫主权,1930 年 7 月,在上海成立全国海港检疫管理处,伍连德任第一任总监兼上海海港检疫所所长,后任全国海港检疫总监。

在伍连德辉煌的人生中,他还主导了一件对中国医学的发展产生重大影响的事件——创建中华医学会。1915 年,伍连德和颜福庆等人共同发起成立了中华医学会,创刊《中华医学杂志》,伍连德任中华医学会书记并兼《中华医学杂志》总编辑。自此,中国医学家建立了属于中国医师、由中国医师主导的科学家共同体,打破自 19 世纪以来西方医师主导医学科学在中国传播、中国医学界以西方人为核心的局面。伍连德还组织或参与中华麻风救济会、中国微生物学会、中国防痨协会、中国公共卫生学会、中国科学社等组织。伍连德是中国公共卫生与预防医学的开创者,1937 年 4 月,任中华医学会公共卫生学会会长。伍连德著有《中国医史》《霍乱概论》和《鼠疫概论》,及个人自传《鼠疫斗士》。

1937 年,伍连德来到香港;1946 年,返回马来西亚,此后在吉隆坡创办了吉隆坡医学研究中心。1960 年 1 月 21 日,伍连德在马来西亚逝世。英国《泰晤士报》评论:"他是一位伟大的人道主义斗士。"《英国医学周刊》的悼词称:"伍连德的逝世使医学界失去了一位传奇式的人物,他毕生为我们所做的一切,我们无以回报,我们永远感激他。"

二、颜福庆与中国现代医学教育

在中国医学现代化进程中,最值得书写的华人医学代表是中华医学会创始人、中华医学会医学教育委员会主席、中华公共卫生教育联合会主席,湘雅医学院和国立上海医学院创始人颜福庆(1882—1972),他的一生就是中国医学走向现代化的真实写照。

颜福庆(图 9-9)是早期教会医学的受益者,20 岁时毕业于上海圣约翰大学医学专

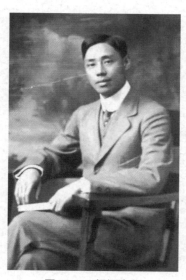

图 9-9　颜福庆像

科,27 岁就成为耶鲁大学医学院第一个获得医学博士的亚洲人。1910 年颜福庆离开美国,转道欧洲考察了柏林、巴黎和维也纳的医学,直到中国湖南长沙,作为"雅礼会"(Yale in China)的第一位雇员,颜福庆就职于湘雅医院。在长沙工作期间,颜福庆既担任医院外科医师,施行眼科和外科手术,又代表耶鲁大学之雅礼会出面去北京与政府商谈中美合办医学院事宜;1914 年,他借助湖南士绅的力量在长沙创办了中国第一所中外合作医学院——湘雅医学专门学校,并任校长。不到 10 年,湘雅医学院成为中国内地最大最有实力的医学院,享有"北有协和,南有湘雅"的盛誉,并成为中外医疗合作事业上的成功典范。在创建湘雅的过程中,颜福庆形成中国医学必须独立的思想:"西医发达日见成效,使我国多数人得西医之真传,知博爱之感化,如吾人有独办之能

力,即脱离(教会)关系,任我国人独办之。"

脱离教会,建立中国独立之西医事业是颜福庆一生为之奋斗的理想。颜福庆设计的独立之医学,就是中国人拥有医学科学传播的自主权和主动权,就是由中国人掌握话语权,建立中国人自主的医学教育、医学临床和公共卫生防疫体系。1914年,在颜福庆和伍连德的倡议下,以促进中国西医师的团结和友谊为首要宗旨的中华医学会在上海成立,中国医师登上历史舞台,全面承担起医学科学传播的责任,以唤起民众对公共卫生和预防医学的兴趣。

1927年,颜福庆受美国洛克菲勒基金会驻华罗氏医社邀请北上,出任北京协和医学院第一任华人院长,同时,他又与上海医界同仁在上海筹办医学院,1927年国立第四中央大学医学院在上海成立,颜福庆任院长。上海医学院创办伊始,他便聘请德国留学生谷镜汧担任教务处长,将德国医学中注重基础研究、严谨求实的传统注入医学院的模式中。"严谨求实"的学风日后成为上海医学院区别于其他医学校的标志。1932年,在颜福庆的努力下,医学院从国立中央大学独立出来,成为国立上海医学院。

颜福庆借鉴美国约翰·霍普金斯医学教育范式,以国立上海医学院为中心,创建了由上海中山医院和华山医院为教学医院、药学院、护理学校和公共卫生学院共同组成的上海医事中心。颜福庆认为仅专注于实验室和临床的医学不应当是构成中国现代医学的全部,他为国立上海医学院规划了一个开放而具国际特征的现代医学模式,他积极与洛克菲勒基金会合作,争取国际资源,同时鼓励医学生申请庚子赔款出国进修,在海外名校完成博士学位。颜福庆非常清楚地意识到,要完善现代医学体系,经济力量和社会资源对医学发展的价值和制约力,他组建了一个由上海地方政府、金融界、商界及社会名流共管的医学董事会,管理医事中心的资金,这是颜福庆对中国医学现代化建设的另一个重大贡献。

1937年4月,国立上海医学院和中山医院两座标志性的中西合璧大楼在上海西南角的枫林桥落成,国立上海医学院进入第一个黄金时代,中国人自己独立创办的医学院初具规模。颜福庆在开幕典礼上谈到"什么是医学":"第一,同人认定医事为社会所需之事业,只要大家埋头苦干,不必多事宣传,定能博得社会的同情。如果能得社会上多数人的同情,则物质上精神上的帮助,自然源源而来。第二,我们认定医事为关系人生的科学,医师操人命生杀之权,所以延聘教员及医师的时候,必先注意其人选,学识经验,皆经严格的审查,极端慎重,因此博得各界信仰。第三,我们认定做医师的人,须有牺牲个人、服务社会的精神,服务医界,不存在升官发财的心理。如在学院或医院服务的同仁,皆有此种决心,则医事事业,定有相当进步。"

短短30年间,这所由中国医学精英创立的医学院为国家培养出诸多学科带头人。1956年全国教授评定中,有16位教授当选一级教授,其中有4位是医学院自己培养的学生,他们是内科教授林兆耆、皮肤科教授杨国亮、内科教授钱悳和预防医学教授苏德隆。国立上海医学院成为中国医学现代化的标志性学校。

三、北京协和医学院与生理学科创始人林可胜

中国近代医学史上不能不提的另一所具有代表性的学校是北京协和医学院(Peking Union Medical College，PUMC)。协和的原义是联合(union)，源自教会联合教育委员会之意。19世纪末义和团运动，焚烧了北京的教堂和外国机构，其中包括多所教会医院，庚子赔款后，教会想重开医学院和医学教育，但又恐势单力薄经不起再次冲击，于是成立联合教育委员会，并以此名义向清政府提出申请重建医学堂。1906年，英国伦敦会与英美其他5个教会合作在清学部注册成立新的医学堂，union被雅致地译作协和，即协和医学堂。1913年，美国洛克菲勒基金会成立，确定以投资发展医学事业为其目标，中国成为其首选对象，经过多次在华考察，1915年，洛克菲勒基金会在华成立罗氏医社，决定收购协和医学堂。1916年，负责设计协和建筑的柯立芝来华考察豫王府，决定设计建造一座中西合璧的有着官殿式外观的校园和医院群建筑。1917年9月，北京协和医学院成立，设立医预科，并设附属医院北京协和医院，首任校长为洛克菲勒研究所研究员麦克林(F. C. McLean，1888—1968)为协和医学院首任校长。1919年10月开办医学本科，学制为八年制。1920年开办护士学校，来自约翰斯·霍普金斯大学医学院的沃安娜(A. D. Wolf，1890—1985)担任护校校长。1929年被国民政府教育部改名为私立北平协和医学院。1942年1月学校停办。1947年10月学校第一次复校。1949年9月复称北京协和医学院。1950年学校停止招生。1951年改名中国协和医学院。1957年并入中国医学科学院。

北京协和医学院以资金雄厚、教学严谨、医术精湛著称。20世纪三四十年代是其黄金时代，成为当时亚洲地区的医学中心。北京协和医学院培养出一大批杰出的医学人才，代表人物有刘瑞恒、汤飞凡、黄家驷、林巧稚、吴英恺、吴阶平、张孝骞等人。

值得一提的是，协和医学院的新加坡华侨林可胜(R. K. Lim，1897—1969)(图9-10)，他是协和医学院生理学科乃至中国生理学科的创始人之一。林可胜是爱丁堡大学医学博士，1923年，在芝加哥大学生理系研究胃肠生理学。1925年秋，林可胜回国担任北平协和医学院生理科客座教授兼系主任，1927年成为协和医学院第一个华人教授。在林可胜的带领下，我国的生理学研究达到世界水平，协和医学院成为中国生理学研究的中心。林可胜到协和医学院上任后，从抓生理系建设和科研、教学活动入手，通过把协和医学院办成国内生理学的重要基地，进而带动全国生理学的发展。为此，

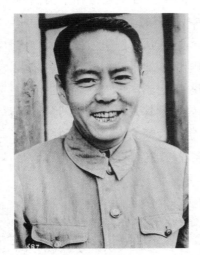

图9-10 林可胜像

他主要抓住以下几方面工作：①队伍建设；②教学改革；③基础设施建设；④科研活动；⑤人才培养。在林可胜的带领下，协和医学院研究的多是国际前沿课题，如消化生理方面的胃肠运动及分泌机制，神经生理的神经—肌肉接头、神经递质，血液生理中的血液化学、血液凝固机制，循环生理中的血管中枢的定位，代谢生理中的氮、脂肪、气体及糖代谢等，均取得重要的成果，其中在消化、循环、神经生理的有关成果曾引起国际生理学界的关注。

为了中国生理学科的发展，林可胜借鉴欧美有关学会的经验，酝酿成立中国生理学会，创办自己的刊物。1926 年 2 月 27 日，在林可胜的主持下，中国生理学会在协和生理系开会宣告成立。林可胜担任该会的首任会长(1926—1928)。在他的筹措、主持下，学术季刊《中国生理学杂志》(*Chinese Journal of Physiology*)于次年春季创刊，他担任该刊主编。在科学上，他信奉"科学无国界"。因而，由他主持的生理学会对在华工作的生理学者不论国籍、地区、学派，只要够水平，均可入会。

抗战期间，林可胜担任了中国红十字会救护委员会主任。1937 年底，他在汉口建立了中国红十字会救护总队并亲任队长。作为战地救护工作的领导者，林可胜还多次冒着生命危险亲自指挥于救护前线。1942 年，他带领医疗队参加了来华帮助抗战的美国将军史迪威(J. W. Stilwell，1883—1946 年)领导的远征军行动。林可胜在这次行动中的出色表现使他获得了美军的高级勋章。

林可胜是个多产的科学大师，他始终活跃于生理科学的前沿领域，发表论著 90 余篇。他的研究工作主要围绕消化和循环生理，均处当时国际领先地位。林可胜对中国科学和国家的贡献感动了美国科学界。1942 年 4 月 28 日，他被一致通过当选为美国国家科学院外籍院士，表彰他是"中国生理科学的先驱、把所领导的生理系保持于高水平、成功地吸引了非常有为的年轻人投身于科学事业、创办了《中国生理学杂志》并对之贡献、建立了中国生理学会，以及把现代医学和外科学应用于中国现实需要的杰出能力。"

1944 年底，林可胜筹划成立中央研究院医学研究所，委托其学生冯德培负责具体实施。1945 年 1 月 1 日，该所筹备处成立。1948 年林可胜赴美，1952 年起，他任职于印第安纳州麦尔斯实验室(The Miles-Ames Research Laboratory，Elkhart，Indiana)生理药理部主任，一度主持包括治疗热带病在内的化学药物的研制及生理机制的研究。1959 年起，担任麦尔斯新成立的医学科学研究实验室(Miles Medical Sciences Research Laboratory)主任，直至 1967 年退休。

在麦尔斯实验室，林可胜从事痛觉的神经生理和镇痛药作用机制的研究，先后发表约 20 篇相关论文。他在一篇逝世后发表(1970 年)的论文中提出，终止在血管旁的无髓游离神经末梢分支可能就是疼痛的化学感受器，他关于痛觉和镇痛机制的研究成果受到了国际学界的重视和公认。1962 年，林可胜成为麦尔斯实验室的唯一高级研究员，麦尔斯科学协会的终身名誉会长。

小|结

　　尽管,中国近现代医学体系的建立是"西学东渐"的产物,近代实验科学和生物医学知识的传入,从根本上改变了中国人的身体观、医疗观,创建了公共卫生管理体系,但是真正的中国现代医学科学体系是在中国医学家和科学家积极努力的推动下,他们身体力行创办中华医学会、完善医学教育制度,帮助国家建立公共卫生管理体制并响应国家的政策推行公医制,翻译出版医学教科书和学术期刊,为中国现代医学的发展作出卓越的贡献。

思|考|题

1. 近代医学科学知识是如何在中国传播的?
2. 中国医学家在中国医学现代化的进程中所承担的角色是什么?
3. 为什么中国要制定"公医制"政策,这对中国的卫生健康发展有什么意义?
4. 请思考医学与社会、国家的关系。

参考文献

[1] 饭岛涉. 鼠疫与近代中国[M]. 朴彦等,译. 北京:社会科学文献出版社,2018.
[2] 范行准. 世纪人文系列丛书 明季西洋传入之医学[M]. 上海:上海人民出版社,2012:15.
[3] 梁其姿. 面对疾病[M]. 北京:中国人民大学出版社,2012.
[4] 钱益民. 颜福庆传[M]. 上海:复旦大学出版社,2005.
[5] 伍连德. 鼠疫斗士[M]. 长沙:湖南教育出版社,2012.
[6] 佚名. 中国行医传教会启[J]. 颜永京译. 博医会报,1887,1(1):42.
[7] 余新忠,杜丽红. 医疗、社会与文化读本[M]. 北京:北京大学出版社,2013.
[8] 张大庆. 中国近代疾病社会史[M]. 济南:山东教育出版社,2006.
[9] 郑观应. 盛世危言医道[M]. 陈志良选注. 沈阳:辽宁人民出版社,1994.
[10] Neal J B. Medical text-books [J]. 博医会报,1897,11(2):89 – 91.

第十章　现代医学的成就、特点与发展趋势

第一节｜现代医学发展的重大成就

　　20世纪以来,随着科学技术和现代科学革命的进步,现代科学技术的许多重大成果不断在医学上得到应用和推广,导致现代医学的面貌从基础到临床、从理论到应用都发生了重大变化。现代物理学、现代化学的变革、现代生物学革命是现代医学发展的动力。20世纪,物理学和化学的实验和定量研究方法和思想影响到现代医学发展,在对生命与人体知识的认知、疾病的定义、医学思想、临床医学及医学技术等领域都有前所未有的突破,现代医学逐渐建立起比较完善的知识体系。

　　对现代医学知识体系产生影响的现代物理学知识包括以下3点。

　　(1) 相对论理论。爱因斯坦的"四维时空"的概念,认为时间和空间不是绝对独立存在的,而绝对的是一个它们的整体——时空,相对论极大地改变了人类对宇宙和自然的"常识性"观念。

　　(2) 量子论。1926年,薛定谔基于量子性是微观体系波动性特征找到了微观体系的运动方程,建立起波动力学,量子力学从根本上改变人类对物质结构及其相互作用的理解。

　　(3) 核物理。现代核物理学的成就为核医学的建立奠定了基础。

　　现代化学的变革包括分析化学、有机化学和生物化学的3个领域的发展。生物有机化学主要研究生化中的有机生化问题,如蛋白质、核酸、碳水化合物和生物碱等生命物质的基本成分、结构及功能问题。蛋白质化学和核酸化学是20世纪生物有机化学发展史上最突出的两个分支。

　　现代医学发展的重大成就如下。

一、现代遗传学的兴起及其发展

　　1856—1863年,奥地利科学家孟德尔(G. J. Mednel，1822—1884)进行了著名的豌

豆实验并建立了遗传法则,提出了孟德尔定律,即分离定律与自由组合定律,但当时并未受到重视。1895—1899年荷兰生物学家德佛里斯(H. de Vries)、德国科学家柯伦斯(K. Correns)及奥地利生物学家丘歇马克(E. von Tschermak)等实验,重新发现孟德尔的遗传因子和遗传定律。1900年,现代生物学革命就以孟德尔定律重新发现为契机拉开序幕,1902年英国胚胎学家贝特森(W. Batesen)最先创用"遗传学"这一学科名称。1905年,美国科学家摩尔根(T. H. Morgan,1866—1945)在对黑腹果蝇遗传突变的研究中,首次确认了染色体是基因的载体,还找出了多个突变基因在染色体上的分布位置,1926年他发表《基因论》,创建了现代遗传学理论基础,为现代遗传学的发展指明了方向。1933年,他获诺贝尔生理学或医学奖。此外,他还发现了遗传连锁定律,被喻为"现代遗传学之父",形成摩尔根学派。

此时,细胞遗传学的研究也在迅速发展,美国细胞遗传学家和生化遗传学家埃弗里(O. Avery,1877—1955)及其学派最先做出了染色体的脱氧核糖核酸DNA即是基因物质载体。20世纪40年代,一批理论物理学家相继转入现代遗传学研究,因此开创生物物理学这一新兴的学科分支。1945年,薛定谔发表《生命是什么》,他以量子力学为理论基础,从理论上论证了基因结构的稳定性和突变发生的可能性,首次提出著名的基因大分子假说。这部现代生物物理学的奠定性著作,在现代遗传学界产生了极大影响,是一部"唤起生物学革命的小册子"。薛定谔在该书中提出了遗传密码的概念假说。

20世纪50年代,英、法、美国科学家分别在自己的实验中分析DNA分子结构,1951年起美国分子生物学家沃森(J. D. Watson,1928—)与英国生物学家克里克(F. Crick,1916—2004)(图10-1)在剑桥大学的卡文迪实验室里工作,利用伦敦国王学院

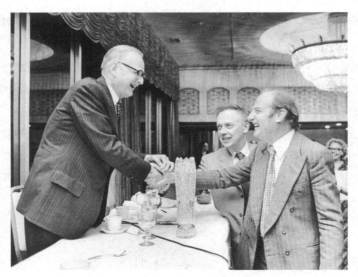

图10-1　沃森(左一)与克里克(中)

来源:https://en. wikipedia. org/wiki/DNA#/media/File:Maclyn _ McCarty _ with _ Francis _ Crick _ and _ James _ D _ Watson _-_ 10. 1371 _ journal. pbio. 0030341. g001-O. jpg

科学家威尔金斯（M. H. F. Wilkins 1916—2004）、英国物理学家葛斯林（R. Gosling，1926—2015）及富兰克林（R. E. Franklin，1920—1958）等人的 X 射线衍射的实验结果。1953 年 4 月他们提出双螺旋结构的 DNA 分子结构模型（图 10 - 2）。至此，破解遗传密码的问题开始成为生物学界新的中心课题。1957 年，克里克提出遗传中心法则的假说，1958 年，再次发展这一假说。60 年代遗传中心法则被证实。1961 年，美籍德国生化学家尼伦贝格（M. Nrenberg，1927—　　）与德国生物学马太在美国国家卫生研究院实验室进行研究时，发现苯丙氨酸的遗传密码。此一发现轰动生物学界，世界各大实验室相继破译其他氨基酸密码，至 1963 年，20 种氨基酸的遗传密码已被全部破译，1969 年 64 种遗传密码的含义全部被破译。

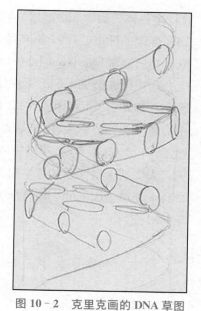

图 10 - 2　克里克画的 DNA 草图

来源：https://www. wdl. org/media/3252/service/dzi/1430163459/1/1_files/11/1_2.jpg

　　遗传密码破译之后，科学家开始探索生物大分子的合成，1958 年，DNA 人工合成研究开始，20 世纪 60 年代，核酸与蛋白质的人工合成获得进展，1965 年以中国学者纽经义为首的生化实验小组最先合成一种具有生物活性的蛋白质，即一种含有 51 个氨基酸的牛胰岛素。

　　1988 年，在麦库西克（V. A. McKusick，1921—2008）等科学家的倡导下，国际人类基因组组织（HUGO）宣告成立。1990 年，由美国能源部和国家卫生研究院投资的人类基因组计划（Human Genome Project，HGP）正式启动，随后，该计划扩展为国际合作的人类基因组计划，英国、日本、法国、德国、中国和印度先后加入，形成了国际基因组测序联盟。这是一项规模宏大，跨国跨学科的科学探索巨型工程。其宗旨在于测定组成人类染色体中所包含的 60 亿对组成的核苷酸序列，从而绘制人类基因组图谱，并且辨识其载有的基因及其序列，达到破译人类遗传信息的最终目的。基因组计划是人类为了探索自身的奥秘所迈出的重要一步。截至 2005 年，人类基因组计划的测序工作已经基本完成（92%）。其中，2001 年人类基因组工作草图的发表（由公共基金资助的国际人类基因组计划和私人企业塞雷拉基因组公司各自独立完成，并分别公开发表）被认为是人类基因组计划成功的里程。中国的人类基因组计划在中国国家自然科学基金委员会的支持下，于 1994 年启动，并得到国家高技术发展计划和国家自然科学基金的资助。1998 年，中国南方基因组中心成立，中国科学院遗传研究所人类基因组中心成立；1999 年，北京华大基因研究中心（华大基因）成立，北方基因组中心成立。在此之前，国际人类基因组计划早已在各个合作单位，规划和分配了各自应负责的染色体和其片段的测序工作。1998 年 3 月，中美港科学家合作，成功地将与华人和鼻咽癌有关的肿瘤抑制基因定位于人类

3 号染色体的短臂 3p21.3 位点,这为中国最终参加国际合作的 DNA 测序工作提供了迫切和合理的理由。1999 年 6 月 26 日,中国科学院遗传研究所人类基因组中心向美国国立卫生研究院(National Institutes of Health,NIH)的 HGP 递交加入申请。HGP 在网上公布中国注册加入国际测序组织,中国成为继美、英、日、德、法后第 6 个加入该组织的国家。1999 年 11 月 10 日,1%计划被列入中国国家项目,并确定由北京华大基因研究中心(华大基因)牵头,国家基因组南方中心、北方中心共同参与,承担全部工程 1%的测序工作。2000 年 4 月,中国完成了人 3 号染色体上 3 000 万个碱基对的工作草图。中国加入人类基因组计划的意义重大。除了使该计划具有更广泛的代表性外,此举也成为生命科学领域里国际间大规模研究合作的起始点,标志着中国的生物科学研究开始跻身国际前沿行列。

二、对生命与疾病认识的深化

(一) 病原微生物的新发现

由于显微镜的改进,病原微生物有了新发现。俄国植物学家伊凡诺夫(Ивановский,Дмитрий Иосифович,1864—1920)最早发现了病毒。1892 年他发现病毒的可滤性,被称作是病毒学的创始人之一。20 世纪初,大部分致病细菌和病毒已被人类发现,许多病原微生物引起的疾病得到有效控制。70 年代以来,艾滋病、埃博拉病毒病及 2003 年出现的严重急性呼吸道综合征——SARS 等新传染病,一些新病原体又被陆续发现。20 世纪 90 年代起,美国科学家注意到,对传染病的认识不能局限于研究致病特异性病原体,还要考察条件致病菌造成的传染病,这是对传染病认识的一次革命。

(二) 维生素的发现

随着生理学和生物化学的进步,人们认识到维持生命的 4 种必需物质是:蛋白质形成细胞和组织、碳水化合物和脂肪提供人体消耗的能量,矿物质形成骨骼。科学家们认为食物中含有某些对生命必需的微量物质,从食物中分离出上述微量物质是维生素研究的真正开始。1906 年,英国化学家霍普金斯(F. Hopkins,1861—1947)发现食物中含有某些生命必需的微量物质。1910 年日本科学家铃木梅太郎(1874—1943),1912 年美国化学家冯克(C. Funk,1884—1967)分别从稻壳中分离出胺,冯克将此命名为生命胺(vitamine),即维生素。之后英美科学家分别发现维生素 A 和维生素 B。20 世纪 30 年代后,维生素的研究取得重大进展,科学家发现维生素的缺乏与疾病之关系,深化了对病因的认识,维生素 C 对防治感冒和预防癌症的功效,维生素 D 对促进钙吸收和骨骼生长的关系。

(三) 激素的发现与现代内分泌学的发展

内分泌学的确立是建筑在对人体内各种激素的发现与研究基础上的。1902 年,英国生理学家贝利斯(W. Bayliss,1860—1924)和斯塔林(E. Staling,1866—1927)发现一种能促使胰分泌的微量物质,即促胰激素,并使用"激素"(hormone)一词。1927 年,英国化学家贝格(G. Barger，1878—1939)合成甲状腺素，1909 年，比利时生理学家迈耶(J. Meyer，1878—1934)命名"胰岛素"，20 世纪 50 年代，英美化学家研究胰岛素的化学结构，1955 年完成胰岛素 51 个氨基酸的序列分析。1958—1965 年，中国科学家合成人工牛胰岛素及之后成功提取肾上腺皮质激素。在对神经激素的认识基础上，科学家们确立神经内分泌概念，20 世纪 80 年代后，激素分泌的现代理论在不停地更新发展。

（四）医学技术的突飞猛进

1. 物理诊断　1971 年，世界第一台 CT 研制成功。1972 年，世界第一个磁共振成像成型，1982 年应用在临床。

2. 外科技术重大革新　20 世纪 60 年代外科手术进入显微外科时代，成功进行断肢再植。

器官移植与人工器官：1967 年，南非开普敦大学进行第一例人体同种心脏移植。20 世纪 80 年代之后，器官移植有了较大发展，同时还引发了诸多生命伦理的社会问题。1885 年，葡萄牙医师费雷(M. von Frey)和格雷柏(M. Grube)建造了第一个人工肺。1966 年，家用血液透析机的使用成功标志着人工器官研究进入第二个阶段。1999 年，德国心脏中心(柏林)副院长，德国洪堡–自由大学医学教授翁渝国和考芬(R. Koerfer)共同完成体内全植入型人工心脏(Arrow Lion Heart-LVAS)，病人存活 3.5 年，开创了人工器官新时代。

3. 生物医学工程　科学技术与医学的融合产生的新学科、新方法和新技术。

介入疗法与人工心脏：1974 年，德国医师格林齐希(A. Gruentzig)研制出一种可膨胀的双球囊导管，用以扩张外周动脉狭窄、肾动脉狭窄获得成功。1932 年美国医师自制"人工心脏起搏器"，20 世纪 50 年代成功应用于人体(图 10-3)。

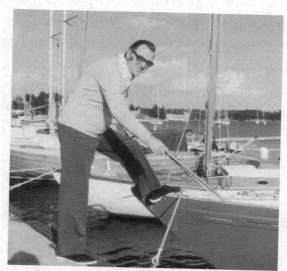

图 10-3　第一个植入心脏起搏器的人——拉尔森(A. Larsson)

注：他一生中拥有 26 个心脏起搏器，并一直为其他需要起搏器的病人奔走

来源：https://en. wikipedia. org/wiki/Artificial_cardiac_pacemaker #/media/File：Arne_Larsson. jpg

4. 现代生物技术的应用   1956 年,人工合成 DNA 和 RNA,使人类首次掌握遗传物质的制造技术。1996 年,英国科学家威尔穆特(I. Wilmut,1944—   )和坎贝尔(K. Campbell,1954—2012)领导的科学团队首次成功用体细胞无性繁殖了绵羊多利(Dolly)。目前,克隆技术的发展已使人类从分子、细胞、组织到器官和哺乳动物整体都可以进行有选择的克隆繁殖。全球合作人类基因组计划,促进了一系列相关技术有的发展,生命科学领域涌现的高新技术在医疗领域广泛应用,基因治疗(gene therapy)在 20 世纪 80 年代开始逐步在临床试验,90 年代以来基因治疗呈现一片美好前景,但基因治疗产生的社会伦理问题也引起人们的关注与担忧。

5. 放射性同位素   1910 年,英国化学家索迪(F. Soddy,1877—1956)提出"同位素"概念。早期同位素被用作示踪器。1927 年,美国人将同位素示踪法用于人体,放射性同位素在医学上应用范围不断扩大。放射免疫测定技术的发明在核医学发展史上占有重要地位。

6. 激光技术与超声波技术   1960 年,美国物理学家梅曼(T. Maiman)发明世界上第一台红宝石激光器,迅速被运用到医学治疗及外科技术领域,以及生物医学的研究中。超声波技术在医学上的应用表现在诊断与治疗两方面。20 世纪 50 年代出现超声显像论断法和超声频移诊断法,20 世纪 90 年代彩色多普勒超声技术进一步数字化。

7. 免疫疗法   癌症免疫疗法目前是临床治疗的主要手段之一。

8. 干细胞研究   20 世纪 60 年代,科学家在加拿大多伦多大学发现干细胞,开启了研究大门,成为近年来研究发展很快的领域。1998 年,美国有 2 个小组分别培养出了人类的多功能干细胞。1999 年,科学家发现在每个人的成熟器官里也存在干细胞。在比较短的时间内这项技术可能比人类基因组技术的应用还要快。

9. 人工智能   在 20 世纪四五十年代,来自不同领域(数学、心理学、工程学、经济学和政治学)的一批科学家开始探讨制造人工大脑的可能性,1956 年,在达特茅斯学院举行的一次会议上正式确立了人工智能的研究领域,标志人工智能学科建立。从 20 世纪 50 年代后期到 20 世纪 60 年代涌现了大批成功的 AI 程序和新的研究方向。20 世纪 80 年代,一类名为"专家系统"的 AI 程序开始为全世界的公司所采纳,而"知识处理"成了主流 AI 研究的焦点。

第二节 | 现代医学发展的特点与发展趋势

21 世纪是生命科学主导的时代,分子生物学对医学的发展继续起着主导作用。分子生物学和生物技术、生物医学工程结合,引领医学各领域的发展,现代科技发展将加速医学在预防、诊断和治疗等方面的技术更新,使医学面貌发生根本性的改观。医学科学发展的重大变化,表现在医学模式的转型、医学结构的变革、科学思想和方法技术的更新,医学科学技术的创新与发展给当代生命伦理学理论和价值观提出了新的挑战,这是现代医学发展的必然趋势,如何应对新世纪、新技术和新观念的挑战,首先是要正确分析与理解现代医学的特征与问题。

一、医学发展的特征:研究向微观纵深与整体综合两极发展

20世纪中叶以来,分子生物学和生物技术迅速发展,医学研究从细胞深入到亚细胞、分子水平乃至量子水平,人类基因工程的探索和神经科学前沿研究的客观需求,医学研究向微观纵深发展,从微观层次阐明各种生命现象和疾病的病因;在思想方法上,纠正传统生物研究线型发展简单性,尝试还原论与整体论结合、宏观生命运动与微观分子活动统一的方法。医学研究向微观纵深与整体综合两极发展,表现在:①深入分子水平的研究,基础学科、临床医学和预防医学都呈现出向分子水平深入的特征;②从生物大分子相互作用和网络调控的结构模式研究和分析疾病基因的作用、基因组信息与环境的相互作用,进入后基因组时代;③纳米技术与分子生物学相结合的纳米生物学的兴起;④从生物化学与分子层面研究细胞凋亡;⑤神经-内分泌-免疫网络理论的建立,深化了对稳态机制的认识,同时利用微分子的活动研究机体整体功能提供了模式。

随着人文医学的发展和对医学科学思想的影响,人们逐渐认识到从健康到疾病过程是一个多因素、多阶段、多层次的综合事件,生命科学的研究和健康问题的讨论应从分子、细胞、整体调节和机体与环境相互作用的水平上展开,以实现分析与综合的结合,宏观与微观的统一。

二、专业细分与跨学科交叉的新学科出现

20世纪50年代以来,随着科学研究的纵深发展,新技术、新方法和新视野不断推进医学科目的分化和专业细化,而科学知识的整体化同时又鼓励跨学科的合作与交流,促使学科间相互交叉渗透产生新的边缘学科和综合性科目。表现在:①原有学科的分化与精细化,如病理学分为细胞病理学、超细病理学、分子病理学和考古病理学等;②跨学科交叉产生新学科,一是分支学科间的相互交叉渗透而综合,比如免疫遗传学、遗传毒理学;二是自然科学与医学科学间交叉渗透,比如医学物理学、医学影像学和超声医学;三是人文社会科学与医学交叉渗透,比如生命伦理学、医学人类学、叙事医学等。

三、医疗技术化和社会医疗化

近代以来,医学科学的发展始终与技术进步密切相关,两者之间相辅相成,互为因果。尤其计算机技术的广泛应用极大地提高了临床医学的水平,同时深刻地改变着医疗

卫生领域信息处理与管理模式。最具代表意义与最前沿的新学科是精准医学，这是一种根据每位患者的个体特征"量身定制"的治疗方法，随着传统药物开发途径的不断枯竭，基于个人基因或环境的精准医学将引领医学进入"针尖"时代，这是大数据时代的产物。精准医学就是根据患者的临床信息，应用现代遗传技术、分子影像技术、生物信息技术，结合患者生活环境和临床数据，实现精准的疾病分类及诊断，制订具有个性化的疾病预防和治疗方案，包括对风险的精确预测、对疾病的精确诊断和分类、对药物的精确应用、对疗效的精确评估、对预后的精确预测等。但是医学过多依赖技术的成果，导致医学治疗过程的技术化与非人性化，加剧医患矛盾，引起新的生命伦理问题。技术化的另一个弊端是社会健康观念的医疗化，片面追求高新技术和昂贵药物，从而产生新的社会与经济问题。

四、医学模式多元化建构

医学模式（medical model）是一个现代医学的概念，1971 年由英国精神病家莱恩（R. D. Laing）创建，原意是指医学接受培训的一套程序。被引入医学史和医学社会研究领域，成为观察和处理人类健康和疾病问题的重要理论。依据此思想方法，医学模式是指一定时期人类对关于生命认识、健康与疾病的知识体系，反映了不同时期的医学认知范畴、方法、目标和医疗行为模式，医学与哲学、宗教、文化的关系。

由此回溯历史上的医学与健康观念，可将 5 000 年来的世界医学发展分为 3 种医学模式：传统医学模式、生物-医学模式和生物-心理-社会医学模式。在所有模式中，传统医学模式延续的时间最久，还可细分为几种模式：①神灵主义的医学模式，指古典文明早期以神话、神灵和巫术为核心的医疗行为和生命认知；②自然哲学的医学模式，以古希腊医学至中世纪欧洲与中国医学为代表，医学思想建筑在自然哲学的基础上，关注人与自然、疾病与环境、天人合一的思想范式；③机械论医学模式：受培根机械唯物主义自然观的思想影响，在笛卡儿的《动物是机器》推动下，欧洲医学一度在机械论的框架探究生命之本质和疾病的原因。机械论医学模式促进了解剖学、生理学及临床医学的发展，奠定了近代实验医学的基础。

生物-医学模式（biomedical model）是立足于生物医学发展基础上的一种医学模式。生物医学模式的基本理论观点有两个方面：一是心身二元论，认为躯体和精神存在着彼此的分工，疾病的产生必然或最终可以在躯体上找到病理变化；二是还原论，认为每种疾病完全可以用偏离正常的、可测量的生物学变量来说明，可以在器官、细胞或生物大分子上找到形态结构和生化代谢的特定变化，确定生物或物理、化学的特定原因，找到特异性的治疗手段或方法。生物-医学模式是从生物学角度分析和研究疾病与健康现象，仅考虑病因中生物学因素、环境中的自然环境及宿主的生理和病理过程。思考的模式建立在疾病与病因的单因果的模式上，认为健康是宿主、环境和病因三者之间的动态平衡，当环境变化、致病因子的致病能力增强、人群抵抗力下降,平衡遭破坏,疾病就产生了。在此思维模式下产生的医疗行为就是采取杀菌灭虫、预防接种、使用抗生素等手段。生物医学发展有赖于科学技术的进步并受制于技术成果的非人性的设计,生物医学工程使医疗技术化程度加强,而忽视了人的社会属性、心理活动和人与自然间天然的有机关联。医学成为一门冰凉、冷漠和机械单一的技术作品。在生物医学框架下的现代医学越来越难于应对疾病谱变化带来的新的医学问题,处理复杂的医学与社会、人群的关系问题。

20世纪50年代以来,疾病谱与死亡谱发生了重大变化,传染病不再是人类健康的主要威胁,慢性病、非传染性疾病对人类的危害日益加大,比如心脏病、肿瘤等。为了应对上述问题,20世纪70年代,世界卫生组织与医学科学家们提出医学模式转型的建议,生物-心理-社会医学模式便应运而生了。该模式是一个综合性、多元化建构模式,既兼顾生物医学的特征,又提出从心理和社会方面思考与关照人类健康和疾病问题。另一方面,现代医学发展中不断涌现的跨学科交叉渗透而产生多种学科,客观要求生物模式转向关注人文医学的重要意义。

生物-心理-社会医学模式转变的意义包括以下4点。

(1)医学模式的转变要求将健康与疾病放在一个广阔的背景下,从更高的认识水平上进行考察,这必将引起医学研究思维方式上的变革。

(2)思维方式的变化往往使科学进入新的领域,出现一个飞跃性的发展。生物-心理-社会医学模式的产生也是现代医学进入一个新时期的先声。

(3)医学模式转变有助于医药卫生事业的完善,生物-心理-社会医学模式将促进我们研究社会主义基本经济规律和科学发展规律在医药卫生事业中的作用。

(4)这个转变对医学教育改革产生了深远的影响。生物-心理-社会医学模式逐步取代生物医学模式,成为医学发展的方向,必将给医学科学带来全方位的影响,对医学教育改革提出许多新课题。

第三节　精准医学: 我国医学发展的历史机遇

一、什么是精准医学

精准医疗(precision medicine, PM)是一种针对患者设计的个性化医疗模式,它为患者定制医疗保健计划,包括医疗决策、治疗、实践或相关产品。在此医学模式下,诊断性的测试会配合病患的基因、分子分析或其他细胞分析来选择最佳疗法。基因检测亦可运用在更早一步的疾病预防上,透过现今的医疗科技发展与大数据演算,可了解个体与生俱来的身体状况,分析出遗传上某些疾病的相对风险倍数,协助我们提早知道基因上的弱点,在生活中做出相对应的健康照顾。精准医学中会用到的工具包括分子诊断学(molecular diagnostics)、影像及分析。

二、美国启动"精准医学计划"

美国的"精准医学"计划与之前的一系列基因组计划是一脉相承的:1990—2003 年的 HGP 获得了世界上第一套完整的人类基因组序列;2002—2010 年的国际人类基因组单体型图计划(The International HapMap Project,IHP)确定和编目了人类基因组单核苷酸多态性(single nucleotide polymorphism,SNP)位点;2008—2012 年间的千人基因组计划(1 000 Genomes Project)得出了迄今最详尽的人类基因组基因多态性图谱。2006—2015 年间的癌症基因组图集计划(The Cancer Genome Atlas,TCGA)发现了近 1 000 万个癌症相关基因突变。在此基础上,美国总统奥巴马(B. Obama)于 2015 年初宣布了"精准医学"计划,计划在 2016 年就以下 3 个方面开展工作:①以科学研究为导向的百万美国人测序与癌症基因组计划;②以政府功能为导向的相关法规标准的建立;③以市场为导向的公私合作模式的建立。美国的"精准医学"计划目标非常明确,即要将癌症的基因组学研究成果逐步推广到临床应用中去,实现从科研成果到市场产品的转化。

2016 年 1 月 25 日,美国白宫公布推进将由 NIH 实施的"精准医学计划队列项目",目标是在 2019 年前招募 100 万名志愿者,收集他们的医疗记录、基因信息和生活方式等数据,其中 2016 年的目标是招募 7.9 万名志愿者。为保证这一项目顺利开展,NIH 当天宣布将资助范德比尔特大学开展试点项目,研究如何吸引志愿者参与进来,谷歌生命科学公司 Verily 将为这一试点项目提供咨询。该研究院还将与美国卫生资源和服务局及一些健康中心合作,从弱势群体、家庭与社区寻找参与研究的志愿者。还有一个试点项目将开发应用程序,让个人有机会为研究分享他们的数据。

美国退伍军人事务部 2011 年启动的"百万老兵项目",旨在研究基因对健康的影响,此前已招募 45 万名老兵。白宫当天宣布,今年春季起这一项目将开始招募现役军人。

三、精准医学:中国医学发展的历史机遇

当前,我国的临床医疗模式如同一座漂浮在水面上的冰山,人们看到的只是冰山一角,即临床实践仅局限于依靠病人主诉、临床症状、生理生化指标和影像学改变来确定疾病。实际上,水面下的冰山才更具危害性。在组织器官改变的下面,是大量的深层次分子生物学改变,包括遗传背景、变异、免疫和内分泌改变,这些是组织器官病变的主因,但我们却对此缺乏深刻的了解。

以癌症早期诊断为例,发达国家的早期诊断率为 50% 以上,北欧甚至达 70%~

80%,而中国却不足20%。中国的多数癌症诊断都是中晚期,治疗非常被动和盲目。

精准医学就是根据患者的临床信息,应用现代遗传技术、分子影像技术、生物信息技术,结合患者生活环境和临床数据,实现精准的疾病分类及诊断,制定具有个性化的疾病预防和治疗方案,包括对风险的精确预测、对疾病的精确诊断和分类、对药物的精确应用、对疗效的精确评估、对预后的精确预测等。

2015年初,奥巴马提出精准医学计划使得精准医疗从小众话题上升为国家战略。与此对应的是,英国也开展了"10万人基因组计划",欲成为癌症和罕见病遗传研究的全球领先者。

实际上,中国提出精准医学计划并非跟风,国家从"十一五"期间开始,就在"863"计划中布局了相关研究。目前,我国基因组学和蛋白质组学研究位于国际前沿水平,分子标志物、靶点、大数据等技术发展迅速,部分疾病临床资源丰富、病种全、病例多、样本量大,并拥有一批具有国际竞争力的人才、基地和团队,这些都意味着我国开展精准医疗的基础并不落后于西方国家。

目前,正是精准医疗进一步发展的最好时机。生物芯片及蛋白质技术发展带来的人类基因组测序技术革新;分子影像、手术导航和微创技术等生物医学分析技术日益进步;大数据分析工具和技术的出现,都成为现阶段大力发展精准医疗的推动力。

精准医学是医学自身发展的客观必然,是公众对健康需求的推动,从发展规律上与美国战略无关。

（一）"精准定位"公民健康

不过,中国开展精准医学计划仍然面临诸多挑战,重大疾病防治形势严峻就是其中之一。

数据显示,我国慢性病导致的死亡人数已经占全国总死亡人数的85%,慢性病负担已占总疾病负担的70%。我国恶性肿瘤每年新发病310万例,心脑血管疾病年死亡350多万例,我国现有高血压患者2.6亿,糖尿病患者超过1亿,慢性肾病患者1亿~1.2亿,艾滋病病毒感染人数80多万,活动性结核病患者550多万……

医学实践表明,任何一种重大传染性疾病的最终控制,以及慢性非传染性疾病的临床诊疗突破,临床诊疗的任何一项新技术、新装备、新药品的应用几乎都依赖于医药科学技术的发展,医学科技创新在提高人类疾病防治水平和公共卫生突发事件的反应能力方面起着关键性作用。

为此,我国精准医疗计划的目标将是为人民提供更精准、高效的医疗健康服务,建立国际一流的精准医学研究平台和保障体系;自主掌握核心关键技术;研发一批国产新型防治药物、疫苗、器械和设备;形成一批我国定制、国际认可的疾病诊疗指南、临床路径和干预措施;显著提升重大疾病防治水平,带动生物医药、医疗器械和健康服务等产业发展,加快推进深化医药卫生体制改革和医疗模式变革,推动建设"健康中国"。

需要强调的是,对于精准医学计划的实施,医院将成为主战场,而医师永远是临床决策的主体,现代生物技术和大数据技术可以发挥重要支持作用。精准医学为医师决策提供更为精准的手段和依据,与此同时,精准医学也将对临床医学人才提出更高要求。

(二) 攻克水面下的"冰山"

我国在讨论制定"十三五"规划过程中,专家对生物医药领域发展的重点热点形成了7个共识,包括:基因组技术的大规模应用趋向成熟,蛋白质组学将取得重大突破,干细胞和再生医学已进入临床应用和产业化阶段,疫苗和抗体成为生物医药重点突破领域,生物治疗、个性化诊疗技术成为现代医学的重要方向,医疗器械成为与药物齐头并进的新型产业,生物信息学向海量数据产出和广泛应用两个方向发展。

另外,生物医药技术重点领域还包括功能基因组工程技术、蛋白质组工程技术、干细胞与组织工程技术、药靶发现与药物分子设计技术、疫苗与抗体产品研究开发、医疗器械关键技术、新型诊断试剂和设备研究开发、微创技术、生物治疗与细胞治疗技术、分子分型与个体化诊疗技术、数字化医疗技术及医用材料等。

未来,我国精准医学的重点研究任务将围绕4个方面展开。第一,精准防控技术及防控模式研究。针对高发区前瞻性人群及易感人群等,探索建立符合国情的个体化综合预防模式。第二,分子标志物的发现和应用。通过发现基因组、表观遗传组、转录组、蛋白质组和代谢组等,用于早期疾病的预警、筛查和诊断,指导治疗敏感性、疾病预后和转归。第三,分子影像学和病理学的精准诊断,包括分子影像学成像、CT、超声的多模态图像融合、无创、微创精准诊断。第四,临床精准治疗。结合临床分子分型、个人全面信息、组学和影像学分析大数据的治疗方案,用于靶向治疗、免疫治疗、细胞治疗等生物治疗。

不仅如此,建立生物样本库、大数据平台、基因和蛋白等分析平台将成为精准医学的重要支撑。其中,谁拥有生物样本资源,谁就掌握医学科技主动权,谁就能占据医学竞争制高点;面对临床数据、组学数据、结构生物学数据、药物分子信息等海量数据,通过大数据技术形成新靶点、新结构、新药物、新方案、新标准及新规范;建立基因和蛋白分析平台,将测序技术、芯片技术和蛋白质技术与临床需求深度融合,促进基因组学、芯片技术、蛋白质组学、分子影像技术在临床诊疗中规模化应用。

精准医学是转化医学研究的重要内涵和目标,是循证医学新的历史要求,也是实现4P(预防性、预测性、个体化和参与性)医学的重要手段。而这需要高校、研究所、企业、政府主管部门一起合作,共同推动我国精准医学的研究和发展,尽早实现全民小康。

第四节 | 现代医学的三大属性

医学的属性可以归结为科学性、人文性和社会性3个方面。

一、医学的科学性

对于医学的科学性,实际上在上述介绍医学发展历程时都已经讲到了,这里再强调一下它的复杂性和不确定性。

人体是一个复杂系统,具有自组织性:那么多器官、组织、细胞、分子,自动组织成整体,有条不紊地工作;而且它有自稳态性,即使遭受破坏,它也会很快自己取得一个新的平衡;它还具有开放性,与机械系统不同,其内部的熵可以不随时间而变,需要时还可以降低,因为它可以通过特殊机制从外界获得负熵;它具有时态性,任何时候我们的机体都在变化,没有一刻是相同的。面对这样一个特殊的巨复杂生命系统,当前主导现代医学研究的还是还原论模式,这种模式有两方面的局限性:第一,还原"路漫漫,何时了"。我们从人体组织还原到细胞,从细胞还原到分子,现在已开始向原子方向还原,下一步呢,需要还原到量子?再看人体的调节机制,我们先看到神经,后来知道有内分泌,后来了解到,神经递质和内分泌物质是通过细胞上的受体分子把信号传导给靶细胞,受体分子被激动后,通过细胞内多条路径,几十、上百个信号分子的改变,最后把信号再传达到基因表达系统或蛋白质调节系统,引起细胞反应。这些已经够复杂了,更复杂的是,信号分子间瀑布式传递的、网络化的化学反应是怎么组织起来的呢?存不存在非物质的信息呢?中医的经络系统是什么呢?还原真是无穷无尽啊。第二,还原以后几乎不太可能把它整合起来。系统一旦被分割,就会丧失信息,还原程度越高,信息产生的失真越严重。而现代科学到现在没有建立在描述整体状态的体系。人体分解以后看得再清楚,也不是人体的真实工作状态。另外,我们的生命具有不确定性,表现为随机性和偶然性。我们能不能通过还原途径做到所谓的精准医学呢?

这里有一个理论问题。随还原论模式而来,产生了一个临床实践问题,就是学科分割越来越细,分了外科以后还要分胸外科、神经外科、普外科、骨科;分了内科以后还要分心内科、神经内科、血液科、呼吸科等;即使在普外科里,还要分肝胆胰、肠胃等。学科分割过细,给临床实践带来了很多问题。

现代医学还碰到了循证医学的困境。看病要有证据,这是现代科学的态度,但是,现代医学即使发展到现在,临床决策依然无法完全依靠现代科学的实证与量化分析,仍然需要传统医学的整体观和经验性方法。诚如奥斯勒所说:"行医是一种以科学为基础的艺术。"

二、医学的人文属性

医学的人文属性主要包含以下 3 个方面。

1. 医学的价值既有客观标准又有主观标准　客观上说,现代医学的发展延长了人的寿命,大大改善了我们的生活质量,对生产力的提高、经济的发展和社会的进步产生了巨大的推动作用。但人们主观上对现代医学的价值判断却不完全与此平行。20世纪以前的医师,对疾病没有多少诊断和治疗手段,多数时间只是坐下来聆听病人的病痛,给予病人心理支持;而病人呢,也并不期待医师能起死回生,医患双方都非常珍视相互信任的亲密关系。现在诊疗技术大大提高,救治了大量病患,但人们期望更高,对医学反而越来越不满意。正如《剑桥医学史》的作者波特所说:"在西方世界,人们从来没有活得那么久,活得那么健康,医学也从来没有这么成就斐然。然而矛盾的是,医学也从来没有像今天这样招致人们强烈的怀疑和不满。"

此外,在不同的情况下,医学的价值判断和主观偏好都会有所不同。经济和社会发展水平越高,生活条件越好的人群,对医学的需求与期待越高,对医学的满意度反而越低。不同年龄阶段对健康的理解和对医学的依赖程度不同,对医学的价值体会也不同。尤其重要的是,人们对生活、生命理解的不同,也会对医学价值产生非常不同的标准。如果对生命有深切的领悟,有更多的人文情怀,就不至于对现代医学产生不符合实际的过高要求,也因此会活得潇洒一点。

2. 医师既要治病又要治心 心理因素对人的健康影响非常重要。据统计,50%的癌症病人有抑郁性心理障碍。更不要说功能性的疾病,如癔症等,纯粹是由心理因素造成。再深入一些,疾病的根本危害在于伤痛,而伤痛都只是主观感觉,心灵才是我们的归宿,所以病人最需要的永远是关爱和照顾。特鲁多(E. L. Trudeau)说得好:"医师有时去治疗,常常去帮助,总是去安慰。"人们对技术的盲目乐观,拉远了医患之间的心理距离。现在人们越来越认识到这个问题,最近推出发展"叙事医学"(narrative medicine),要求医师看病不仅仅要关注病人的疾病是怎么发生的,还要关注病人的心理状态、经济状况、家属反应等。

3. 医学是有边界的 医疗技术飞速发展,人们对医学的期望不断提高,加之现代科学具有意志自由的属性,现代医学已经被赋予了过度的使命。比如医学生活化,比如研究怎么能防止衰老、抗拒死亡:病人已经到了临终阶段,但我们还要他痛苦地多活一天是一天,这样维持生命到底有没有意义? 在某些场合还能听到人类要征服疾病的口号。如果说,没有疾病,还有没有生命? 反过来,又有哪一种生命是没有疾病的呢? 这样的医学研究方向到底应不应该继续? 这是个重要的哲学命题。

关于医学有边界,笔者想重点强调的是,现代医学在很多时候把"危险因素"当成"疾病"来治疗。就拿高血压来说,当前我国成人高血压患病率已高达27.8%,约2.9亿人。研究表明,高血压使冠心病和卒中10年里发病风险升高3倍;对高血压人群采取降压治疗,可以降低30%冠心病和卒中的发病风险;而西方发达国家对高血压人群实施广泛治疗后,冠心病和卒中的发病率显著下降。按照这样一些证据,现在统一的认识是高血压患者应该服药降压。那么这样做的实际意义是什么呢? 最近的研究表明,我们国家高血压人群冠心病和卒中的10年风险是5.6%,降压治疗能降低30%的发病率,即由5.6%

降为 3.9%,就是说 100 个有高血压的人,服用降压药物来控制血压,10 年里,100 个人中只有 1.7 个人受益,而服用降压药可能产生不良反应,还要花不少钱,真可谓"宁可错杀一百、不可漏放一个"。但是到底还要不要做呢? 还是要做。因为现在没有替代它的更好指标。不过笔者认为高血压绝对不是一个理想的指标,因为它的风险率比较低。如果我们能把高血压人群再分一分,你的高血压风险高,他的高血压风险低,因此你要治疗,他不一定需要治疗,这个逻辑可以成立吧? 有幸现在这个主张越来越被医学界所认同。新的临床指南要求对高血压人群按照血压升高的程度、有没有伴随相应器官损伤、年龄大小、性别、是不是同时有高血脂和(或)糖尿病、抽烟不抽烟、有没有运动习惯等进行综合打分,根据不同危险程度采取不同的措施。人类文明进步迅速,总体上改善了人类的生活条件和健康,延长了寿命。但生活方式在短时期里发生如此巨大而迅速的变化,身体进化远远不能适应文明进化,由此带来包括慢病在内的一系列健康问题。由于文明发展、生活方式改变带来的问题,为什么要通过吃药去解决呢? 对此,人类除了坦然接受外,重要的是尽力改善生活方式,而不应把主要责任赋予医药。

总之,人们对现代医学的不满,不是因为她的衰落,而是因为她的昌盛;不是因为她没有作为,而是因为她不知何时为止。人们因为成就生出了傲慢和偏见,因无知而变得无畏,因恐惧而变得贪婪。常常忘记医学从哪里来,是如何走到今天的,缺乏对医学的目的的思考。

三、医学的社会属性

1. 医学和其他诸多社会因素紧密相关,共同影响健康　医学是与社会经济的发展水平紧密相关的,同时也与其他诸多因素,包括生活方式、生活环境、社会环境、经济环境等,共同决定人的健康,而这些因素又受制于更多的社会因素(图 10-4)。

2. 医学技术发展要顾及社会伦理　由医疗技术发展引发的医疗费用快速增长,已经超过了社会经济和个人的承受能力。我国卫生费用,从 1994 年的 1 761 亿元,增加到 2014 年的 2.5 万亿元,20 年中增加了 20 倍,其中 68% 源于国家财政支出和社会支出,医院发生的费用占到卫生费用的 62%。现在政府还在承诺继续增加投入。我国人口多,还不富裕,老年社会又提前到来,国家财政和社会投入首先应该保证广大群众的基本健康需求,这是出于对社会公平的考虑。目前,对医学发展的享用程度还深受身份和社会地位的影响。就拿医疗保险制度来说,城市职工和城乡居民分别进入两个不同的医保系统,两者之间待遇差别很大;即使是城市职工医保,在不同地区、不同单位,医药报销水平也有很大差别,这些都会加重社会的不公平。

医学技术的发展还会影响到社会心理。飞速发展的医疗技术,不仅迅速增加医疗费用支出,而且可能进一步导致医疗资源分配的不公平。当一项新的医疗技术出现,往往只有富人和有权人能够享用,当有一部分人能享用、另一部分人享用不起时,所产生的负

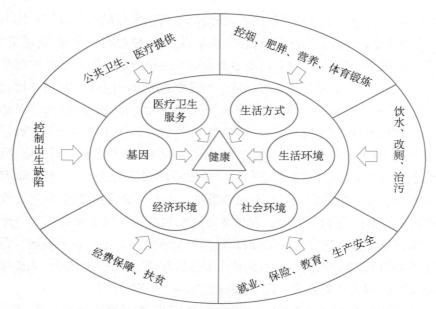

图 10-4　医学与其他诸多社会因素紧密相关,共同影响健康

面社会心理效应是巨大的。如果我们的医学技术沿着"用更昂贵的治疗方法,治疗更少数人疾病"的方向发展,对整个社会而言是有害的。

3. 资本驱动医学技术的发展　健康产业已经成为支柱产业,医药行业在我国已经成为资本投入的热点。但是,资本是一柄双刃剑。一方面,它能刺激市场的活力,为发展提供更多财力和动力;另一方面,也有其负面效应,例如容易促进过度诊断和治疗。药物研发和生产也有逐利倾向,各种变相的新药在我国大量产生,不断有性价比不合理的新药大量上市。资本的浸润,也助长药品耗材流通领域的腐败。我国现在有一支巨大的医药代表队伍,很难打掉。此外,资本还在浸淫着我们的学术,药厂"幽灵人"炮制论文,然后请专家在学术刊物上署名发表。这些论文在权威刊物发表以后,很容易转变为我们的医学标准。这种腐蚀作用是巨大的,一篇此类论文的作用可能会超过 1 万个医药代表的负面作用。药企通过支持学术活动来影响临床医学的现象现在非常普遍。这些都在影响着我们医学的学术方向。

"互联网＋大数据＋人工智能"的技术有可能大大促进传统医学和现代医学的整合,迎来人类医学发展的第三阶段,即在传统医学和现代医学之后将出现一种全新的医学。当然,第三阶段医学也不可能是完美的,但与传统医学和现代医学相比,可以是全新的、更加美好的。

总而言之,医学具有科学属性、人文属性和社会属性。我们不能忘记医学的初心,医学是人类情感和人性的表达,其目的在于维系人类自身的价值,保护自身的生产能力。

小|结

20 世纪以来,随着科学技术和现代科学革命的进步,现代科学技术的许多重大成果不断在医学上得到应用和推广,导致现代医学的面貌从基础到临床、从理论到应用都发生重大变化。医学科学进步与发展不仅改变人类健康的观念,同时带来诸多新的社会问题。"互联网＋大数据＋人工智能"的技术有可能大大促进传统医学和现代医学的整合,迎来人类医学发展的第三个阶段,即在传统医学和现代医学之后将出现一种全新的医学。

思|考|题

1. 现代医学面临的问题有哪些?
2. 现代医学发展有什么特点?
3. "互联网＋大数据＋人工智能"的技术会给人类社会带来怎样的变化?

参考文献

［1］韩启德. 医学是什么［J］. 民主与科学,2017(4)：4－9.

［2］詹启敏. 精准医学：中国医学发展的历史机遇［N/OL］. 中国科学报,2015－12－22(7).

［3］What is modern medicine［EB/OL］. (2018－11－02)［2020－04－28］. https://www.medicalnewstoday.com/articles/323538.

［4］Wellocme Funding［EB/OL］. (2019－02－11)［2020－04－28］. https://wellcome.ac.uk/grant-funding.

图书在版编目(CIP)数据

医学与历史/桂永浩总主编;高晞本册主编. —上海:复旦大学出版社,2020.5
复旦大学上海医学院人文医学核心课程系列教材
ISBN 978-7-309-14865-7

Ⅰ.①医… Ⅱ.①桂… ②高… Ⅲ.①医学史-世界-医学院校-教材 Ⅳ.①R-091

中国版本图书馆 CIP 数据核字(2020)第 079661 号

医学与历史
桂永浩　总主编
高　晞　本册主编
出 品 人/严　峰
责任编辑/王　瀛　江黎涵
复旦大学出版社有限公司出版发行
上海市国权路 579 号　邮编:200433
网址:fupnet@ fudanpress.com　http://www.fudanpress.com
门市零售:86-21-65102580　团体订购:86-21-65104505
外埠邮购:86-21-65642846　出版部电话:86-21-65642845
上海丽佳制版印刷有限公司

开本 787×1092　1/16　印张 18　字数 362 千
2020 年 5 月第 1 版第 1 次印刷

ISBN 978-7-309-14865-7/R·1791
定价:68.00 元